...ad de Medicina de la Universidad ... después de trabajar como médico en el Instituto Nacional de Salud Mental, ingresa con el cargo de investigador en etnofarmacología en el Museo Botánico de Harvard, donde desarrolla una tarea profesional que durará quince años. Sus viajes por todo el mundo le han proporcionado una gran información sobre las propiedades terapéuticas de un sinnúmero de especies botánicas. Actualmente es director del Departamento de Medicina Social de la Universidad de Tucson, Arizona, donde pone en práctica su experiencia en medicina natural y preventiva. *La curación espontánea* es su sexto libro.

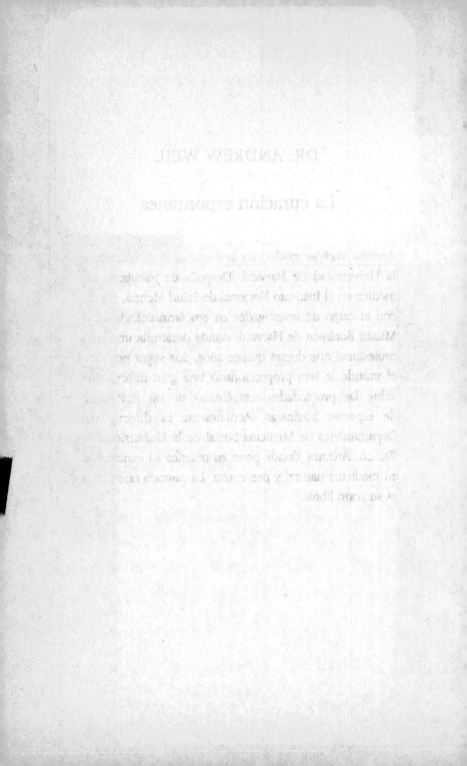

# LA CURACIÓN ESPONTÁNEA

# DR. ANDREW WEIL

# La curación espontánea

*Descubre la capacidad natural de tu cuerpo para
conservar la salud y curarse a sí mismo*

VINTAGE ESPAÑOL
Vintage Books
Una división de Random House, Inc.
New York

Primera edición de Vintage Español, abril 1997

Library of Congress Catalog Card Number: 97-60013

ISBN 0-679-78181-1

Impreso en los Estados Unidos de América
10 9 8 7 6 5 4 3 2

*Dedicado a Diana*

# Índice

# SEGUNDA PARTE: OPTIMACIÓN DEL SISTEMA SANADOR

# TERCERA PARTE: EN CASO DE ENFERMEDAD

# Introducción

A un hombre con los pulmones llenos de tumores cancerosos se lo envía a su casa a morir, tras decirle que la medicina no puede hacer nada por él. Seis meses después reaparece en la consulta de su médico, sin ningún tumor. Una joven diabética, muy fumadora, se encuentra inconsciente en la unidad coronaria después de un grave infarto. Su médico, angustiado, ve la rapidez con que mengua su función cardiaca y se declara impotente para salvarla. Pero a la mañana siguiente la joven ha recobrado el conocimiento y está con ganas de charlar, claramente en el camino de la recuperación. Un neurocirujano les dice a unos afligidos padres que su hijo, en estado de coma con grave lesión cerebral tras sufrir un accidente de moto, no recuperará jamás el conocimiento. Actualmente el joven es un muchacho sano y vigoroso.

Muchos médicos conocidos míos tienen uno o dos casos de este tipo para contar, casos de curación espontánea. Si uno sigue buscando puede descubrir muchos más; sin embargo, muy pocos investigadores hacen esto. Para la mayoría de los médicos, estas historias no son más que puras historias, que no se toman en serio, que no se analizan, que no se consideran creíbles fuentes de información sobre la capacidad del cuerpo para repararse a sí mismo.

Por otro lado, la medicina moderna se ha encarecido tanto que afecta gravemente a la economía de muchos países desarrollados y se pone fuera del alcance de gran parte de la población mundial. En muchos países los políticos discuten sobre cómo pagar el servicio nacional de la salud, sin darse cuenta de que el debate sobre la naturaleza misma de la atención sanitaria ha existido siempre a lo largo de la historia. Los médicos creen que la salud requiere una intervención externa de una u otra forma, mientras que los defensores de la higiene natural sostienen que la salud es consecuencia de una vida en armonía con la ley natural. En la antigua Grecia, los médicos trabajaban bajo el patrocinio de Asclepio, dios de la medicina; en cambio, los sanadores (o curanderos) servían a la hija de Asclepio, la radiante Higea, diosa de la salud. El médico, escritor y filósofo René Dubos ha escrito:

> Para los fieles de Higea, la salud es el orden natural de las cosas, un atributo positivo al que los hombres tienen derecho si rigen sus vidas juiciosamente. Según ellos, la función más importante de la medicina es descubrir y enseñar las leyes naturales que aseguran al hombre una mente sana en un cuerpo sano. Más escépticos, o más juiciosos en sentido mundano, los seguidores de Asclepio creen que el papel principal del médico consiste en tratar la enfermedad, en restablecer la salud corrigiendo las imperfecciones causadas por accidentes de nacimiento o de la vida misma.[1]*

Los debates políticos acerca de cómo cubrir los costes de la atención médica tienen lugar entre los seguidores de Asclepio. No ha habido ningún debate acerca de la naturaleza de la medicina ni de lo que la gente espera de ella, sino sólo sobre quién va a pagar sus servicios, en la actualidad desmesuradamente costosos debido a su dependencia de la tecnología médica. Yo

* Para las notas numeradas, véanse Notas Bibliográficas al final del libro, pp. 385-392. (N. del E.)

soy un fiel devoto de Higea y deseo introducir ese punto de vista en todas las conversaciones sobre el futuro de la medicina.

Permítaseme poner un ejemplo de cómo estos diferentes puntos de vista conducen a diferentes estrategias. En Occidente, un enfoque principalísimo de la medicina científica ha sido identificar los agentes externos de la enfermedad y desarrollar las armas para combatirlos. Un éxito sobresaliente a mediados de este siglo fue el descubrimiento de los antibióticos y, con ellos, los grandes éxitos contra las enfermedades infecciosas causadas por bacterias. Estos éxitos fueron un factor importante para conquistar mentes y corazones para el partido de Asclepio; convencieron a la mayor parte de la gente de que valía la pena la intervención médica con los productos de la tecnología, sin que importara ni poco ni mucho su precio. En Oriente, particularmente en China, la medicina ha tenido un enfoque totalmente diferente; ha explorado formas de aumentar la resistencia interior a las enfermedades para poder mantenerse sano sean cuales fueren las influencias dañinas a las que uno esté expuesto, lo cual es una estrategia «higeana». En sus exploraciones, los médicos chinos han descubierto muchas sustancias naturales que tienen esos efectos tónicos en el cuerpo. Si bien el método occidental nos ha sido útil durante muchos años, es posible que su utilidad a largo plazo no nos sirva ya tanto como la del método oriental.

Las armas son peligrosas. Existe el riesgo de que el tiro nos salga por la culata, hiriendo, por consiguiente al usuario, y también de que provoquen mayor agresividad en el enemigo. De hecho, los especialistas en enfermedades infecciosas de todo el mundo están nerviosos ante la posibilidad de que nos invadan plagas de organismos resistentes imposibles de tratar. Justamente hoy he recibido un ejemplar de la revista *Clinical Research News for Arizona Physicians*, publicación del Centro médico universitario donde imparto clases. Uno de los artículos que publica se titula «Resistencia a los agentes antimicrobianos: ¿La nueva plaga?». Transcribo un párrafo de este artículo:

Los agentes antimicrobianos se consideran los «medicamentos maravillosos» del siglo XX, pero los médicos clínicos y los investigadores tienen actualmente plena conciencia de que la resistencia de los microbios a los fármacos se ha convertido en un problema clínico importantísimo. [...] Se han propuesto diversas soluciones. La industria farmacéutica hace esfuerzos por desarrollar en sus fármacos nuevos agentes antimicrobianos más resistentes que los actuales. Por desgracia, y según parece, estos organismos desarrollan rápidamente nuevos mecanismos de resistencia. [...] Es esencial que se cumplan con estrictez los procedimientos de control de la infección con los pacientes internos. Los profesionales de la salud han de comprender que la resistencia antimicrobiana es un problema que se acelera «en todos los ambientes de la práctica médica», y esto puede comprometer directamente el resultado en los pacientes.[2]

La frase «y esto puede comprometer directamente el resultado en los pacientes» es un eufemismo. Lo que quiere decir es que los pacientes pueden morir de infecciones que antes los médicos curaban con antibióticos. De hecho, los antibióticos están perdiendo a marchas forzadas su poder, y algunos especialistas en enfermedades infecciosas comienzan a pensar qué harán cuando ya no puedan confiar en ellos. Podríamos tener que retroceder a los métodos usados en los hospitales en los años veinte y treinta, antes del descubrimiento de los antibióticos: una estricta cuarentena, desinfección, drenaje quirúrgico, etc. ¡Qué retroceso será para la medicina tecnológica!

En cambio, no se desarrolla resistencia alguna a los tónicos de la medicina china, porque éstos no actúan «contra» los gérmenes (y por lo tanto no influyen en su evolución) sino que actúan más bien aliándose «con» las defensas del cuerpo. Estimulan y aumentan la actividad y eficiencia de las células del sistema inmunitario, con lo cual ayudan a los pacientes a resistir todo tipo de infecciones, no sólo las causadas por las bacterias. Los antibióticos solamente son eficaces contra las bacterias, no sirven de nada en las enfermedades causadas por virus. La impotencia de la medicina occidental contra las infecciones virales se pone de manifiesto claramente en su ineficacia contra el sida. La terapia herbolaria china para personas infectadas por el virus del sida parece mucho más prometedora. No es tóxica, en gran contraste con los actuales fármacos antivirales de Occidente, y hasta permite a las personas infectadas vivir una larga vida sin síntomas, aunque el virus continúe en su cuerpo.

El concepto oriental de fortalecer las defensas internas es «higeano», en cuanto supone que el cuerpo tiene una capacidad natural para resistir y hacer frente a los agentes de la enfermedad. Si esta suposición predominara en la medicina occidental, no tendríamos ahora la crisis económica que tenemos en los servicios nacionales de salud, porque los métodos que aprovechan la capacidad curativa natural del cuerpo son muchísimo más baratos que las intervenciones intensivas de la medicina tecnológica, y a la larga son más seguros y más eficaces.

Los «asclepianos» se interesan más por el tratamiento, mientras que los «higeanos» se preocupan más por la curación. Los tratamientos se originan fuera, la curación viene de dentro. La palabra curación significa «hacer sano, completo», es decir, restablecer la integridad y el equilibrio. Desde hace mucho tiempo estoy interesado en los casos de curación, y supongo que usted también. Tal vez conozca a alguien que haya experimentado una remisión espontánea de un cáncer, en la cual la extendida y maligna enfermedad haya desaparecido, ante la sorpresa de los médicos que cuidaban al enfermo. La desaparición de la enfermedad pudo ser temporal o permanente. ¿Qué ha ocurrido? Tal vez conozca a alguien que, incluso, se haya curado por la oración o por el fervor religioso.

He titulado este libro LA CURACIÓN ESPONTÁNEA porque deseo llamar la atención sobre la naturaleza innata, intrínseca, de este proceso de curación. *Incluso cuando se aplican tratamientos con buenos resultados, estos buenos resultados provienen de la activación de mecanismos sanadores propios, los cuales, en otras circunstancias, también hubieran operado, posiblemente, sin ningún estímulo exterior.* El tema principal de este libro es muy simple: El cuerpo puede curarse a sí mismo. Puede hacerlo porque tiene un sistema sanador. Si usted goza de buena salud, deseará saber algo sobre este sistema, ya que es el que lo mantiene sano y porque puede fortalecer ese estado. Si usted o alguno de sus seres queridos está enfermo, deseará saber qué sistema es éste, porque es la mayor esperanza de recuperación.

En la primera parte de este libro defiendo la existencia de un sistema sanador propio y presento pruebas de cómo actúa, entre ellas sus interacciones con la mente. En todos los planos de la organización biológica, desde el ADN para arriba, existen en nosotros mecanismos de autodiagnosis, autorreparación y regeneración, siempre dispuestos a activarse cuando surge la necesidad. La medicina que aprovecha estos mecanismos innatos de curación es más eficaz que la medicina que se limita simplemente a eliminar los síntomas. En esta parte presento casos de personas conocidas por mí que se han recuperado de la enfermedad, muchas veces en contra de los pronósticos médicos que no veían posibilidad alguna de recuperación o que insistían en que la mejoría sólo podía producirse con muchísimo esfuerzo «asclepiano». Dado que he hecho correr la voz de que estoy interesado en casos de este tipo, he ido conociendo otros muchos casos, y creo que cualquiera que busque encontrará más. La curación espontánea es un hecho común, no un acontecimiento excepcional. Podemos maravillarnos ante los casos de remisión espontánea del cáncer, pero prestamos poca atención a actividades más corrientes del sistema sanador, como la curación de las heridas, por ejemplo. En realidad, las curaciones más extraordinarias del sistema sanador espontáneo suelen ser las más corrientes, las cotidianas.

En la segunda parte propongo la manera de mejorar al máximo el sistema sanador propio. En esta parte encontrará información concreta sobre cómo modificar el estilo de vida para aumentar la capacidad curativa; entre otras cosas, incluyo datos sobre los alimentos, toxinas medioambientales, ejercicio, reducción del estrés, vitaminas, suplementos y hierbas tónicas que le servirán para mantener su bienestar. También sugiero un programa de ocho semanas para cambiar paulatinamente el estilo de vida con el objeto de reforzar su poder sanador natural.

En la tercera parte ofrezco consejos sobre cómo tratar la enfermedad. Analizo tanto los puntos fuertes como los débiles de los tratamientos convencionales y alternativos, y presento un buen número de estrategias seguidas por enfermos que han conseguido sanar. Ofrezco recomendaciones para poner en práctica los métodos naturales para conseguir mejoría en tipos de enfermedades comunes, y además presento un capítulo, «El cáncer, un caso especial», dado que esta enfermedad plantea un desafío único al sistema de curación, y la selección de tratamientos hace preciso un concienzudo análisis del estado de cada persona enferma. En el epílogo «Recetas para la sociedad», hago unas consideraciones sobre cómo tendrían que cambiar las actuales instituciones médicas para acomodarse a la filosofía «higeana».

Hasta ahora son pocos los médicos e investigadores que se han preocupado por buscar ejemplos de curación; por lo tanto, no es de extrañar que el fenómeno de la curación espontánea se nos presente como algo vago, y el concepto de sistema sanador propio como un tanto raro. Pero yo les aseguro que cuanto más nos adhiramos a ese concepto, más ayudaremos a nuestra autocuración y menos tendremos que recurrir a intervenciones médicas, con frecuencia innecesarias, a veces dañinas, y siempre costosas. La medicina orientada a la curación nos serviría mucho mejor que el sistema actual, ya que supondría menos riesgos, sería más segura y más barata. He escrito este libro en un esfuerzo por servir a su nacimiento y consolidación.

PRIMERA PARTE

✥

# El sistema sanador

# 1

# Prólogo en la selva

Permítame que le invite a acompañarme a un remoto lugar que visité hace más de veinte años, junto a la ribera de un anchuroso río en una sofocante tarde de 1972. El río es un afluente del Caquetá, en el noroeste del Amazonas, cerca de la frontera entre Colombia y Ecuador. Me había perdido. Andaba en busca de un chamán, un indio cofán llamado Pedro que vivía en una cabaña remota en algún lugar de la inmensa y densa espesura de la selva, pero el sendero que debía llevarme hasta ella me dejó ante un río imposible de cruzar, y sin señal alguna de cómo continuar. Ya se estaba haciendo tarde.

Dos días antes, tras un largo y arduo trayecto, había dejado mi Land-Rover al final de un camino de tierra y cogí una lancha motora hasta un pequeño poblado fronterizo donde pasé una noche inquieta. Al día siguiente unos indios me llevaron en canoa hasta el comienzo de un sendero que, según dijeron, me llevaría hasta el claro del bosque donde vivía Pedro.

–A medio día de camino –me dijeron.

Yo sabía que medio día de camino para un indio podía significar mucho más camino para mí. Llevaba mi mochila con las cosas imprescindibles, pero no mucha comida, ya que esperaba alojarme en casa del chamán. Después de varias horas de caminar por la selva, llegué a una bifurcación del sendero. Nadie me había prevenido sobre esa bifurcación. Puse oído atento al susurro de la intuición y decidí tomar el sendero de la derecha. Pasada otra hora llegué a un claro en el que se alzaban varias cabañas y donde cinco jóvenes cofanes se pintarrajeaban las caras unos a otros.

Estaba muerto de sed y de calor. Les pedí agua en castellano y los hombres no me hicieron ni caso. Volví a pedírselo y me dijeron que no tenían agua.

–¿Que no tenéis agua? –exclamé yo–. ¿Cómo puede ser eso?

Se encogieron de hombros y continuaron aplicándose sus pinturas. Les pregunté por el chamán.

–No vive aquí –contestó uno de los indios.

–¿Dónde puedo encontrarlo?

Con un gesto bastante descortés me indicaron un sendero que salía de detrás de las cabañas.

–¿Está lejos? –pregunté.

Otro encogimiento de hombros.

Esa era una experiencia nueva para mí. En los pueblos interiores de Colombia siempre me había encontrado con indios extraordinariamente hospitalarios. Los que se mostraban desafiantes y poco amistosos eran los habitantes de los escarpados pueblos fronterizos, los mestizos en busca de fortuna. Una vez que salía de estos pueblos y entraba en territorio indio, siempre me sentía a salvo, confiado en que los pueblos nativos aceptarían a un desconocido, lo ayudarían a encontrar su destino y ciertamente le darían agua a un viajero sediento.

Los cinco cofanes eran jóvenes, guapos y, evidentemente, presumidos. Vestían sencillas túnicas de algodón, lucían cabellos negros, largos y brillantes, y estaban entregados por completo a su arte de cosmética. Después de aplicar una nueva marca en la frente o en la mejilla, el agraciado se miraba y remiraba la nueva señal en un trozo de espejo roto, dando un gruñido de aprobación o pidiendo otro trazo de adorno. Estaba claro que eso les iba a llevar toda la tarde. Mi presencia no tenía el más mínimo interés para ellos, y después de estar allí media hora sin que me hicieran caso, me eché la mochila al hombro y continué por el sendero hasta que, varias horas más tarde, la vereda se perdió en un inmenso matorral a la orilla del caudaloso río. Y allí quedé perdido y desamparado.

El lugar era muy hermoso, pero mi estado de ánimo me inclinaba a considerar el río y la espesura más como obstáculos que como fuentes de placer para mis sentidos. Grandes nubes algodonosas se mecían por encima de la bóveda de frondosos árboles. El río de cristalinas aguas discurría veloz. Ni la menor señal de presencia humana, ni sonido alguno excepto los trinos de los pájaros y el zumbido de los insectos. De no haber sido por los molestos jejenes, que en grandes cantidades lo invaden todo desde el atardecer hasta la aurora, no me habría importado acampar allí. Llevaba una hamaca y un mosquitero en mi mochila, y podría haber pasado la noche allí si hubiese sido necesario, pero me inquietaba la perspectiva de sentirme perdido, y me sentía desalentado por lo infructuoso de mi búsqueda.

Ese chamán tan difícil de encontrar tenía fama de poderoso sanador. Durante el año que pasé vagando por Sudamérica, la mayoría de los chamanes que conocí me decepcionaron. Algunos eran unos borrachos; otros sólo deseaban fama y riqueza. Uno de ellos, al enterarse de que yo era médico de Harvard, sólo se interesó por convencerme de que le obtuviera un certificado de esa institución que diera fe de sus poderes y conseguir así aventajar a sus rivales. Tuve muchísimas aventuras durante ese viaje, pero al final, ninguna me había enseñado a ser mejor médico. Pedro era mi última esperanza; él era desconocido en el mundo civilizado, y yo, el primer *gringo**\* que lo visitaba. Y por cierto que esperaba muy animoso que me enseñara los secretos de la curación que yo llevaba buscando tanto tiempo.

Pero por el momento me hallaba perdido en la selva. El brillante sol del Amazonas ya estaba adquiriendo los matices dora-

---

\* En español en el original. (*N. de la T.*)

dos de la caída de la tarde. La noche se me vendría encima rápidamente, lo cual significaba un sorprendente frío a la orilla del río y ninguna posibilidad de conseguir una habitación. No soy fumador, pero me fumé tres cigarrillos seguidos, de los Pielrojas, la marca barata de la localidad, que lleva el dibujo de un indio norteamericano en la cajetilla. Estuve dando chupadas y más chupadas, por echar humo a mi alrededor, con la esperanza de que el humo me librara temporalmente de las picaduras de los mosquitos.

En caso de duda, come. Busqué entre mis escasas provisiones y encontré un paquete de cocoa y unos cuantos frutos secos. Encendí mi hornillo de gas y herví agua del río. Pronto pude disfrutar del líquido caliente que jamás me había sabido mejor: me confortaba tener algo agradable y familiar en un entorno desconocido para mí.

Me encontraba en ese remoto lugar de Sudamérica en busca de algo que yo me imaginaba exótico y extraordinario, a mundos de distancia de mi experiencia normal. Deseaba penetrar en la fuente del poder curativo, encontrar la íntima conexión entre magia, religión y medicina; deseaba entender la manera como la mente interacciona con el cuerpo. Sobre todo esperaba aprender los secretos prácticos para ayudar a la gente a curar sus enfermedades. Había pasado ocho años en una prestigiosa institución de enseñanza superior, cuatro estudiando botánica y cuatro más estudiando medicina, pero no logré encontrar una respuesta clara a mis interrogantes. Mis estudios de botánica me despertaron el deseo de conocer la selva, de visitar a los médicos nativos y de colaborar en el rescate del conocimiento de las plantas medicinales, que se estaba perdiendo rápidamente. Mi formación médica me inspiró el deseo de huir del mundo de los tratamientos tecnológicos y agresivos en busca de un romántico ideal de curación natural.

Tres años antes, en 1969, recién acabada mi formación clínica básica, tomé la decisión de no poner en práctica el tipo de medicina que acababa de aprender. Hice esto por dos motivos, el uno, emocional, y el otro, lógico. El primero era sencillamente la sensación visceral de que si enfermaba, no quería que me trataran de la forma como me habían enseñado a tratar a los demás, a no ser que no me quedara otra alternativa. El motivo lógico era que la mayoría de los tratamientos que había aprendido durante los cuatro años de estudios en la Facultad de Medicina de Harvard, más el año de prácticas como médico interno en el hospital, no llegaban a la raíz de los procesos de la enfermedad ni favorecían la curación; más bien suprimían esos procesos o tan sólo contrarrestaban los síntomas visibles de la enfermedad. No había aprendido nada sobre la salud y su mantenimiento, ni a prevenir la enfermedad, lo cual es una grave omisión, ya que siempre he creído que la función primordial de los médicos debería ser en primer lugar enseñar a la gente la manera de no caer enfermos. La palabra «doctor» viene del verbo latino *docere*, «enseñar». Enseñar a prevenir debería ser lo primero; el tratamiento de la enfermedad ya existente, lo segundo.

Me inquieta la naturaleza supresora de la medicina convencional. Si nos fijamos en los nombres de las categorías más populares de los medicamentos de uso hoy en día, descubrimos que la mayoría de ellas comienzan con el prefijo «anti». Usamos, entre otros, antiespasmódicos, antihipertensores, antiansiolíticos, antidepresivos, antihistamínicos, antiarritmia, antipiréticos, antitusivos, antiinflamatorios, además de los betabloqueadores y los antagonistas receptores H2. Esta es, en realidad, una antimedicina, una medicina que en esencia es neutralizadora y supresora.

¿Qué hay de malo en eso?, puede preguntarse usted. Si una fiebre sube hasta un punto peligroso o se desmadra una alergia, ciertamente hay que contrarrestar esos síntomas. No pongo ninguna objeción al uso de esos tratamientos *durante un corto periodo de tiempo y para el caso de trastornos muy graves*. Pero llegué a comprender, desde el comienzo de mi estancia en el hospital, que si se adoptan tales medidas como estrategia principal para tratar la enfermedad, se generan dos tipos de problemas.

El primero es que supone un riesgo para el paciente, porque las armas farmacéuticas son, por naturaleza, fuertes y tóxicas; sus efectos deseados suelen ser, con demasiada frecuencia, contrarrestados por efectos secundarios, por toxicidad. Las reacciones adversas a los medicamentos supresores de la medicina convencional son una señal de alerta contra el sistema, y las he visto con frecuencia más que suficiente en mi formación clínica para saber que tiene que haber una manera mejor. La medicina botánica me atrajo porque ofrecía la posibilidad de encontrar alternativas naturales menos peligrosas a los fármacos que me habían enseñado a usar.

El segundo problema, menos perceptible pero más preocupante, es la posibilidad de que con el tiempo los tratamientos supresores puedan reforzar los gérmenes patógenos en lugar de destruirlos. No pensé en esta posibilidad hasta que leí los escritos de un gran médico hereje, Samuel Hahnemann (1755-1843), prodigio alemán y médico renegado creador de la homeopatía, una de las principales escuelas de medicina alternativa. La homeopatía usa dosis pequeñísimas de remedios muy diluidos para activar la reacción curativa. No soy homeópata. Disiento profundamente de todos aquellos homeópatas que se oponen a la inmunización, y el sistema en su conjunto me parece confuso a la vez que incompatible con los modelos científicos actuales de la física y la química. Sin embargo, he experimentado y observado las curas homeopáticas y admiro este sistema por el uso de tratamientos que no pueden hacer daño. Más aún, encuentro útiles algunas de las ideas de Hahnemann.

Una de sus enseñanzas más importantes alude al peligro de suprimir los síntomas visibles de una enfermedad.[3] Hahnemann ponía el ejemplo de un sarpullido con comezón en la piel. Es mejor tener la enfermedad en la superficie de la piel, decía, porque desde la piel puede salir al exterior. Las medidas supresoras pueden llevar el proceso hacia dentro, hacia órganos más vitales; es posible que desaparezca el sarpullido y la comezón, pero luego es fácil que aparezcan problemas peores, problemas que podrían resistirse a los tratamientos supresores más fuertes.

Hahnemann lo comprendió así mucho antes de que se descubrieran los corticosteroides, hormonas sintéticas antiinflamatorias muy potentes que los médicos convencionales recetan actualmente sin pensar en los daños que pueden ocasionar. Los esteroides de uso tópico son supresores muy eficaces de los sarpullidos y en la actualidad se venden sin receta en Estados Unidos. Una y otra vez veo a pacientes que se hacen adictos a ellos. Mientras se aplican las pomadas o aceites esteroides se controlan los sarpullidos, pero tan pronto como dejan el tratamiento, los síntomas reaparecen con más virulencia que antes. El proceso de la enfermedad no se resuelve, sino que simplemente se lo mantiene a raya, al tiempo que se lo fortalece para que pueda presentarse con más saña tan pronto como se quite la fuerza supresora externa.

Cuando se administran sistemáticamente estos esteroides, su poder supresor y tóxico es incluso mayor. Las personas que toman medicamentos como la prednisona durante meses o años para la artritis reumatoidea, el asma y otros trastornos autoinmunes (es decir, del sistema inmunitario) y alérgicos, normalmente sufren de terrible toxicidad (subida de peso, depresión, úlceras, cataratas, debilidad ósea, acné), pero no pueden dejar de tomar esos medicamentos porque si los dejan, los síntomas vuelven con renovada fuerza. ¿Qué les ocurre a las energías de esas enfermedades suprimidas? ¿Adónde van?

Mi experiencia con enfermos confirma esta advertencia de Hahnemann. Hace poco conocí a una mujer de unos 35 años, que hacía dos años había presentado síntomas de una grave enfermedad autoinmune,* el escleroderma. La enfermedad comenzó con una dolorosa palidez de las manos al exponerlas al

---

* Se llama así a cualquier enfermedad caracterizada por lesión de algún tejido, y que se produce por una reacción indebida del sistema inmunitario, que ataca con sus anticuerpos a un antígeno (agente nocivo) producido, o considerado como tal, por el propio organismo. (*N. del E.*).

frío. Este es el fenómeno llamado de Raynaud, señal de inestabilidad neurovascular que puede presentarse sola o anunciar perturbaciones tanto de la función nerviosa como de la circulatoria. En este caso iba acompañado de dolor de las articulaciones e hinchazón de los dedos. Después comenzó a engrosarse y a endurecerse la piel de las manos, manifestación clásica y visible del escleroderma (la palabra significa «piel dura»). Los enfermos de escleroderma avanzado suelen tener las manos frías y la piel amoratada, brillante, dura y rígida, pero este cambio externo, aunque feo, no es el peor efecto de esta enfermedad. Cuando el escleroderma interesa órganos internos de los sistemas digestivo y cardiorrespiratorio suele ser mortal.

Los médicos diagnosticaron rápidamente el caso y comenzaron el tratamiento con elevadas dosis de prednisona y otros fármacos inmunosupresores. La reacción fue espectacular. En pocos meses la piel recobró la normalidad, desaparecieron los dolores de las articulaciones y el médico le anunció a la mujer que su enfermedad estaba en «completa remisión». Lamentablemente, al cabo de un año comenzó a tener dificultades para respirar. Las radiografías revelaron fibrosis pulmonar, enfermedad progresiva en la cual el tejido normal de los pulmones es reemplazado por tejido fibroso anormal. Le dijeron que este trastorno no tenía ninguna relación con el escleroderma que había sufrido anteriormente; pero, en realidad, la fibrosis pulmonar es una manifestación bien conocida, aunque poco común, del mismo proceso, sólo que situada en una zona del cuerpo mucho más vital y mucho más resistente a los tratamientos. Tenía las manos calientes, sonrosadas y suaves; no había ninguna señal visible de la enfermedad en la superficie de su cuerpo; pero por dentro estaba quedando lisiada por una enfermedad en los pulmones que se resistía a todo el poder supresor de la medicina convencional.

Cuando acabé el periodo de prácticas en el hospital, ya había visto suficientes variaciones sobre el tema para estar convencido de que no deseaba practicar la medicina convencional ni recibir más formación en ella. Sin embargo, no sabía cómo actuar, y esa incertidumbre me llevó a emprender mi propia búsqueda. Después de dos arduos años de un incansable rastreo había aprendido muy poco sobre curación. Poco antes de llegar al territorio de los indios cofanes tuve la convicción de que seguramente no había hecho los esfuerzos suficientes para explorar el nuevo terreno. Los sanadores y chamanes comunes ya estaban descubiertos, eran bien conocidos y fáciles de localizar. Lo que buscaba tenía que estar más lejos, pensaba yo, tenía que ser más difícil de hallar, tenía que encontrarse escondido en lo más profundo de la selva amazónica.

Y allí estaba yo aquella tarde, perdido, acabada la cocoa y a punto de declinar el día.

Finalmente encontré a Pedro el chamán, y recuerdo muy bien nuestro encuentro, aunque sucedió hace más de veinte años, porque ese encuentro fue decisivo en mi vida. Evidentemente, en aquellos momentos yo no tenía idea de su significado real, lo consideré simplemente como otra frustración más en la ya larga serie de frustraciones. Pero de hecho fue el paso que me abrió un nuevo camino, el camino que me llevaría de vuelta al lugar donde descubriría lo que siempre había sabido, pero no había sido capaz de reconocer.

Una vez que arreglé mis cosas y me eché la mochila al hombro, vi un banco de arena río arriba, a poca distancia de donde estaba. Pensé que desde ese lugar elevado podría ver mejor la zona y hacerme una idea respecto al sendero que conduciría a la cabaña de Pedro. Vadeando el río llegué hasta el banco de arena y desde allí escudriñé la ribera; río arriba vi lo que parecía ser parte de un sendero, a bastante distancia. Lo era. Llegué allí siguiendo la orilla del río, y una vez en el sendero se desvaneció mi ansiedad, y eso que el sol ya estaba poniéndose por occidente. Después de cuarenta y cinco minutos de caminata, llegué a un claro situado en la desembocadura de un río pequeño, afluente de otro más grande. En el ángulo formado por la intersección de los dos ríos, elevada sobre pilares, se erguía, solitaria, una cabaña grande con techo de paja. Corrí hacia ella en el momento justo en que el sol brillaba con los colores de un ocaso tropical, y subí la tosca escalera que conducía a una plataforma exterior con vistas a la confluencia de los dos ríos.

No había ningún chamán a la vista. La única moradora era una joven india que hablaba castellano con dificultad y me miraba como quien mira a un extraterrestre. Me dijo que Pedro no estaba. Se había marchado hacía diez días y ya tendría que haber regresado el día anterior. Le pregunté si podía quedarme allí. No puso objeción alguna, de modo que me quité la mochila y colgué la hamaca entre dos postes a la orilla de la plataforma.

Durante los siguientes cuatro días con sus noches me pasé la mayor parte del tiempo echado en la hamaca, quemando cigarrillos Pielrojas en mis dedos, contemplando la transformación de los largos y calurosos días en noches despejadas y estrelladas. Ocasionalmente desafiaba a los mosquitos para ir a tomar un baño en el río por la tarde. En vano trataba de entablar conversación con la chica, por lo que busqué refugio contra el calor, la humedad, la cegadora luz del sol y la espesura de la selva leyendo una colección de relatos cortos de Jack London sobre el lejano Norte, que había llevado conmigo por si me encontraba en una situación como aquélla. Fue una buena elección el escape literario a un mundo de iglúes, campos de hielo y frío paralizador. Desgraciadamente los cuentos se acabaron, pero yo los releí y los volví a releer una y otra vez.

Tuve también otra diversión. Poco antes de marcharse, Pedro había matado una hembra de jaguar, que había dejado un cachorro, al que tenían encerrado en una jaula en la cabaña. El cachorrito era precioso, parecía un gatito y quería jugar. Una vez lo saqué de la jaula y estuve jugando con él hasta que el juego resultó ser demasiado violento para mí. Quise darlo por acabado, pero mis intentos para quitármelo de encima y calmarlo estimularon un circuito salvaje en el cerebro del animalillo. De repente ya no era un gatito amoroso sino un cruel felino. La chica india llegó con una escoba y entre los dos conseguimos meterlo de nuevo en la jaula. Yo salí del combate con feos arañazos y dos buenos mordiscos en el brazo.

Fue entonces cuando una tarde apareció Pedro y me saludó con toda naturalidad. Era un hombre vigoroso y solemne, de unos cuarenta años. Me cayó bien al instante, pero muy pronto me dijo que no tenía ningún sentido que me quedara allí con él, porque había dejado de practicar su profesión. En lugar de trabajar como sanador se había convertido en activista político, y estaba tratando de organizar a sus compañeros cofanes para luchar contra un gran peligro que amenazaba su modo de vida, la presencia de «Las Texas». Ese era el nombre que daban allí a la Texaco, empresa que se había instalado en el noroeste del Amazonas para explotar sus ricos yacimientos de petróleo. Yo había estado durante un breve periodo de tiempo en una ciudad fronteriza que servía de base a la Texaco y me quedé horrorizado por lo que vi y oí: era un centro de ruido, lodo, humo, ladrones, prostitutas y matones que propagaban la devastación fuera de sus límites. Pero esa ciudad estaba a cientos de kilómetros del apacible territorio cofán, y yo no podía imaginar de qué manera afectaba eso a la vida de Pedro.

Me dijo que el ruido de los helicópteros de la Texaco había ahuyentado la caza y que, al mismo tiempo, estaban desapareciendo los peces de los ríos. La caza y la pesca habían menguado drásticamente en los dos últimos años, de lo cual él culpaba por entero a las exploraciones petrolíferas. Todo su trabajo estaba entonces dedicado a recoger firmas para una petición que exigía una indemnización de la Texaco. Lamentaba que yo hubiera hecho tan largo camino para nada. Yo también lo lamenté. Pero al menos comprendí por qué los hombres cofanes no fueron hospitalarios con un gringo que apareció caminando por su selva.

A la mañana siguiente me marché. Finalmente llegué hasta mi Land-Rover y abandoné para siempre el territorio cofán.

Pasé otro año vagando por Colombia, Ecuador y Perú, pero nunca volví a hacer un viaje tan arduo en busca de un sanador exótico y mágico. Me dediqué en cambio a estudiar las plantas medicinales de Ecuador y Perú, aprendí el cultivo y uso de la hoja de coca, trabajé con un cineasta colombiano en un documental sobre el uso que hacen los chamanes de las plantas medicinales, y busqué frutos, especias y tintes raros. Si bien no lo reconocía conscientemente, en algún rincón de mi mente había comprendido que lo que buscaba no lo iba a encontrar en las tierras vírgenes del Amazonas ni en ningún otro lugar exótico. Continué tan entregado como siempre a la búsqueda de respuestas a mis interrogantes: ¿Cuál es la fuente de la curación? ¿Qué relación hay entre tratamiento y cura? ¿Cómo pueden los médicos y los enfermos acceder a la curación la mayoría de las veces? Lo que me enseñó mi búsqueda de Pedro fue que estaba buscando respuestas en dirección equivocada, que no tenía que dar la espalda a mi país, a mi cultura, a mi educación formal ni a mi propio yo para encontrar la fuente de la curación. Pero sí tuve que pasar esos años vagando para descubrirlo.

Ha transcurrido casi un cuarto de siglo desde que me marché de la cabaña de Pedro en la confluencia de los dos ríos. En este tiempo la destrucción de la selva causada por la explotación del petróleo ha llegado a un extremo que Pedro y su gente jamás se habrían imaginado. Construcción de caminos, vertido de petróleo y de productos químicos tóxicos en los ríos, junto a una cínica indiferencia por las culturas nativas, tanto por parte de los gobiernos locales como de las empresas extranjeras, han dañado irreparablemente grandes extensiones de terreno en Colombia y Ecuador. Dicho con palabras sencillas, el pueblo cofán ha sido arruinado.[4] Están acabados, terminados, y pronto va a quedar perdido para siempre todo el conocimiento que poseían sus mayores y sus sanadores tradicionalmente sabios. Otras tribus se enfrentan actualmente al mismo peligro. No es seguro que se pueda evitar el destino de los cofanes.

A mí me han tratado mucho mejor los años. Descubrí lo que andaba buscando y mucho más, y lo encontré muy cerca de casa, de modo inesperado y satisfactorio.

# Los rostros de la curación:
## Kristin

Kristin Killops no debería estar viva y mucho menos tener hijos. Sus médicos no sólo la enviaron a su casa a morir; estaban segurísimos además de que los tratamientos le habían destruido su capacidad reproductora.

El historial clínico de Kristin comienza en 1974 con la aparición de inexplicables hematomas en la piel. Tenía 19 años y vivía con unas amigas en la isla Maui de Hawaii. Un médico le sugirió que tomara suplementos de hierro, pero pasadas dos semanas sin ninguna mejoría, ella se hizo hacer un análisis de sangre; el resultado fue alarmante. El recuento globular era muy bajo, tanto de glóbulos rojos como de glóbulos blancos y plaquetas. Las plaquetas son elementos constituyentes de la sangre, responsables de la coagulación; la poquísima cantidad de plaquetas era la causa de los hematomas que llamaron la atención de Kristin. Le hicieron una biopsia de médula ósea para determinar a qué se debía su falta de glóbulos; el resultado fue peor aún. Casi no tenía células en la médula, sólo un dos por ciento de la cantidad normal. El diagnóstico fue anemia aplásica, lo cual es una calamidad desde el punto de vista médico, porque representa la pérdida de uno de los tejidos más vitales del cuerpo, la fuente de todos los elementos que se forman en la sangre. La llevaron de urgencia a un hospital de Carolina del Sur para una intervención tecnológica total con el fin de salvarle la vida.

La palabra «aplásica» significa «sin forma», buena definición de un proceso que acaba con los componentes normales de la médula ósea y que conduce al «síndrome de médula vacía»; esto quiere decir que en la médula hay espacios vacíos y grasa donde debería haber células formadoras de sangre. La médula ósea produce los glóbulos rojos que transportan el oxígeno; los diversos glóbulos blancos, fundamentales para las defensas del cuerpo, y las plaquetas. Normalmente hay una producción continua de todos estos elementos, cada uno de los cuales nace de su propio linaje celular ancestral, madura en fases y finalmente sale de la cavidad medular de los huesos largos y entra en el torrente sanguíneo. Las células ancestrales propiamente dichas tienen un antepasado común llamado «célula madre», célula embrionaria «primitiva», propia de la médula, que tiene capacidad para diferenciarse en todas las demás formas. Presumiblemente, la anemia aplásica está causada por el fallo de esta célula madre, a consecuencia de alguna lesión, herida o supresión.

En el caso de Kristin, el fallo de la médula ósea no tenía ninguna causa identificable, pero existía la sospecha de una exposición a algún producto tóxico. Otras seis personas de Maui desarrollaron anormalidades de médula y sangre al mismo tiempo; todas murieron a los pocos meses. Este grupo de casos hace pensar en una causa medioambiental. Los productos químicos agrícolas se usan sin moderación ni cuidado alguno en Hawaii, sobre todo en los omnipresentes campos de caña de azúcar y piñas. ¿Podrían estas desdichadas personas haber tenido cierta sensibilidad genética a esos pesticidas o herbicidas que entraron en sus organismos? Jamás lo sabremos.

Kristin llegó a Santa Bárbara (California) enferma, sin esperanza de salir con vida. Imaginémonos la situación de una persona que prácticamente no tiene médula ósea en funcionamiento. La mengua grave de glóbulos rojos puede obstaculizar el metabolismo y fatigar el corazón, que tiene que trabajar más para compensar el poco contenido de oxígeno de la sangre. La insuficiencia de glóbulos blancos acaba con la resistencia a la infección. El hospital tenía que tener a Kristin en un ambiente aislado de protección «a la inversa» (de finalidad contraria a lo que se hace en las enfermedades infecciosas; es decir, apartando al enfermo de los demás no para que los demás no se contagien de él sino para que él no se contagie de los demás), tanto con objeto de disminuir al máximo su contacto con gérmenes, como para mantenerla con antibióticos y bañarla diariamente con desinfectantes. Por último, la carencia de plaquetas genera el riesgo de hemorragias internas y externas.

El tratamiento de la anemia aplásica requiere medidas drásticas. Los médicos suelen administrar elevadas dosis de esteroides y otros fármacos inmunodepresores, que en algunos casos dan resultados, pero en otros, no. Este tratamiento parece irracional, dado que el sistema inmunitario ya está menoscabado por la desaparición de sus ejércitos de glóbulos blancos; pero es posible que en el daño a la médula intervenga alguna forma de autoinmunidad; es posible que la exposición a ciertos productos químicos o virus ponga en marcha una reacción autoinmune por la cual el sistema inmunitario ataque a las células madre de la médula; la reacción entonces se convierte en autoperpetuadora, independiente del acontecimiento activador.

Los médicos de Kristin comenzaron el tratamiento con esteroides, pero pensaban que estaba demasiado grave para sobrevivir. Entonces la enviaron al Centro Médico de la UCLA (Universidad de California en Los Ángeles) para que le practicaran un trasplante de médula ósea. Esta operación puede ser lo mejor para personas que sufren anemia aplásica, sobre todo para las personas jóvenes, que suelen responder bien; pero es una intervención importante, de resultados inciertos, limitada por la disponibilidad de un donante apropiado, de preferencia un hermano gemelo o de otra persona compatible antigénicamente. Por suerte, Kristin tenía un hermano y una hermana que cumplían este requisito y que estaban dispuestos a donar médula, pero ella quiso evitar la terrible experiencia del trasplante.

«Hice todo lo que estaba de mi parte para evitarlo –nos cuenta–, entre otras cosas, visualización, meditación sobre la curación, tomé un montón de vitaminas y suplementos, después encontré a un sanador que estuvo trabajando conmigo. Pero era demasiado tarde. Los médicos me dieron un plazo irrevocable y el sanador no tuvo el tiempo suficiente para sanarme.»

Le hicieron dos trasplantes de médula, pero en eso no tuvo tanta suerte; su cuerpo rechazó los dos. Eso era lo mejor que podía ofrecer la profesión médica. No había nada más que ofrecerle fuera del apoyo general y palabras de consuelo. Sus médicos desecharon toda esperanza.

Pero Kristin no tiró la toalla. Estaba decidida a encontrar otros tipos de tratamientos y se sentía inclinada a experimentar con la curación psíquica y la visualización. El psicólogo del hospital la había enviado a un investigador de la UCLA que estudiaba curación psíquica. Por su mediación encontró a un sanador que usaba la hipnoterapia y la imposición de manos. Mientras aún estaba hospitalizada tuvo con este sanador dos sesiones semanales durante dos semanas. Pasado ese tiempo, los análisis mostraron un módico aumento de médula ósea, cosa que según dijeron los médicos era algo inaudito. Pero aunque los índices de glóbulos subieron de forma espectacular, no eran lo suficientemente elevados como para que pudiera salir del aislamiento protector al que estaba sometida, y además necesitaba transfusiones. Al final los médicos consideraron que ya no podían hacer nada más, y después de hablar con ella y con su madre, la enviaron a casa. Su madre comprendió que lo hacían así para que pudiera morir en su casa con los suyos.

Kristin perseveró en su búsqueda de sanadores. Vio a otro que iba cinco días a la semana a imponerle las manos; al cabo de dos semanas, nuevamente hubo resultados milagrosos: la cantidad de glóbulos y plaquetas había aumentado hasta casi la cantidad normal. Ella continuó. Y entonces contrajo hepatitis sérica, a consecuencia de las transfusiones. Estuvo muy enferma, con una fiebre que durante un mes se mantuvo por encima de los 37,7 °C.

Oyó hablar de una mujer que recetaba dietas curativas por intuición psíquica. La dieta que le prescribió a ella no era fácil de seguir: nada de azúcar, nada de féculas, dos huevos y una yema extra cada día, verduras al vapor, caldo de verduras y ensalada sin aceite, un poco de pescado o pollo al vapor, y un vaso de zumo de granada o de mosto rebajado con agua al cincuenta por ciento. Kristin siguió este régimen durante nueve meses. Adelgazó.

«Fue lo más difícil que he hecho en mi vida –dijo–, pero me ayudó. A los pocos días experimenté una gran mejoría en los síntomas de la hepatitis.»

En resumidas cuentas, estuvo medio año en el hospital. Al cabo de un año desde el comienzo de la enfermedad, ella sabía que iba a vivir, aunque el camino hacia la salud continuaba siendo lento y difícil.

«Me dijeron que nunca tendría hijos, por los fármacos que me administraron para evitar el rechazo a los trasplantes –recuerda–. Como persistía el peligro de una hemorragia incontrolable, no me podían permitir tener la regla, de modo que me daban grandes dosis de hormonas femeninas. Además tomaba prednisona para controlar las reacciones a las transfusiones, y hormonas masculinas para estimular la médula ósea. Durante un año no tuve la regla, y una sanadora psíquica que me puso las manos en la pelvis me dijo que sentía allí una "negrura total". Después hice una semana de ayuno y me volvió la regla. Desde entonces ha sido completamente regular.»

Veinte años después, Kristin es una mujer sana y vital, madre de cuatro hijos fuertes y sanos. Su recuperación fue tan insólita desde el punto de vista médico que uno de sus médicos presentó su caso en un congreso internacional sobre anemia aplásica.

«No sólo estoy viva –escribe Kristin–, sino además muy sana y muy fuerte. Siempre me ha gustado la actividad física, y a medida que iba mejorando descubrí que podría ser todo lo fuerte que deseara ser. Montar cada día en bicicleta, correr y nadar en el mar con regularidad me ayudaron a dar el paso adelante hacia una excelente salud. Actualmente soy feliz y estoy ocupada criando a mis hijos. Tengo licencia para practicar la naturopatía, pero no lo he hecho desde que me convertí en madre. Enseño yoga y estoy escribiendo e ilustrando un libro para niños. Nuestra familia es muy activa. Vamos a esquiar, hacemos windsurf y yo corro con regularidad. A no ser que yo revele mi historial clínico, nadie puede sospecharlo; de hecho cuando lo menciono se quedan muy sorprendidos al saber que estuve tan gravemente enferma.»

¿Qué reservas de poder curativo extrajo Kristin para reactivar su médula ósea, neutralizar lo que causara su enfermedad y deshacer los efectos tóxicos del tratamiento invasor? Me fascina su inquebrantable confianza a lo largo de su dolorosa experiencia.

–Siempre creí que había una manera para seguir viviendo –me dijo–. Simplemente tenía que encontrarla a tiempo. Esa creencia y esa búsqueda alimentaron mi invencible optimismo y me convirtieron en participante activa en el proceso de mi curación.

–¿Y qué les diría a otras personas que se encuentran ante serias crisis médicas?

–Que personas diferentes pueden tener maneras diferentes de curar –me contestó–, pero siempre hay una manera. ¡Siga buscando!

# 2

# Precisamente en mi propio patio

Una vez acabados mis viajes por Sudamérica en 1973, comencé el largo proceso de establecerme en los alrededores de Tucson (Arizona), donde he vivido hasta ahora. Me identifico con el entorno natural del desierto y mantengo buenas relaciones con personas y lugares de esa zona. Una de esas relaciones es la de Sandy Newmark, estudiante graduado en antropología en la Universidad de Arizona, que se convirtió en uno de mis vecinos en Esperero Canyon, al pie de las montañas Catalina. Después Sandy abandonó sus estudios de antropología para ser granjero en las montañas White del centro de Arizona; pero más tarde volvió a Tucson para matricularse en la Facultad de Medicina. Actualmente es el pediatra de mis hijos.

Sandy y su mujer, Linda, en la actualidad psicóloga clínica, tuvieron una hija retrasada, Sophia. Cuando la niña era un bebé, muchos de sus amigos les brindaron diversas sugerencias para su tratamiento. Una fue llevar a la pequeña a un excepcional médico osteópata llamado Robert Fulford, con un buen historial de trabajos con pacientes infantiles que presentan todo tipo de problemas. Sandy y Linda se quedaron tan impresionados con él que llevaron a Sophia a muchas de sus suaves sesiones de «terapia craneal». Sandy, por entonces en su primer año en la Facultad de Medicina, trabajó un tiempo con el doctor Fulford. No dejaba de comentarme que tenía que conocerlo, pero yo no estaba interesado, en parte por mi desconocimiento sobre los osteópatas. Cargado de los prejuicios habituales en los doctores en medicina, los consideraba médicos de segunda clase, que trabajan en la manipulación del cuerpo practicada sobre todo por los quiroprácticos. Probablemente yo todavía seguía aferrado a la romántica idea de encontrar un sanador-maestro de alguna cultura remota y diferente; y eso a pesar de mi repetida experiencia de volver de viajes a lugares remotos con las manos vacías. Hizo falta que muchas personas me dijeran repetidas veces que tenía que conocer al doctor Fulford para que yo me decidiera a hacerle por fin una visita.

Por aquel tiempo el doctor Fulford rondaba los ochenta años. Había ido a Tucson desde Cincinnati, jubilado, después de una abrumadora experiencia. Tras pasar un año recuperándose del agotamiento, una noche recibió una desesperada llamada de una amiga cuyo bebé estaba muy enfermo de neumonía. El bebé estaba hospitalizado y no respondía al tratamiento con antibióticos. El doctor Fulford fue al hospital, le hizo su tratamiento con las manos, y a la mañana siguiente el bebé estaba fuera de peligro. No pasaron muchas horas y la gente comenzó a llamarlo pidiéndole visita, y se sintió obligado a salir de su retiro y volver a la práctica de su especial forma de medicina osteopática.

Me quedé pasmado ante la sencillez de la consulta del doctor Fulford; una sala de espera donde atendía una enfermera recepcionista, y dos salas de tratamiento. Fuera del diploma de la Escuela de Osteopatía de Kansas City colgado en la pared, no había ningún otro distintivo ni ninguno de los aparatos y equipos normalmente asociados con la consulta de un médico. El doctor Fulford tenía un aspecto amable, como de abuelito. Era alto, fornido y relajado, y tenía unas manos grandes y maravillosas. Hablaba poco y en voz baja. Le dije que había oído hablar mucho de la eficacia de sus tratamientos y que deseaba experimentarlos personalmente.

–¿Y qué problema tiene? –me preguntó.

–No es gran cosa –le dije–. Llevo un tiempo con molestias en el cuello; a veces se me pone muy rígido y me duele.

–Bueno, vamos a ver si podemos hacer algo –dijo.

Me pidió que me pusiera de pie, me colocó las manos en los hombros y me observó la respiración. Después me movió la cabeza en distintas direcciones.

–Échese sobre la mesa –me ordenó.

Me eché de espaldas y lo vi empujar una mesilla con un raro instrumento y con un largo cable eléctrico. El instrumento era su «martillo percutor», versión modificada de la fresadora eléctrica de los dentistas, con un grueso disco metálico vibrador. El doctor se sentó en un taburete junto a la mesa, seleccionó la velocidad de vibración y me colocó el disco sobre el hombro derecho. Sentí las vibraciones por todo el lado derecho del cuerpo, una sensación agradable y relajante, pero que no era para nada una terapia importante. Transcurrieron así unos minutos y de pronto sacudió ligeramente la mano y murmuró:

–¡Ahí va!

Entonces quitó el martillo percutor del hombro y me lo colocó en la cadera derecha. Continuó con esta rutina unos veinte minutos, mientras yo entraba y salía de un mundo de ensoñaciones; después desconectó el aparato, movió su taburete hasta la cabecera de la mesa y me colocó las manos a los lados de la cabeza, con los dedos alrededor de las orejas.

Durante unos minutos me acunó la cabeza, aplicando suavísimas presiones, ora aquí, ora allí. Era una de las formas menos espectaculares de trabajo corporal que había experimentado en mi vida, tanto que dudé de que aquello surtiera algún efecto. Al mismo tiempo me pareció tranquilizador estar sostenido por manos tan experimentadas y seguras.

Cuando acabó esa fase del tratamiento, el doctor Fulford comprobó la movilidad de mis extremidades y me pidió que me sentara. Acabó con unas cuantas prácticas más conocidas para mí: golpes en la espalda.

—Ya está —dijo—. Esto será suficiente.

—¿Qué me ha encontrado? —le pregunté.

—No mucho —contestó—. Unas pocas restricciones en el hombro, que probablemente eran la causa del dolor y rigidez del cuello. Sus impulsos craneales son muy buenos.

Yo no tenía la menor idea de qué eran los impulsos craneales, pero me alegró saber que los míos eran buenos. En cuanto a las «restricciones en el hombro» y cómo podían causarme rigidez de cuello, estaba igualmente *in albis*. Pero el doctor Fulford no me ofreció más explicaciones, sólo me dijo que ya había acabado nuestro tiempo. Añadió que podía ir cuando quisiera a verlo trabajar.

Me sorprendió agradablemente que el precio de esa sesión sólo fueran 35 dólares, baratísimo, aunque sólo fuera por la relajación que me proporcionó. De todas maneras, seguía sin comprender cómo esa mínima intervención podía explicar todas las historias que había oído sobre sus éxitos clínicos. Resolví volver y verlo tratar a otras personas.

Al día siguiente me sorprendió descubrir que me sentía cansado y dolorido. Lo llamé para preguntarle si eso podía ser consecuencia de su trabajo.

—¡Ah, sí! —me dijo—. Eso es perfectamente normal; es posible que se sienta así un par de días más.

Y así fue. Después me sentí muy bien, y realmente el cuello me molestaba menos, pero no noté ningún otro cambio.

Un mes más tarde, más o menos, comencé a pasar algunas horas a la semana en la pequeña consulta del doctor en Grant Road, observando al anciano trabajar con sus pacientes. Su consulta estaba siempre llena, generalmente de padres con sus hijos, representantes de los diversos grupos étnicos que pueblan el sur de Arizona, hispanos, asiáticos, gente de la ciudad y del campo. Todos acudían con grandes expectativas y agradecidos por el solo hecho de tener la oportunidad de ver a este hombre. Como mínimo, el doctor Fulford era un maravilloso prototipo del anticuado y amable médico de cabecera, que hacía sentirse mejor a la gente sólo con el calor de su presencia y con el ejemplo personal de su buena salud.

Al observarlo, me sorprendió la brevedad de sus historiales y exámenes físicos. Hacía muy pocas preguntas cuando entraba un nuevo paciente: «¿Cuál es el problema? ¿Cuánto tiempo hace que tiene esa molestia? ¿Recuerda haber tenido una mala caída en su infancia? ¿Sabe algo sobre las circunstancias de su nacimiento?», y tal vez unas cuantas más. Después le pedía que se pusiera de pie, le observaba las extremidades y la respiración, le giraba la cabeza y le pedía que se echara sobre la mesa. A la mayoría de las personas les administraba el mismo tipo de tratamiento que recibí yo: una lenta aplicación del martillo percutor en diversas partes del cuerpo hasta que se producía una especie de liberación (cuando la mano que sostenía el instrumento daba una repentina sacudida); después unos imperceptibles pases con sus manos sobre la cabeza del paciente y, finalmente, unos pocos ajustes en la espalda. Rara vez ofrecía explicaciones sobre lo que creía que estaba mal o lo que quería lograr; pero si alguien le preguntaba, se lo explicaba con pocas palabras. La gente, por lo general, no preguntaba nada; se confiaba o confiaba a sus hijos al doctor y lo dejaba trabajar en silencio. Todos se relajaban en sus manos, incluso los niños inquietos y traviesos, que se calmaban casi tan pronto como él los tocaba.

Muchas veces, al final de la sesión, les recomendaba hacer diariamente unos extraños ejercicios, ejercicios que yo jamás había visto antes. El que recomendaba con mayor frecuencia era más o menos así: De pie, con los pies separados a una distancia igual a la anchura de los hombros, extender bien los brazos hacia los lados, con la palma de la mano izquierda hacia arriba y la de la derecha hacia abajo; respirar profunda y uniformemente, manteniendo esa posición hasta que el esfuerzo de brazos y hombros resulte insoportable. Después, con la mayor lentitud posible, levantar los brazos por encima de la cabeza, estirándolos bien, hasta juntar las manos. A continuación bajarlos y relajarse. Le pregunté qué se conseguía con eso.

–Abre el pecho y permite la expansión del aire –fue su respuesta.

Otro ejercicio del doctor Fulford era sentarse en el borde de una silla con los pies firmemente apoyados en el suelo, separados a una distancia igual a la anchura de los hombros e inclinarse; entonces, y con los brazos por dentro de las piernas, cogerse las plantas de los pies con las manos. Mantener esa postura unos minutos y estirar suavemente las vértebras inferiores, para dar más movilidad a la columna. A veces, cuando algún paciente volvía a su consulta, el doctor Fulford lo examinaba y le decía: «No ha hecho sus ejercicios» o «Ha hecho sus ejercicios», y el paciente confirmaba que era cierto.

Con frecuencia les decía a sus pacientes que no volvieran.

–¿Cuándo debo volver a verlo? –le preguntaba alguno al bajarse de la mesa.

–No necesito volver a verlo –contestaba el doctor–. Ya está arreglado.

–Pero ¿no es necesario un seguimiento? –insistía el paciente.

El doctor Fulford sonreía y movía la cabeza.

–Ya le saqué el shock del organismo. Ahora hay que dejar que la Madre Naturaleza haga su trabajo.

Si había alguna desilusión entre sus pacientes, se debía a que no iban a volver a verlo, ya que la experiencia de su tratamiento era agradable.

Poco a poco comencé a comprender que estaba presenciando algo extraordinario. Aquel anciano de manos fuertes y parco en palabras sanaba de verdad a personas que acudían a él con muchos trastornos, y muchas veces en una sesión de terapia que considerada superficialmente parecía mínima. Escuché historias y más historias de problemas solucionados después de una o dos visitas a su consulta, problemas que no había resuelto la medicina convencional. Y no se trataba sólo de dolores, achaques y otras dolencias musculoesqueléticas, sino también de problemas hormonales y digestivos, trastornos del sueño, asma, infecciones de oídos, y otras más. ¿Cómo era posible que un tratamiento tan poco espectacular pudiera dar resultados tan espectaculares?

Comencé a hacerle preguntas sobre el porqué y los detalles de sus métodos. ¿En qué teoría se apoyaban? ¿Qué era exactamente lo que hacía? Las respuestas que recibí no tenían nada que ver con lo que yo había aprendido en la Facultad de Medicina de Harvard.

Bob Fulford era un osteópata puro y a la antigua, fiel a la tradición del hombre que fundó ese sistema, Andrew Taylor Still (1828-1917), de Kirksville (Missouri). A. T. Still, «el doctor» para sus contemporáneos, era un médico que renegó de los medicamentos tóxicos de sus colegas en favor de un sistema terapéutico sin fármacos, basado en la manipulación de los huesos. Su idea era ajustar mecánicamente el cuerpo para permitir el buen funcionamiento de los sistemas circulatorio y nervioso, llevando el poder curativo natural a cualquier parte enferma. La nueva profesión que había fundado en 1874 gozó de mucho predicamento en sus primeros años, pero a mediados de este siglo se vio eclipsada por el espectacular avance de la medicina científica moderna, también conocida como medicina alopática. La reacción de los osteópatas fue abandonar las enseñanzas de Still y comenzar a comportarse cada vez más como médicos convencionales. Actualmente los títulos de doctor en medicina y doctor osteópata son equivalentes; la mayoría de los osteópatas recetan medicamentos y cirugía, y muy pocos se valen de la manipulación de huesos como modalidad principal de tratamiento.

Sin embargo, en la profesión de osteópata siempre ha existido una tradición minoritaria de sanadores que no recetan medicamentos y continúan perfeccionando los profundos conocimientos que poseía A. T. Still sobre la naturaleza del cuerpo humano y sobre su capacidad para curarse a sí mismo. Uno de estos terapeutas fue William Sutherland, que en 1939 dio a conocer a sus colegas el descubrimiento de un aspecto de la fisiología humana al que él llamó mecanismo respiratorio primario, y una técnica para modificarlo que ha venido en llamarse terapia craneal, o terapia craneosacral. Sutherland trabajó en su teoría durante muchos años para cerciorarse de que era correcta antes de hacerla pública. A pesar de todo, su teoría encontró gran resistencia, y sólo un pequeño porcentaje de osteópatas la aceptaron. Uno de estos fue el joven Robert Fulford, que por entonces comenzaba sus prácticas generales en Cincinnati.

Sutherland descubrió que el sistema nervioso central y sus estructuras asociadas están en movimiento rítmico constante, y que este movimiento es una característica esencial, tal vez la más esencial, de la vida y la salud humanas. Identificó cinco componentes de este mecanismo:

- Movimiento en las suturas craneales, es decir, en las articulaciones que unen los 26 huesos del cráneo.
- Expansión y contracción de los hemisferios del cerebro.
- Movimiento de las membranas que cubren el cerebro y la médula espinal.
- Ondulación fluida dentro del líquido cerebrospinal (o cefalorraquídeo) que baña el cerebro y la médula espinal.
- Movimiento involuntario y sutil del sacro.

Sutherland pensó que la expansión y contracción rítmicas de este sistema se parecía a la respiración, pero dado que tenía lugar en los órganos más vitales y esenciales, la llamó «respiración primaria», para indicar su importancia en la jerarquía de las funciones corporales y distinguirla de la «respiración secundaria», que son los movimientos del pecho, pulmones y diafragma asociados al intercambio de aire. Postuló la necesidad de un mecanismo respiratorio primario de libre movimiento para la salud total; cualquier restricción en este mecanismo conduciría a la enfermedad, ya que el sistema nervioso central regula los demás órganos.

Uno de los principales postulados de Sutherland, considerado como una herejía, fue la idea de que los huesos del cráneo se mueven. Generaciones de anatomistas habían enseñado que las articulaciones del cráneo son fijas e inmóviles. No sólo los médicos, también la mayoría de los osteópatas se negaron a considerar como aceptable la idea del movimiento craneal. El doctor Fulford no fue uno de ellos y comenzó a entrenarse para sentir esos movimientos poniendo las manos en la cabeza de las personas.

Hace apenas unos años que investigadores de la Escuela de Medicina Osteopática de la Universidad Estatal de Michigan confirmaron la teoría de Sutherland, tomando películas con rayos X a cráneos de personas vivas, en las que se aprecia el movimiento craneal.[5] Estos movimientos se pueden medir con instrumentos muy sensibles. Bob Fulford diría que los instrumentos más sensibles son las manos de un médico experimentado. Él se entrenó para sentir un pelo humano colocado bajo 17 hojas de papel, y afirma que cualquiera con suficiente práctica puede desarrollar semejante sensibilidad táctil.

Bajo la orientación del doctor Fulford comencé a tocar cabezas para ver si podía detectar los impulsos craneales. Al principio sólo sentía mi propio pulso, pero con la práctica comencé a sentir los sutiles movimientos, parecidos a los de la respiración, que el doctor Fulford considera la expresión más vital de la vida. Por lo menos los sentí en personas que tenían mecanismos respiratorios primarios en buen funcionamiento. En cierta ocasión me pidió que le tocara la cabeza a una mujer que, según dijo, no tenía ningún impulso craneal detectable. Había sufrido varios accidentes graves, uno de ellos hacía veinte años, y sufría de cansancio extremo, insomnio, migrañas, poca visión, mala digestión y una creciente sensibilidad a las infecciones. Tenía la cabeza como un saco de hormigón, un peso muerto, sin ritmo de vida. Después de varias sesiones de tratamiento, le retornaron los movimientos craneales, y cuando esto ocurrió, su salud comenzó a mejorar.

–¿Cuál es la causa del daño de este sistema? –le pregunté al doctor Fulford.

–Los traumas –dijo–. Hay tres tipos de traumas. El primero es el trauma del nacimiento. Si la primera respiración no es profunda, los ritmos craneales quedan restringidos desde el comienzo. Esa primera respiración es muy importante. A lo largo de mi vida he comprobado que aumentan progresivamente los problemas de este tipo, lo cual es un punto negativo en nuestras prácticas obstétricas. El segundo motivo más común es el trauma físico, sobre todo en los primeros años de vida. Cualquier caída o golpe que deje a uno sin sentido, que interrumpa el ciclo respiratorio, aunque sea durante un momento, puede causar una limitación permanente, para toda la vida, en el mecanismo respiratorio primario. Es posible sentir, identificar y deshacer esas limitaciones con las manos. Eso es lo que yo llamo sacar el shock del cuerpo. Y un tercer motivo, tal vez menos común, es un trauma psíquico importante, sobre todo en los primeros años de vida. Yo calculo que el noventa y cinco por ciento de las personas tienen limitaciones de uno u otro grado en esta función.

Por la época en que el doctor Fulford me estaba enseñando estos conceptos, yo ayudaba a un amigo a salir de un grave proceso clínico. Kim Cliffton era un biólogo marino de 34 años que pasaba la mayor parte del año en las playas del Pacífico del sur de México, tratando de salvar una especie de tortuga marina en peligro de extinción. Dirigía un proyecto de la World Wildlife Fund (Fundación para la Protección de la Fauna Mundial); esto lo mantenía ocupado en trabajos de campo, llevaba una vida muy ajetreada y aventurera, fuera de los meses de verano, cuando las tortugas emprenden viaje mar adentro. Entonces volvía a Tucson, agotado, a contar sus historias y a reponer fuerzas. Llevaba varios años sufriendo de problemas intestinales: episodios diarreicos graves, incapacidad para digerir muchos alimentos y dolores abdominales. Rutinariamente se trataba con una serie de antibióticos y medicamentos antiparasitarios, pero año tras año estos episodios se hacían más frecuentes e intensos. En esta ocasión había perdido casi diez kilogramos de peso, decía que no se le formaban las heces durante meses, que con frecuencia éstas contenían sangre y mucosidades, que el dolor abdominal era constante y que se sentía cada vez más débil. Creía que no podría continuar su trabajo con las tortugas.

Kim deseaba que le diera medicamentos que lo libraran de lo que él creía eran parásitos intestinales, pero el cuadro que presentaba no era de infección. A mí me pareció que lo que tenía era una inflamación crónica de los intestinos, posiblemente una colitis ulcerosa. Lo apremié para que consultara a un célebre gastroenterólogo del Centro de Ciencias de la Salud de la Universidad de Arizona. Kim era hijo de un neurocirujano de Nueva York y tenía muchísima fe en la medicina convencional. Pero esa fe fue puesta a prueba, porque después de una larga y costosa serie de análisis, que culminaron con una biopsia de colon, el gastroenterólogo no pudo identificar la naturaleza del problema; lo único que se atrevió a asegurarle fue que tenía grave y crónicamente inflamado el colon. La colitis ulcerosa era ciertamente una posibilidad.

—Creo que deberíamos volverle a hacer otra biopsia —me comentó el gastroenterólogo—. Entonces podremos saber qué demonios tiene.

Esto no me pareció alentador, y dado que Kim pagaba de su propio bolsillo, le sugerí que buscáramos otro método. Entonces se me ocurrió enviarlo al doctor Fulford.

Kim tenía un largo historial en prácticas de deportes de contacto corporal, entre ellos el boxeo, había sido peso pesado en el Ejército, y había sufrido muchas lesiones traumáticas. Advertí que siempre respiraba por la boca. Además de los problemas intestinales, sufría dolores de espalda y de cuello. Me pareció que el doctor Fulford podría encontrarle sentido a este cuadro, pero preveía dos problemas. El primero era que el doctor sólo aceptaba pacientes menores de 30 años, límite que se tuvo que imponer porque nuevamente tenía exceso de trabajo a medida que crecía su fama.

«Estoy a punto de cumplir ochenta años –me había dicho un día–, y no es conveniente que trabaje hasta el agotamiento. Mis energías van mejor con las personas jóvenes; sus reacciones curativas son más fuertes.»

Se había inventado el martillo percutor para facilitarse el trabajo. Lo que el martillo hacía podía lograrse con las manos, pero con mucho más esfuerzo.

El segundo problema era que Kim, al haberse criado con la medicina convencional y desconocer otros sistemas de medicina alternativa, podía resistirse a confiarse a uno de estos médicos. Hice todo lo que pude por explicarles, tanto al doctor Fulford como a él, que tenían que verse. Tuve éxito, pero Kim no podía imaginarse de qué manera podía un osteópata curarle el colon.

—Simplemente cuéntale lo que te pasa –le insistí yo–, todos los síntomas intestinales y lo de los dolores de espalda y cuello.

Yo no pude estar en la consulta ese día y esperé impaciente a que Kim volviera a casa.

—Es un charlatán –fue lo primero que me espetó–. Quiero decir que es un anciano muy simpático, pero no hace nada.

—¿Qué te dijo?

—Que estaba en un estado crítico, que mis movimientos craneales estaban totalmente cerrados debido a antiguas lesiones, y que el nervio craneal que controla el sistema digestivo no me funciona por esa causa. También me aseguró que esas mismas lesiones me hacen respirar por la boca y que eso no me nutre el cerebro como debiera hacer la respiración.

—¿Te dijo si podía hacer algo por ti?

—Dijo que arreglaría la mayor parte y que volviera dentro de tres semanas. Pero se ve tan débil, y con todos esos tics nerviosos..., me dio lástima. Al menos no fue muy caro.

—¿Qué quieres decir con eso de los tics nerviosos?

—Bueno, ya sabes, cuando te tiene puesto ese vibrador, cada tantos minutos le vuela la mano en el aire, y todas esas sacudidas del cuerpo.

—¿Sí?

–Sí, es una pena.

Llamé al doctor Fulford para que me diera su opinión de la visita.

–El señor Cliffton ha venido a tiempo –me dijo–. Todo su mecanismo respiratorio primario estaba cerrado. Creo que de no haber venido hubiera empeorado con rapidez.

–¿Pudo hacer algo por él?

–Ah, sí, conseguí importantes liberaciones de muchas partes de su cuerpo, deshice muchísimo trauma y logré que le volvieran los impulsos. Una vez que se ponga en marcha el nervio vago, se pondrá bien. Deberá tomarse las cosas con tranquilidad y dejar que la Madre Naturaleza haga su trabajo.

Seis horas después del tratamiento, las diarreas de Kim se cortaron por primera vez en ocho meses, para no volver jamás. En los tres meses siguientes, recuperó el peso y la energía perdidos. Desaparecieron los dolores de espalda y de cuello y dejó de respirar por la boca.

–Me ha salvado la vida –me diría después Kim–. Estoy convencido de que ese hombre me ha salvado la vida.

Desde entonces es un devoto converso a la medicina alternativa en general y a la osteopatía en particular. Esta curación fue tan impresionante que traté de organizar una reunión para discutir el caso entre el doctor Fulford, Kim, el gastroenterólogo de la universidad y yo. El gastroenterólogo dijo que estaba interesado pero no se presentó a la reunión. Cuando le pregunté por qué, me dijo:

–Verá, no voy a discutir el éxito, pero no puedo creer que el tratamiento osteopático tenga nada que ver con el resultado.

Poco después tuve otra oportunidad de comprobar la pericia del doctor Fulford con el cuerpo humano, esta vez en mi propia persona. Estaba trabajando en mi jardín con un amigo. En un accidente fortuito, que jamás he podido reconstruir, mi amigo se levantó en el momento en que yo me agachaba, y con el hombro me golpeó fuertemente la cara, delante de la oreja. Sentí un dolor agudo y me quedé sin poder abrir ni cerrar la boca por

completo. Tuve la impresión de que tenía parcialmente disloca-
da la mandíbula, y no pude volverla a su lugar, hiciera lo que
hiciera. Llamé al doctor Fulford y le conté lo ocurrido.

—Venga aquí —me dijo.

Yo mismo conduje el coche hasta su consulta. Entré, todavía
dolorido y sin poder mover la mandíbula. Él me hizo un hueco
en la cola de pacientes que esperaban y me tumbé sobre la
mesa.

Tan pronto como me puso las manos en la cabeza, nombró
el hueso del cráneo que estaba fuera de lugar. Después comenzó
las suavísimas palpaciones. A los pocos minutos, dijo:

—Ya está, ya está en su sitio.

Yo no sentí que ocurriera nada ni percibí cambio alguno en
mis molestias. Me dijo que podía levantarme.

—Todavía me duele —le repliqué decepcionado.

—¡Ah, los músculos van a dolerle todavía un rato! —contestó—. Bueno, ahora tengo que continuar con mi trabajo.

Me marché, nada convencido de que me hubiera sanado,
pensando en ir a la sala de urgencias del hospital universitario.
Pero pasados diez minutos, cuando estaba parado ante un semá-
foro, de pronto me di cuenta de que me había desaparecido el
dolor y que podía abrir y cerrar la boca con toda normalidad.
¡Increíble! ¡Gracias, doctor Fulford! Entonces pensé: «¿Qué
habría hecho yo si no lo conociera? Probablemente habría ido a
una sala de urgencias, me habrían hecho radiografías, me habrían enviado a casa con analgésicos, relajantes musculares y la
expectativa de una buena factura. Posiblemente habría continuado sin sanar durante semanas o incluso meses».

Yo estaba ya verdaderamente entusiasmado por aprender
todo lo que pudiera del doctor Fulford. También me sentía cada
vez más frustrado al tratar de explicar mi entusiasmo a mis colegas. A la mayoría de los médicos no les interesaban mis historias
más de lo que le interesaron al gastroenterólogo. Particularmente molesto fue tratar de hablar con los pediatras acerca del
método Fulford para tratar las infecciones de oídos en los niños.

Las infecciones recurrentes del oído medio, otitis media, es el pan de cada día de los pediatras; es tan común que son cada vez más las personas que la aceptan como parte normal del crecimiento. Los tratamientos convencionales son antibióticos, descongestivos, y a veces la colocación quirúrgica de tubos en los tambores de los oídos para igualar la presión. Normalmente el tratamiento con medicamentos acaba con los episodios infecciosos, pero nuevos episodios se repiten.

Bob Fulford tenía notable éxito en acabar permanentemente este ciclo en los niños pequeños, muchas veces con una sola sesión de tratamiento en la que se concentraba en liberar el sacro, y lo expresaba así.

–Simplemente les saco el demonio a los sacros.

Según él, el extremo del sacro del sistema craneosacral es el que suele estar cerrado en los niños, probablemente debido a algún trauma de nacimiento. He aquí cómo explicaba él la situación:

Cuando hay una restricción en el sacro, todo el mecanismo respiratorio primario se deteriora. A esto hay que añadirle que la respiración no es buena, y es la fuerza de la respiración –los cambios rítmicos de presión en el pecho– la que bombea la circulación linfática. Al haber mala circulación linfática, hay mal drenaje de líquidos de la cabeza y el cuello. Los líquidos estancados se acumulan en el oído medio, formando un caldo de cultivo ideal para las bacterias. Se pueden eliminar las bacterias con antibióticos, con todos los antibióticos que se quiera, pero si no se corrige el problema subyacente de estancamiento de líquidos, las bacterias ciertamente volverán.

Ciertamente esa es la experiencia habitual de niños, padres y pediatras: las bacterias vuelven.

Vi pasar caso tras caso por la consulta del doctor Fulford y cómo este simple tratamiento curaba la otitis media para siempre. Muchas veces observaba un cambio en la respiración del niño tan pronto se bajaba de la mesa: una expansión mayor y más simétrica del pecho, respiraciones más profundas. Sin embargo, no pude lograr que algún pediatra de la comunidad médica de Tucson fuera a la consulta del doctor Fulford a observar. Más que interesarse por mis explicaciones del tratamiento, los médicos parecían sentirse amenazados. Finalmente una médica inglesa accedió a acudir a la consulta para observar. Incluso envió un paciente, y con tan buen resultado que consintió en ayudarme junto con el departamento de comunicación biomédica de la Universidad de Arizona a filmar un documental sobre el doctor Fulford.[6]

Cuanto más observaba trabajar a Bob Fulford, más me impresionaba su salud y su vigor. A sus ochenta años era un estímulo para envejecer con éxito. Una vez le pregunté cuál era su secreto personal de buena salud.

—Se lo mostraré —dijo.

Dicho esto, hizo una profunda y lenta inspiración, tan larga que yo lo miré incrédulo. El pecho se le expandió enormemente. Después espiró con igual lentitud.

—Cuanto más aire se inspire y espire —explicó después—, más se nutre el sistema nervioso central. La buena respiración es la clave.

La medicina que le vi practicar era el tipo de medicina que yo ansiaba durante mis años de formación clínica y luego de mi continuo vagar. Es una medicina no violenta, que no corta la enfermedad sino que estimula a que se manifieste la capacidad curativa del propio cuerpo. El doctor Fulford fue el primer médico que conocí que cumplía religiosamente dos de las más famosas recomendaciones de Hipócrates: «Primero, no hacer daño» (*Primum non nocere*) y «Respetar la fuerza sanadora de la Naturaleza» (*Vis medicatrix naturae*).

Aprendí muchísimo sólo con observarlo trabajar, siendo su paciente y hablando con él de cosas intrascendentes. Sus respuestas a mis preguntas eran siempre breves y con palabras sencillas, sin la complejidad ni la formalidad ni el rebuscamiento de la medicina académica, pero llenas de sabiduría y ricas en útil información práctica. He aquí algunas ideas que extraje a lo largo del tiempo que pasé con él, y que me han resultado utilísimas en mi trabajo médico.

• *El cuerpo desea estar sano.* La salud es el estado de equilibrio perfecto, cuando todos los sistemas funcionan bien y la energía circula libremente. Este es el estado natural, aquel en el cual se gasta menos esfuerzo; por lo tanto, cuando el cuerpo está desequilibrado, desea volver a su equilibrio. El tratamiento puede, y debe, aprovechar esta tendencia a volver al estado de salud.

• *Curar es un poder natural.* Cuando el doctor Fulford decía a sus pacientes «Relájese y deje que la Madre Naturaleza haga su trabajo», expresaba su enorme fe en la *vis medicatrix naturae* de Hipócrates, concepto ausente en la medicina convencional. En todos mis años en la Facultad de Medicina de Harvard, nadie nos habló jamás de esto ni a mí ni a mis compañeros de clase, ni los profesores de ahora lo dicen a sus alumnos. Eso me parece que es el mayor fallo filosófico de la medicina moderna, fallo que tiene inmensa importancia práctica, dado que es la razón fundamental de nuestra incapacidad para encontrar soluciones rentables a los problemas corrientes de salud.

Mi amiga Linda Newmark me contó que el doctor Fulford le había dicho que lo mejor que podía hacer por su marido Sandy cuando éste estudiaba en la Facultad de Medicina era sacarlo a dar frecuentes paseos por la naturaleza.

–Va a necesitar eso para equilibrar todo lo que le están metiendo en la cabeza –le explicó.

• *El cuerpo es un todo y todas sus partes están conectadas.* El doctor Fulford tenía una inteligente e intuitiva comprensión del cuerpo como un organismo funcional unificado. Cuando acudía un paciente quejándose de dolor en la rodilla, no sacaba automáticamente la conclusión de que el problema estaba en la rodilla ni procedía a trabajar allí. Sabía que la rodilla es la articulación compensadora del tobillo y la cadera. Si hay un malestar en un tobillo, como consecuencia de una vieja lesión, el tobillo no reacciona como debe a la fuerza de la gravedad ni al movimiento, de modo que transmite una fuerza anómala a la pierna. La rodilla trata de compensar esa anomalía para poder mantener la pelvis en la postura correcta, y la tensión provocada por el esfuerzo compensatorio podría manifestarse en forma de dolor en la rodilla. Si por alguna razón la rodilla está bloqueada, esa fuerza anómala podría llegar hasta la cadera, causando dolor en la parte inferior de la espalda. ¡Cuántas operaciones se practican en la rodilla y en la espalda por problemas originados en realidad en tobillos cerrados!, se decía el doctor Fulford. Yo lo vi curar casos de dolor crónico en la rodilla y en la espalda liberando el bloqueo de los tobillos con su martillo percutor.

Bob Fulford pensaba que esas restricciones de que hablaba ocurrían en la fascia, conjunto de membranas fibrosas resistentes que recubren los músculos y separan los espacios interiores del cuerpo. Los anatomistas enseñan que la fascia existe en láminas separadas, pero Fulford trabajaba sobre la premisa de que la fascia de todo el cuerpo es una sola pieza enrollada, llena de dobleces. Si en cualquier parte de esta fascia se produce un encogimiento, se deforma toda la tela; de ahí que los cambios locales puedan tener efectos generales.

De forma similar, cuando Kim Cliffton acudió con sus problemas de espalda, cuello, respiración por la boca y trastornos intestinales crónicos, el doctor Fulford miró este cuadro completo de fisiología perturbada e identificó una causa común en una vieja lesión traumática en la cabeza. El gastroenterólogo, que sólo le miró el colon, no logró encontrarle explicación al problema y no pudo ofrecerle tratamiento alguno, fuera de los medicamentos convencionales para suprimir el proceso inflamatorio del colon.

• *No existe separación entre cuerpo y mente.* Así como el doctor Fulford pensaba que el trauma psíquico podía obstaculizar los movimientos respiratorios del sistema nervioso central, también suponía que las intervenciones físicas, por su efecto en el sistema nervioso, podían mejorar el funcionamiento psicológico. Con regularidad elevaba el coeficiente intelectual de los niños con discapacidad de aprendizaje mediante su terapia craneal; de hecho, tenía tanto éxito en esto que un hospital estatal de Louisiana para niños retardados en su desarrollo lo hacía ir allí unas semanas al año para que tratara a sus pacientes.

• *La confianza de los médicos influye en gran manera en el poder autocurativo de los enfermos.* El doctor Fulford creía que los pacientes que trataba podían mejorar. Tenía una fe sencilla, auténtica y muy hermosa en la capacidad de curación de las personas, fe que comunicaba de muchas maneras, verbales y no verbales. Ese era uno de los motivos de que tanta gente acudiera a él. Además, tenía mucho cuidado para seleccionar los casos que podía atender. Si uno tenía un hueso fracturado le decía:

–No puedo hacer nada por un hueso quebrado. Deje que la naturaleza lo cure, y después venga a verme y yo le sacaré el shock de la lesión del cuerpo.

Tampoco trataba problemas que requerían cirugía u otras formas de atención de urgencia.

A medida que se hacía mayor y seguía aumentándole más y más el trabajo, fue bajando la edad límite de sus pacientes. Pronto fueron 25 años, después 20. Le habría gustado limitar su práctica a bebés, «porque su capacidad de curación es enorme, y las deficiencias no han tenido tiempo de fijarse en las estructuras corporales». También opinaba que a todos los recién nacidos debería hacérseles un tratamiento preventivo, porque «muchísimas de las enfermedades futuras son consecuencia de un nacimiento traumático, y porque durante las primeras veinticuatro horas de vida, los huesos son como gelatina; no cuesta nada volver a ponerlos como deben estar».

El doctor Fulford no tenía éxito con todo el mundo, pero tenía un porcentaje de buenos resultados mayor que cualquier otro médico de cuantos he conocido.

Finalmente, el trabajo era tan abrumador que, ante la enorme pena de sus pacientes y seguidores, anunció que se iba a retirar definitivamente y trasladarse al sur de Ohio. Eso hizo; pero mientras escribo este libro, a sus noventa años, enseña activamente terapia craneal. Viaja por el país dando charlas, instruyendo a alumnos en la técnica y estimulando a las nuevas generaciones de médicos a convertirse en verdaderos doctores.

Descubrir al doctor Fulford en mi propia ciudad después de buscar por todo el mundo, fue una grande y poderosa lección: No necesitaba salir afuera para encontrar lo que andaba buscando, como tampoco es necesario esperar que siempre nos venga de fuera la curación. Es evidente que vale la pena buscar el mejor tratamiento que nos ayude, pero la curación nos viene de dentro de nosotros mismos, su fuente está en nuestra misma naturaleza de organismos vivos.

# Los rostros de la curación:
# Harvey y Phyllis

Durante el verano de 1992, a los 55 años y cuando llevaba seis meses de un feliz segundo matrimonio, Harvey Sandler comenzó a sentir un conjunto de síntomas perturbadores. Se le nublaba la vista, se despertaba a medianoche empapado de sudor, comenzó a orinar con mucha frecuencia y quedó impotente. Esto último fue lo más perturbador, ya que él y Phyllis habían gozado de apasionadas relaciones sexuales durante algún tiempo.

—Cada vez me costaba más hacer el acto sexual —recuerda él—, de modo que finalmente dejé de intentarlo.

Lo atribuyó al estrés y no visitó a ningún médico.

—Yo no quería presionarlo —cuenta Phyllis—, pero al cabo de un tiempo la situación me deprimió.

El trabajo de Harvey, como administrador, le ocasionaba cierto estrés, pero según Phyllis llevaban una vida bastante agradable. Pasados unos meses, Harvey fue a consultar a una psiquiatra especializada en disfunciones sexuales. Ésta le pidió unos análisis de sangre, de los cuales uno resultó anormal, por una hormona de la pituitaria. Después, un oculista le mandó hacer un escáner del cerebro por resonancia magnética nuclear (RMN); se detectó un tumor situado directamente detrás de los ojos. En esa posición, el tumor le hacía presión sobre el hipotálamo, centro vital que controla la glándula pituitaria y, a través de ella, muchas funciones involuntarias del cuerpo. También afectaba al nervio óptico.

Por su ubicación y apariencia, los médicos pensaron que se trataba de un tumor benigno, un glioma o un craneofaringioma. El glioma es un tumor sólido que nace de las células que sirven de sostén a las neuronas. El craneofaringioma es un tumor benigno formado por restos de las células embrionarias del desarrollo fetal; no pasa de ser un quiste, y además de tejido contiene sacos de líquido; generalmente aparece en personas más jóvenes que Harvey, pero es posible que se desarrolle lentamente durante mucho tiempo antes de alcanzar el tamaño capaz de afectar al funcionamiento cerebral.

El cerebro es una parte del cuerpo en la cual la distinción entre tumores benignos y malignos no es tan importante como normalmente suele ser. El problema en este caso era una lesión que ocupaba un espacio y ejercía presión sobre centros vitales de una zona definida. Era necesario extirparlo o reducirlo.

Harvey y Phyllis hicieron una ronda de visitas a los neurocirujanos de Nueva York. La mayoría se mostraron «muy alarmistas» respecto a las perspectivas del tumor y de su extirpación sin causar daño permanente al cerebro.

–Finalmente encontramos un neurocirujano que nos dijo lo que deseábamos oír –dice Phyllis–. Nos aseguró que la operación sería «pan comido», y que en dos días Harvey ya estaría fuera del hospital. Nos decidimos por él.

La operación tuvo lugar en noviembre de 1992, pero el tumor resultó ser del tamaño de un huevo pequeño, situado entre el nervio óptico y el hipotálamo. Incapaz de extirpar el tumor, debido a su ubicación, el cirujano le extrajo líquido para aminorar la presión que causaba y tomó una muestra del tejido, lo que reveló que se trataba de un craneofaringioma. Después envió a Harvey a que le practicaran treinta sesiones de radiación, que finalizaron alrededor de Navidad.

Ante la consternación de todos, el paciente fue empeorando a medida que progresaba el tratamiento. La visión se le deterioró hasta el punto de quedar casi ciego, por lo cual no podía leer nada ni ver la televisión. Para prevenir la inflamación del cerebro, los médicos le recetaron Decadrón, que es un potente esteroide, de resultas del cual engordó 10 kg y cambió de personalidad.

—La mayor parte del tiempo estaba enfadado, agresivo y grosero —confiesa Phyllis.

Harvey se limita a decir que no recuerda nada de esa época. Comenzó a perder la memoria y la capacidad de pensar. Se perdía en el apartamento y contaba cosas que no habían ocurrido jamás. Según los médicos nada de eso tenía por qué ocurrir, y no encontraban explicación alguna al deterioro.

—No conocía a nadie —me comenta Phyllis—. Y nadie quería responsabilizarse tampoco. El cirujano decía: «Yo sólo soy el carpintero aquí; ya he hecho mi trabajo»; el endocrinólogo nos decía que fuéramos al neurólogo, y el neurólogo nos enviaba a ver al endocrinólogo. La verdad es que yo me asusté muchísimo.

Por ese tiempo, una terapeuta llamada Deborah, experta en el trabajo con personas gravemente enfermas, se llevó a Phyllis a un fin de semana de descanso y consiguió que el hijo de Harvey fuera para cuidarlo. El hermano de Deborah era un distinguido cirujano de Filadelfia, y lo llamaron para que diera su opinión. Después de revisar el caso, le dijo a su hermana:

—Harvey Sandler no volverá jamás a tomar una decisión por sí mismo en su vida. Nunca se recuperará. Trata de preparar a Phyllis para que acepte esta situación; tendrá suerte si sigue igual y no empeora.

Deborah recuerda que Phyllis se puso histérica cuando le contó esta conversación.

—¡De ninguna manera! —le gritó—. ¡No es posible que no se recupere!

—Bueno, de acuerdo, estoy contigo —le dijo Deborah, pero en su corazón no lo creía.

Phyllis volvió a casa pensando que no podía perder ni un minuto de tiempo.

–Llamé a todas las personas más inteligentes, más preparadas y mejor conectadas que conocía –cuenta ella–, siempre pidiendo ayuda. Les dije que tenía que encontrar al médico más experimentado en este tipo de operaciones. Bueno, me lancé a una búsqueda loca, hablé con un médico tras otro. Finalmente encontré a uno que me pareció bien, pero estaba especializado en aneurismas, no en tumores. Después me llamó el oculista para decirme: «El tiempo juega en contra, está perdiendo la poca vista que le queda». Arrastré a mi pobre marido de un médico a otro, pero él se sentía ya agotado y no quería salir. Generalmente tenía que vestirlo y llevarlo como quien dice en vilo, y él se dormía en los consultorios; una vez salió de la consulta y se perdió. Por fin encontré a un neurocirujano que había realizado muchas de estas operaciones y estaba dispuesto a operarlo, pues no le amilanaba este caso de tanto riesgo.

La segunda operación para extirpar el tumor tuvo lugar a mediados de febrero de 1993. Harvey tardó mucho tiempo en despertar del postoperatorio. Casi se muere por el líquido que le llenaba los pulmones. Al cuarto día después de la operación entró en coma y los médicos nuevamente no sabían qué hacer.

Fue Phyllis la que salvó la situación. Pensó que quizá el coma podía deberse a que le habían retirado demasiado rápido el Decadrón. Este fármaco se administra poco tiempo para prevenir la inflamación del cerebro después de una operación, pero los médicos de este equipo no sabían que Harvey había recibido elevadas dosis de Decadrón después de la primera operación. Cuando ella se lo explicó, los médicos le inyectaron Decadrón por vía intravenosa. A la mañana siguiente Harvey estaba sentado en la cama y hablando. Continuó dos semanas en cuidados intensivos, otras dos semanas en una sala normal del hospital y después comenzó una larga y progresiva recuperación.

–Tardó un año en recuperarse del todo –cuenta Phyllis–. La

amnesia le duró los tres meses anteriores a la segunda operación. Poco a poco se fue fortaleciendo físicamente y recuperó algo la memoria. Tuvo que desarrollar una manera totalmente nueva de pensar y de enfocar la vida. Tuvo que enterarse de lo que le había sucedido, asustarse, pasar el susto y después renacer.

Deborah recuerda la frustración de Harvey durante ese periodo:

—Todo el mundo esperaba que esta experiencia lo transformaría, pero al parecer todos se transformaron menos él. Harvey lo había tenido todo: era rico, afortunado, bien parecido y disfrutaba inmensamente de la vida. Sus amigos estaban muy afectados por lo sucedido. Casi de la noche a la mañana se convirtió en uno de los desventurados de la vida, lesionado del cerebro, gordo, iracundo y agresivo, desorientado, con muchas posibilidades de morir o quedar convertido en un vegetal. Muchos decían: «Si esto le ha pasado a él, también puede pasarme a mí». Esto hizo pensar a muchos en su vulnerabilidad y los motivó a cambiar de conducta. Ahora bien, después de la segunda operación, cuanto más oía Harvey hablar de cómo su caso había afectado a los demás, más le amargaba el hecho de que a él no le pasaba nada extraordinario.

Phyllis dedicaba un tiempo cada día a ayudarlo a volver a aprender a caminar. Harvey se resistía muchísimo y recuerda que ella le preguntaba constantemente:

—¿Qué notas ahora diferente? ¿Cómo ha cambiado tu vida a consecuencia de todo esto?

—Lo que yo quiero es volver a la pista de tenis —era lo único que a él se le ocurría decir.

Aproximadamente un año después de la segunda operación ocurrió lo inesperado. Harvey lo explica así:

—Comencé a pensar: Siempre había dejado que Phyllis pensara por mí, y siempre había escurrido el bulto al poder y la responsabilidad. De pronto me pareció que el tumor y la operación me habían despertado partes que hasta entonces habían permanecido dormidas, y al mismo tiempo me habían deteriorado otras. La capacidad para realizar el acto sexual me volvió a las seis semanas de la operación, pero notaba disminuida la sexualidad en general; creo que antes ésta había sido demasiado dominante. Por otro lado, me aumentó la capacidad de pensar y emocionarme. En general me sentía más equilibrado. Para resumir una larga historia, he asumido la responsabilidad de mi vida. Ahora soy un ser humano más responsable, y uso bien mi poder. Esta enfermedad es uno de los mayores regalos que he recibido en mi vida.

»En el aspecto práctico, tengo la vista mejor que antes y mi memoria es excelente. Trabajo, me divierto y vivo mucho más la vida que deseo vivir. He cambiado de trabajo para poder estar en casa y no tener que ir a una oficina. Juego al tenis todas las mañanas.

También hablé con Phyllis para que me diera su opinión de los hechos. Me dijo:

—Durante los días más negros recuerdo que pensaba: «Todo esto también traerá cosas buenas, y yo voy a por todas». Estuvimos muy aislados durante ese período; yo no daba entrada a casi nadie en nuestra vida. Si hubiera creído que todos los médicos sabían más que yo, habría aceptado sus opiniones pesimistas y no habría seguido buscando la posibilidad de una curación; es difícil creer que no lo sepan todo. El cirujano que finalmente nos aceptó me dijo que no podía garantizarme que Harvey viviera ni que recuperara la vista, y ni siquiera que recuperara la conciencia. Está tan sorprendido y emocionado como todo el mundo por el alcance de la recuperación. Un año después de la operación lo invitamos a cenar a él y a su mujer para celebrarlo.

»Realmente Harvey ha vuelto a nacer. Se le dio la oportunidad de volver a diseñarse, y ha salido de esto más altruista, más sensible al prójimo, una persona que desea dar de sí lo mejor que tenga. Yo también he renacido. Nuestra aventura nos ha estimulado a los dos a continuar tratando de sanar las partes de nosotros mismos que aún no están curadas. Seguimos procesándolo y valorándolo.

Phyllis quiso que yo supiera que esta no era la primera curación espectacular que había visto. Este es su testimonio:

–Hace siete años enfermé de ciática, con un dolor espanto-
so. Dos años y medio estuve así; acudí a más de veinte médicos,
pero los tratamientos que me dieron no me produjeron el
menor alivio. Entonces nació mi primer nieto y yo deseaba estar
con el bebé. Sabía que tenía que mejorarme si quería disfrutar
de ser abuela. Escuché cintas magnetofónicas, hice visualizaciones, me hice acupuntura, comí alimentos naturales y tomé vitaminas. En sólo cuatro semanas me desapareció totalmente el
dolor. Creo que lo más importante que hice fue visualizar la
sangre circulándome por la espalda. Eso, y decirme: «De verdad
quiero sanar».

# 3

# Testimonios

Como médico con formación botánica y por mi viejo interés por las plantas medicinales, trabajo de asesor en varios grupos que promueven la investigación de la medicina herbolaria; uno de estos grupos es el American Botanical Council de Austin (Texas). No hace mucho el director de esta institución, Mark Blumenthal, me pidió que comentara una carta que había recibido de una mujer de Chicago, alabando los beneficios del ginkgo para la salud. Estaba tomando comprimidos que contenían un extracto de hojas de un árbol llamado *Ginkgo biloba*, originario de China, que actualmente se planta en las ciudades de todo el mundo debido a que es resistente a la contaminación atmosférica. Este árbol tiene hermosas hojas en forma de abanico, y durante siglos las ha usado la medicina tradicional china; los árboles producen nueces comestibles. Sólo en los últimos años se ha puesto a la venta en Occidente un extracto concentrado y estandarizado de las hojas de ginkgo. Este producto se ha hecho muy popular en Alemania como tratamiento de los trastornos circulatorios, y ahora se encuentra en todas las tiendas de productos dietéticos de ese país. La profesión médica continúa en su mayor parte ignorándolo.

Permítanme que cite por extenso la carta:

Una amiga mía de 84 años (yo tengo 60) me llamó para preguntarme si sabía algo sobre el *Ginkgo biloba*. Le dije que no, pero que averiguaría lo que pudiera al respecto. Mis averiguaciones me llevaron a dos libros. [...] Más tarde hice nuevas investigaciones en otras partes y he llegado a algunas conclusiones.

Mi primera reacción al ginkgo ha sido tan pasmosa que me he convertido en un anuncio ambulante. Comencé a notar su eficacia al tercer día de tomarlo (un comprimido al día al principio). Pocos días más tarde me sentí más activa. Durante la segunda semana comencé a tomar tres al día, uno en cada comida. Creo que fue a la tercera semana cuando me desapareció la depresión y comencé a sentir que el mundo era un lugar maravilloso para vivir.

Comencé a sentir nuevas energías. En un periodo de seis semanas advertí más y más cambios. [...] Uno de los más notorios fue cuando el ginkgo llegó a afectar a mi equilibrio. Yo usaba un bastón, porque caminaba con mucha inestabilidad. Un día, al entrar en una tienda, de repente me di cuenta de que no lo estaba utilizando, y que daba los pasos largos, decididos y seguros. A los pocos minutos me encontré con una conocida y le conté excitadísima lo que acababa de ocurrirme. ¡Yo no hacía más que girar el bastón en lugar de usarlo como apoyo! Estaba tan entusiasmada que di un giro completo sobre mis talones (algo que no había hecho durante años). Estoy segura de que la gente debe de haber pensado que estaba loca. Yo era todo sonrisas, igual que la amiga con la que me encontré.

Me ha desaparecido el dolor de las piernas y de los pies y he empezado a respirar con normalidad. Ahora, un año después, ha desaparecido mi casi ceguera (y he logrado que mi oculista se interese por el ginkgo). Veo y oigo muchísimo mejor (ahora pongo bajo el volumen del televisor).

Llamé y escribí a las personas conocidas. Todos querían saber lo que me estaba sucediendo. Las personas que me veían después de haber empezado a tomar el ginkgo se quedaban asombradísimas.

A una masajista le dolían mucho las muñecas, de tanto trabajar con las manos. Cuando se lo conté, comenzó a tomar ginkgo y asegura que no sólo le ha desaparecido el dolor sino que también duerme mucho mejor. Una mujer casi cincuentona prácticamente no podía salir de casa, y cuando salía tenía que llevar un pequeño balón de oxígeno, pues podía necesitarlo mientras estaba fuera. Ahora casi no lo necesita y puede ir a muchos sitios. Esto sorprende a muchas de las personas que la conocían y sabían de su problema.

Tengo problemas en las articulaciones temporomaxilares, mejor dicho, los tenía. De repente dejé de sentir dolores. ¡Tuvo que ser el ginkgo! ¡Tuvo que ser! Me imagino que mientras siga tomando ginkgo este problema no me va a molestar. ¡Hasta ha desaparecido el crujido!

Tengo a mi madre de 94 años en una residencia de ancianos. Este año cambió de médico. [...] Su nuevo médico estuvo de acuerdo en que tomara ginkgo si yo lo pagaba. Lógicamente yo acepté hacerlo.

El último miércoles de enero de 1994 este doctor dio su aprobación a la toma de ginkgo. Le permitió que tomara un solo comprimido al día. A mí no me preocupó eso, ya que había visto lo bien que le iba con un solo comprimido al día a la mujer de 84 años.

Mi madre comenzó a tomarlo al día siguiente. Desde el jueves al domingo, el cambio fue increíble. Ya no estaba deprimida. Se sentía feliz, estaba llena de vida. El volumen de su voz había pasado de ser débil y apagado (se notaba la enfermedad en su tono) a sonoro y sólido. Yo sentí la electricidad en el espacio que nos separaba. Me sentí feliz al ver sus cambios, y ella estaba entusiasmada, emocionada por sentirse tan bien. Igualmente tuvo una milagrosa mejoría en la audición. Eso la entusiasmó. Antes se deslizaba en su pequeño mundo, al no poder oír a los demás a no ser que le hablaran a gritos (pocos se tomaban esa molestia), al no poder pensar con claridad (pérdida de memoria, confusión, ansiedad, etcétera.). [...]

¡Y de pronto, oía! Por primera vez se interesó por aprender a ponerse el auricular. Y un buen día comenzó a hablar con los demás en el comedor, cosa que jamás había hecho antes. [...] Era evidente que en poco tiempo le mejoraba la memoria. [...] También mejoró de las hemorroides. Supongo que le van a mejorar muchas más cosas. [...]

¡ES TAN MARAVILLOSO PODER SENTIR LA VIDA TAL COMO

DEBE SENTIRSE! ¡ESTAR DISPUESTA A RESPIRAR Y A DISFRUTAR DE LA VIDA COMO DEBE DISFRUTARSE! ¡UNA PERSONA SIMPLEMENTE NO DESEA PARAR!

Un conocido mío tomó un comprimido de ginkgo al día durante unos seis meses. Sufría de zumbidos en los oídos. A los seis meses le desaparecieron los zumbidos. Dejó de tomar ginkgo y le volvieron.

Yo creo que es necesario continuar tomando ginkgo si se quiere conservar los beneficios que ofrece. Para aquellos que sufren tanto dolor, ¡ciertamente vale la pena pagar su precio! ¡Son tantas las personas que piensan que la vida no vale la pena vivirla! ¡Ojalá pudiera llegar a todas esas personas y contarles las maravillas del ginkgo!

Esta carta es un clásico ejemplo de testimonio elogioso a un producto para la salud. Como tal, probablemente sería descartada por la mayoría de los científicos con un doctorado en medicina, que tienden a tirar todo este tipo de testimonios a la papelera con el sambenito de «pruebas anecdóticas». En lenguaje médico, «prueba anecdótica» significa «sin ningún valor ni importancia científica». Mi actitud es diferente respecto a este material, y me interesa saber por qué tantos médicos se toman tan mal estas cosas.

Supongo que la respuesta más sencilla es que a los médicos y a los científicos no les gusta quedar por tontos, y corren este peligro si dan el visto bueno a productos o técnicas de los que se afirman efectos que podrían resultar falsos o no demostrables científicamente. Pero tampoco es lógico rechazar pruebas testimoniales, porque éstas podrían servir de orientación para investigar y al mismo tiempo para proporcionar claves sobre la naturaleza de la curación.

Muchos científicos rechazan estos testimonios sin más, porque suponen que la información es falsa, que las personas están sugestionadas o que se han inventado la historia por uno u otro motivo. La esencia de la buena ciencia es la investigación con criterio abierto, de modo que ¿no tendría sentido al menos intentar verificar esas historias? Mi experiencia me demuestra abrumadoramente que siempre que he conocido y entrevistado a personas que me han escrito cartas testimoniales de recomendación de un producto, no he encontrado ningún motivo para no creerles, aunque pueda no estar de acuerdo con la interpretación que hacen de sus experiencias. Por ejemplo, creo que la señora que escribió la carta realmente experimentó en su salud los cambios positivos de que habla y vio los de sus parientes y amigas. No estoy tan seguro de estar de acuerdo con su afirmación de que «¡Tuvo que ser el ginkgo! ¡Tuvo que ser!».

La ciencia es una ordenada recopilación de conocimientos mediante la investigación y la experimentación métodica, pero ¿de dónde se sacan las ideas sobre qué investigar y con qué experimentar si no es de la experiencia del mundo que nos rodea? Experimentar a ciegas, sin partir de hipótesis razonables sugeridas por la experiencia, suele ser una pérdida de tiempo, de dinero y de trabajo. Yo me llegué a interesar por el doctor Fulford y por la teoría y práctica osteopática craneal después de prestar atención a los testimonios que oía sobre su trabajo. Y esos mismos testimonios me han conducido también al descubrimiento de otras prácticas igualmente útiles.

Hace unos años recibí una carta de un señor de California en la que me explicaba sus notables experiencias con un preparado de una hierba llamada sanguinaria, que, según decía, disolvía milagrosamente los lunares y otros tipos de excrecencias de la piel e, incluso, al menos en un caso presenciado por él, un melanoma maligno. Me instaba a encargar el producto a un anciano de Utah que lo preparaba y a experimentar con él. Lo encargué (era bastante barato), y poco después me llegó por correo un frasco con una pasta aceitosa color sangre, sin ninguna explicación ni instrucción. Me fui a mis libros para leer algo sobre esta planta.

Es una hierba de bosque llamada *Sanguinaria canadensis*, autóctona del centro de Estados Unidos y Canadá. Su raíz primaria exuda un zumo color sangre, lo que probablemente indujo a los indios a experimentar con la planta como remedio. Sanguinaria era uno de los remedios herbolarios más populares entre los indios de las llanuras y los colonos europeos que llegaron después; se usaba para la irritación de garganta y los trastornos respiratorios, y, aplicada externamente, para tratar excrecencias y tumores de la superficie del cuerpo. Modernamente la planta ha caído en descrédito al demostrarse que era tóxica: tomada internamente obstaculiza la división celular y favorece mutaciones y el cáncer. La Administración de Alimentos y Medicamentos (FDA) la tiene en su lista de las hierbas más peligrosas. Pero yo logré encontrar numerosas referencias sobre su peculiar capacidad para disolver excrecencias anormales en la piel sin dañar el tejido normal, e incluso para disolver algún cáncer de pecho que había salido a la superficie, esto antes de que se dispusiera de los actuales tratamientos para el cáncer. No parecía presentar riesgos en su aplicación tópica.

Dado que no le encontré utilidad inmediata, la guardé en la nevera y me olvidé de ella. Sólo la recordé seis meses más tarde, cuando tuve que tomar una decisión sobre un tratamiento veterinario para mi perra Coca, rodesiana de seis años y de muy buena salud, aparte de un tumor que le había aparecido en el costado derecho cerca del hombro. El tumor le comenzó como una pequeña chapita negra en la piel, pero fue creciendo y ya tenía el tamaño de una canica y el aspecto de una pequeña coliflor negra. El veterinario me dijo que había que extirpárselo. «Estas cosas se pueden convertir en melanomas», me dijo. Quitárselo significaba ponerle anestesia general, cosa que yo no quería, porque la anestesia es una práctica arriesgada, más en los perros que en los seres humanos. No hice nada y el tumor continuó creciendo.

Entonces recordé el frasco que tenía en la nevera. Esa era una oportunidad perfecta para probar el poder de la pasta de sanguinaria. En efecto, apliqué una delgada capa de pasta sobre el tumor y repetí la aplicación cada mañana durante tres días. Al cuarto, cuando llamé a Coca para hacerle el tratamiento, me alarmé al ver que le corría sangre por el costado. El tumor se había tornado grisáseo y parecía estar separándose de la piel, dejando una herida abierta. Dejé de aplicarle sanguinaria, limpié bien la zona con agua oxigenada y resolví vigilar la herida. Pasados dos días se desprendió todo el tumor, que ya tenía un color blancuzco, dejando una herida circular que cicatrizó rápidamente. El resultado final fue un ligero hundimiento circular en la piel, sin el menor rastro de tumor. La sanguinaria lo había extirpado con más limpieza de lo que podría haberlo hecho uno con un bisturí. Después le creció pelo allí y ocultó completamente la cicatriz. No podría pedir mejor resultado, sobre todo porque la perra no había manifestado molestia ni dolor alguno.

Y allí acabó mi experimento con animales; estaba preparado para seguir con personas. Al poco tiempo vino a visitarme un amigo que me enseñó un lunar en el pecho que le preocupaba mucho. Se llama John Fago, es fotógrafo y hacía unos años había perdido una pierna debido a un cáncer de hueso. Antes de la operación había sido un entusiasta esquiador, y a la sazón era un entusiasta y excelente esquiador de una sola pierna. Desde el punto de vista estadístico, John tenía excelentes probabilidades de curar de su cáncer, y se preocupaba de llevar un estilo de vida que las aumentara aún más. Pero estaba comprensiblemente nervioso por este extraño tumor, que no era más que un lunar pigmentado que había ido creciendo. Cuando le conté lo de la curación de mi perra con sanguinaria, no vaciló ni un instante. «Hagámoslo», me dijo.

A diferencia de mi perra, John no tenía abrigo de piel, de modo que fue más fácil observar el proceso. Al segundo día de aplicar la pasta se le inflamó la piel alrededor de la base del lunar, evidente reacción de su capacidad de defensa. John dijo que le dolía bastante. Al tercer día, el lunar se había aclarado y comenzó a hincharse. Al cuarto día se desprendió, dejando una herida perfectamente circular que cicatrizó con rapidez. Después le pedí que explicara su experiencia a un grupo de alumnos de Medicina. Lo hizo, y el resultado fue que comenzaron a llegarme peticiones de extirpaciones no quirúrgicas de lunares. Con los años he dado pasta de sanguinaria y las instrucciones para usarla a un buen número de estudiantes de Medicina, y los resultados han sido constantes y satisfactorios. El más reciente fue el de una joven que tenía un lunar grande en la base del cuello, sobre la línea del cuello de la camisa. Un dermatólogo deseaba extirpárselo, pero al explicarle cuál sería el tamaño de la incisión que tendría que practicarle se desanimó, sabiendo que sería difícil que no se notara la cicatriz de la herida dada su ubicación. Me preguntó si yo sabía de alguna alternativa a la operación. La sanguinaria le resolvió el problema.

«Se puso bastante feo al tercer día y me asusté –me diría después–, pero recordé tu explicación de lo que ocurriría y traté de tranquilizarme. Ahora el lunar ha desaparecido por completo y creo que me ha cicatrizado mucho mejor que si me lo hubiera quitado el dermatólogo. Estoy pasmada.»

Este es un claro ejemplo de un descubrimiento hecho por prestar atención a un testimonio. Me gustaría que esto estimulara una investigación científica sobre el mecanismo por el cual esta planta, la sanguinaria, puede estimular el rechazo de un tejido anormal, y sus posibles aplicaciones para tratar otras excrecencias que no sean lunares.

Hablar con los médicos de curaciones conseguidas con hierbas es particularmente difícil, porque no tienen ninguna formación en botánica médica y porque el tema está muy polarizado, ya que algunas autoridades alegan que el uso de plantas en Medicina no sólo es anticientífico (dado que se basa en meras pruebas anecdóticas) sino también peligroso. Esta es una postura que adoptan personas desinformadas. La realidad es que no sólo muchos medicamentos farmacológicos muy de moda proceden de plantas, sino que actualmente se está haciendo también un importante esfuerzo para estudiar con los métodos de la ciencia moderna los remedios herbolarios tradicionales. En general, los remedios herbolarios presentan menos riesgos que los medicamentos farmacológicos, simplemente porque sus

constituyentes activos son diluidos en materia inerte y modifica-
dos por componentes secundarios. Por otro lado, las empresas
de herboristería suelen hacer afirmaciones no fundamentadas
sobre sus productos para venderlos en un mercado muy competitivo y muy poco regulado.

Tomemos por caso el *Ginkgo biloba*. Han aparecido muchos
artículos sobre su composición química y farmacología, basados
en experimentos con animales y personas, en buenas revistas,
aunque esas revistas no son las que leen los médicos estadounidenses (no me imagino a ninguno de los médicos que conozco
leyendo *Planta Medica*, que es una revista alemana y una de las
mejores). Si se repasa la pesada literatura técnica sobre el ginkgo, encontraremos pruebas experimentales de que aumenta el
riego sanguíneo en todo el cuerpo, especialmente en la cabeza.
Se ha desmostrado que es un tratamiento eficaz y no tóxico para
trastornos del oído y del equilibrio debidos a la mala circulación
en el oído, y para deficiencias de memoria y funcionamiento
mental producidos por un insuficiente riego sanguíneo en el
cerebro.[7] Su ausencia de toxicidad contrasta con los fármacos
que se usan para tratar esos problemas.

Los efectos conocidos del extracto de ginkgo concuerdan
con algunos de los resultados favorables explicados en la carta
de la señora de Chicago, pero los efectos que ella dice haber
experimentado superan con mucho la acción conocida del ginkgo. Además, la dosis que ella tomaba era baja. El promedio de
una dosis efectiva es de dos comprimidos del producto estandarizado tres veces al día. Incluso con esa dosis se aconseja tener
paciencia; los efectos benéficos del ginkgo no suelen aparecer
antes de seis u ocho semanas de uso continuado. De modo que,
aunque aceptemos la historia como cierta, queda un interrogante
sobre la relación causa efecto. ¿Fue el ginkgo la causa de los
cambios beneficiosos?

Esta pregunta plantea un tema espinoso que conduce a más
médicos aún a tirar los testimonios a la papelera. Es bien sabido
que la fe en los remedios puede producir resultados favorables

aun cuando los remedios sean ineficaces. Eso es lo que se llama la reacción o respuesta placebo, que desagrada a muchos médicos porque les fastidian los experimentos y parece una respuesta no científica desde el punto de vista del modelo biomédico. Yo pienso que la reacción placebo es un ejemplo puro de curación inducida por la mente, y lejos de ser un fastidio, es potencialmente el mayor aliado terapéutico que los médicos podemos encontrar en nuestros esfuerzos por mitigar la enfermedad. Más aún, creo que el arte de la Medicina está en la selección de los tratamientos y en presentarlos a los enfermos de una manera que aumente su eficacia mediante la activación de las reacciones placebo. La mejor manera de hacer esto como médico es recetar tratamientos en los que uno verdaderamente cree, porque esa fe en lo que uno hace potencia la fe de los pacientes.

Lamentablemente, esta visión de la medicina placebo está muy pasada de moda en la actualidad. Los médicos no quieren saber nada de los placebos, y se inclinan en favor de los «verdaderos» tratamientos que den resultados mediante mecanismos bioquímicos identificables. También les gustan los tratamientos que producen efectos muy específicos («píldoras mágicas»). Si un medicamento se presenta como remedio de demasiados trastornos diferentes, la mayoría de los médicos pierden interés en él, porque piensan que su falta de especificidad significa falta de un mecanismo subyacente. Es decir, el medicamento podría ser, ¡horror de horrores!, simplemente un placebo.

Podría decir que esta forma de pensar es exclusiva de la medicina occidental. En la medicina china tradicional, los medicamentos, que en su mayor parte son de hierbas, se clasifican en tres categorías: superior, media e inferior. Los remedios inferiores son aquellos que tienen efectos específicos en trastornos específicos, es decir, las píldoras mágicas que son el supremo ideal terapéutico de la medicina occidental. Los remedios medios tienen poderes más amplios porque fortalecen las funciones corporales. Los remedios superiores son los tónicos y panaceas, aquellos que sirven para todo. El ginsén (*Panax gin-*

*seng*) es un ejemplo; su nombre latino *Panax*, viene de la misma raíz que *panacea*, que significa «curalotodo». Según el concepto chino, la función de los remedios superiores es estimular las funciones defensivas del cuerpo, haciéndolo más resistente a los ataques de todo tipo. Estos remedios no son tóxicos, no son armas contra enfermedades específicas, sino que al aumentar la resistencia evidentemente sirven para todo.

Esta corta digresión para entrar en la filosofía médica y las diferencias entre la medicina occidental y la oriental pretende simplemente señalar los muchos motivos por los cuales la mayoría de los médicos de mentalidad científica de este país desecharían testimonios como los que he mencionado. En resumen, tienden a no creer las historias sin intentar verificarlas, posiblemente movidos por el miedo de que alguien esté tratando de engañarlos; no están dispuestos a aceptar (y ni siquiera a tomar en consideración) tipos de tratamientos que se aparten de su área de experiencia, como lo son los remedios de hierbas; y se resisten a buscar la relación entre causa y efecto para estas anécdotas porque temen que los beneficios relatados, aun en el caso de ser ciertos, puedan resultar «no ser otra cosa» que reacciones placebo.

A lo largo de los años que llevo escribiendo y hablando en público he recibido cientos y cientos de cartas testimoniales. Por cada carta testimonial que me ha llegado, he oído muchas más historias de casos que no se han publicado. En estos relatos, los pacientes han cantado las excelencias de una increíble variedad de terapias: hierbas (conocidas y desconocidas), determinados alimentos, regímenes dietéticos, vitaminas y suplementos, medicamentos (con receta, sin receta e ilegales), acupuntura, yoga, *biofeedback*, homeopatía, quiropraxia, cirugía, oración, masaje, psicoterapia, amor, matrimonio, divorcio, ejercicio, sol, ayuno, y un largo etcétera. Yo recojo este material, lo guardo y lo tomo en serio. En su totalidad, alcance y abundancia, dejan una cosa en claro: La gente se mejora. Mucho más que eso, pueden mejorar de todo tipo de enfermedades, incluso de muy graves y de larga duración.

A semejanza de mis colegas, yo también pongo en tela de juicio las sencillas interpretaciones de causa y efecto que se dan en estos relatos, y dudo en aceptar productos y practicantes de estas terapias; pero a diferencia de muchos de mis colegas, no tiro a la papelera los informes. Los testimonios son pruebas importantes. No son necesariamente testimonios del poder o valor de sanadores ni de productos determinados; más bien son testimonios de la capacidad humana de curar. Es indiscutible la prueba de que el cuerpo es capaz de curarse a sí mismo. Al no hacer caso de esto, muchos médicos se desconectan de una enorme fuente de optimismo sobre la salud y la curación.

# Los rostros de la curación: Al

De las personas que he entrevistado para conocer de viva voz sus relatos personales, Alan Kapuler es una de las más excepcionales y encantadoras. Biólogo molecular convertido en jardinero de la que llaman nueva era, combina un formidable intelecto y amplísimo conocimiento de los procesos de la vida con una profunda sensibilidad y reverencia por el mundo natural. Al es el cofundador y director de Peace Seeds [Semillas de la Paz] en Corvallis (Oregón), negocio familiar especializado en la preservación, propagación y distribución de «reliquias» vegetales y otras variedades de flores y verduras poco comunes. Es también investigador y director de Seeds of Change [Semillas del Cambio], empresa nacional de semillas orgánicas o biológicas. Al trabaja mucho, ama a sus plantas, recolecta y prepara a mano miles de paquetes de semillas y es partidario de la no violencia como principio general.

Al Kapuler se graduó *summa cum laude* en Biología por la Universidad de Yale en 1962 a los 19 años. Consideró la idea de entrar en la Facultad de Medicina, y recuerda que en la entrevista de admisión a la Universidad de Nueva York le preguntaron por qué deseaba ser médico. «Deseo curar el cáncer», contestó.

79

Pero al final decidió estudiar el cáncer en la Universidad Rockefeller durante seis años, sacando finalmente el doctorado en ciencias de la vida. Gran parte de su experiencia en investigación la
dedicó a desarrollar nuevos agentes quimioterápicos y a comprender sus mecanismos de acción sobre el ADN.

Poco después de terminar sus estudios abandonó lo que
ahora llama el «sistema materialista». Se fue a vivir al campo, se
hizo casi vegetariano y comenzó a cultivar plantas. Desde entonces vive con sencillez y trabaja la tierra. En 1987 se instaló con
su mujer y sus hijos pequeños en Corvallis, donde fundó Peace
Seed, a modo de empresa lucrativa.

—En ese tiempo trabajaba hasta la extenuación —recuerda—;
hacía miles de paquetes de semillas, cultivaba y limpiaba cientos
de especies de plantas, tratando de solucionar el problema de
ganarme la vida «honradamente», y todo eso con sólo un ayu-
dante a tiempo parcial; estaba muy estresado.

Cualquiera creerá que dados sus conocimientos biomédicos
le alarmaría la aparición de nódulos linfáticos inflamados en la
ingle en junio de 1989, pero los nódulos eran indoloros, y él
pensó que se marcharían solos. No desaparecieron. Probó in-
fructuosamente con aplicaciones de compresas calientes y frías y
continuó con su agotador trabajo.

—No tenía la menor idea de qué se trataba —me confesó.

Tenía nódulos en ambas ingles del tamaño de una moneda
corriente. Finalmente consultó con un amigo médico, al que
conocía desde el colegio. El amigo le recomendó hacerse una
tomografía axial computadorizada (TAC) de todo el cuerpo, la
cual detectó entre 25 y 30 nódulos anormales desde el cuello a
las ingles. En dos de ellos hicieron una biopsia y la enviaron
para su diagnóstico. El resultado fue linfoma celular mixto, es
decir, cáncer del sistema linfático.

—Me dijeron que me quedaban siete años de vida, que probablemente dentro de dos o tres años empeoraría, y que tenía
que tratarme con quimioterapia.

Su suegra, gran partidaria de los alimentos naturales, le

envió un libro sobre curación del cáncer a base de una dieta macrobiótica. Él lo leyó junto con otros libros sobre métodos dietéticos para curar el cáncer. Los de macrobiótica fueron los que más le gustaron.

—Tenían menos seudociencia que los otros. Simplemente decían que ciertos hábitos dietéticos son causa de cáncer, y que eso era lo que había que hacer para invertir el proceso. Yo creía que comía sólo alimentos sanos, pero en realidad consumía mucha azúcar en miel y zumos de fruta; además fumaba, y también bebía café, dos capuchinos al día con miel. Desde el punto de vista macrobiótico, eso es terrible. Comprendí que tenía que eliminar de mi vida todo lo insano.

En noviembre de 1989 comenzó una estricta dieta macrobiótica: arroz integral, sopa de miso, legumbres, verduras cocidas y algas, o como dice él «la típica dieta monástica oriental». La dieta no le permitía comer ni frutas ni ensaladas, nada de aceite, ningún suplemento dietético y, lógicamente, nada de carne ni productos lácteos, nada de azúcar ni alcohol.

—¿Alguna vez consideró la idea de hacerse quimioterapia? —le pregunté.

—¿Está loco? Soy biólogo molecular. Sé lo que le hace a la gente esa mierda. Y sabía que envenenarme no tenía ningún sentido. Además, recordé lo que años atrás le dije al entrevistador de la Facultad de Medicina: que deseaba curar el cáncer. Y pensé: «¡Ja! Pues ahora tengo la oportunidad de hacerlo».

»La verdad es que me han llegado a gustar el arroz integral y las verduras; además, con este programa podía comer todo lo que quisiera. Tenía que masticar muy bien. La dieta me sentaba bien. Desde entonces soy macrobiótico, con más o menos rigurosidad según lo dicte mi salud.

Durante los primeros once meses con este régimen Al no apreció ningún cambio en los nódulos. No aparecieron otros nuevos, pero tampoco había mejoría. Durante ese tiempo iba a ver a un oncólogo de Eugene (Oregón), que cada dos meses le hacía análisis de sangre para ver el número de linfocitos anormales. El número fluctuaba y el oncólogo le insistía en que comenzara la quimioterapia.

—Me dijo que me daría una «dosis ligera». Pero yo miré el consultorio y vi que todos se pasaban el rato comiendo caramelos. Había cajas de caramelos en el mostrador de recepción, donde las recepcionistas y enfermeras recibían a los pacientes. Las secretarias, enfermeras y pacientes se dedicaban a tomar caramelos, y después se veía entrar a los enfermos en la sala de quimioterapia. Le dije: «No se preocupe; la dieta cuidará de mí».

En septiembre de 1990, cercano a cumplir cuarenta y ocho años, notó que los nódulos de las ingles parecían estar reduciéndose. A fines de octubre ya habían desaparecido, y las ingles habían recuperado la normalidad. La sangre también recuperó la normalidad. Con todo esto, el oncólogo estaba muy asombrado. Al recuerda:

—Otro oncólogo famoso me dijo que yo era el único paciente que conocía con un diagnóstico de cáncer confirmado que hubiese logrado la remisión completa solamente con una terapia dietética.

No se detectó señal alguna de anormalidad en su sistema linfático hasta comienzos de 1993, cuando nuevamente se encontraba con bastante estrés a causa del exceso de trabajo. Habían disminuido sus ingresos y pensaba que su profesión estaba en una encrucijada de futuro incierto. Debido al estrés abandonó la dieta estricta y comenzó a comer dulces. Poco después tuvo una infección en la encía del lado derecho y a ésta le siguió una infección en el oído izquierdo. Mientras se curaba la infección del oído, se le hincharon los nódulos linfáticos del lado izquierdo del cuello. Estaban sensibles, lo que sugería más una reacción a la infección que un proceso maligno; pero cuando se acabó la infección, los nódulos continuaron hinchados. Ya tenía seis nódulos anormales en el cuello. También le aparecieron sarpullidos en tres dedos de la mano derecha; venían en ciclos, comenzando con picor y formándose después pústulas acuosas que finalmente se cicatrizaban y desaparecían. Trabajar la tierra con las manos empeoraba la situación. Entonces decidió actuar.

—Yo había relajado la dieta en los dos últimos años, cuando me sentí completamente bien. Decidí volver al régimen estricto. Vi también un documental de un amigo mío sobre la terapia Hoxsey para el cáncer, y otro amigo, acupuntor, me dijo que había visto a un paciente curado por ese método. Decidí ir a México, a una clínica de Tijuana donde se practica ese tratamiento.

El tratamiento Hoxsey es un tónico compuesto por siete hierbas más yoduro potásico, y una dieta. La dieta, que entre otras cosas prohíbe la carne de cerdo, los tomates y el vinagre, era mucho menos restrictiva que el régimen macrobiótico que Al seguía. La idea de un tónico de hierbas lo encandiló, dada su simpatía por ellas, sobre todo porque muchas de las plantas de la fórmula Hoxsey tienen propiedades cancericidas.

—Fui a Tijuana en la primavera de 1993, y he de decir que en esa clínica recibí el mejor trato que yo haya visto nunca en la profesión médica de mi país. El personal era muy humano, todos muy amables. Conviene recordar que mi padre era médico y que he recibido muchísimos tratamientos en mi vida. Tuve la polio cuando era niño, durante la epidemia de 1949, y falté al colegio seis meses. Después tuve amigdalitis crónica, y durante varios años estuve en tratamiento con ciclos interminables de antibióticos. De modo que estoy muy familiarizado con ese tipo de medicina, y me gustó mucho la paciencia y amabilidad de los médicos de Tijuana. Se impresionaron tanto con mi dieta que me aseguraron que reaccionaría muy rápidamente a la terapia herbolaria.

Volvió a su casa con una provisión de la fórmula Hoxsey, y tomaba una pequeña cantidad después de cada comida. En menos de dos meses desaparecieron los nódulos del cuello, y desde entonces no ha vuelto a tener problemas.

—En realidad creo que gozo de mejor salud ahora que hace cinco años —dice—. Ahora tengo una energía increíble.

Lo he visitado hace muy poco tiempo, y puedo confirmarlo. Al tiene toda la apariencia de estar en excelente estado de salud.

—¿Qué ha aprendido de todo esto? —le pregunté.

—¡Uy, muchísimo, muchísimo! —contestó—. En primer lugar, el cáncer fue un inmenso regalo, de verdad, una de las mejores cosas que me podían haber sucedido jamás. Ahora entiendo mucho más sobre cómo funciona el cuerpo y soy verdaderamente sensible a los efectos de la comida en mi organismo, por ejemplo. Si como algo equivocado, lo sé antes de media hora, por cómo me siento. También he descubierto algo muy interesante sobre el proceso de curación del cáncer. No es algo de un solo paso. Creo que había una relación entre esos sarpullidos de la mano y los nódulos del cuello. Algo se eliminaba por la piel, como si los aspectos internos de la enfermedad primero salieran a la superficie y después del cuerpo. Ningún médico convencional vería esa relación, pero yo estoy seguro de que existe. Ahora no tengo nada en la piel; está completamente limpia y sana.

»Lo más importante de todo es que he aprendido que uno es su propio médico y que tiene que curarse a sí mismo. El truco está en estudiarse uno mismo, prescindir del ego, prescindir de prejuicios y, simplemente, dejar que el cuerpo se cure. Él sabe cómo hacerlo.

# 4

# Pesimismo médico

Me resulta difícil hablar de los fracasos de mi profesión, pero la verdad es que muchas veces tienen consecuencias negativas para todos. En pocas palabras, demasiados médicos son tremendamente pesimistas respecto a la posibilidad de que las personas mejoren, y transmiten este pesimismo a los enfermos y a sus familiares. A muchos de los pacientes que vienen a verme, los médicos les han dicho que no van a mejorar, que tendrán que aprender a convivir con sus problemas o que van a morir de la enfermedad, que la medicina no puede ofrecerles nada.

Atiendo a enfermos de todo el país e incluso de otros países, y en su mayoría se refugian en la medicina convencional. Alrededor de un diez por ciento de estos enfermos están bien, no tienen ningún problema inmediato y buscan consejos sobre un estilo de vida preventivo. Ojalá más personas acudieran a mí antes de caer enfermas, porque tengo muchísima información sobre cómo reducir los riesgos de las enfermedades cardiacas, del cáncer, de la apoplejía y de otras enfermedades que matan o nos discapacitan prematuramente. También conozco formas de proteger y estimular el sistema sanador del cuerpo, de las cuales hablo en la segunda parte de este libro. Mis consejos se refieren a dietas, distribución del tiempo de actividad y descanso, mane-

ras de controlar el estrés, además del uso inteligente de vitaminas, suplementos, hierbas y prácticas que aprovechan las interacciones cuerpo-mente.

Del noventa por ciento restante de mis pacientes, la mitad
más o menos sufren de achaques comunes: alergias, dolores de
cabeza, insomnio, ansiedad, problemas de los senos paranasales,
artritis, dolor de espalda, etc. A estas personas les brindo autén-
ticas alternativas a la medicina convencional. Como fruto de mis
múltiples viajes y del estudio de muchos sistemas terapéuticos
diferentes, he reunido una gran colección de métodos y remedios que encuentro menos peligrosos, más eficaces y beneficiosos y que, ciertamente, son mucho más baratos que los medicamentos y operaciones que ofrecen los médicos convencionales.
Para el tratamiento de las enfermedades comunes y cotidianas,
los métodos convencionales se definen mejor como «excesiva
capacidad de destrucción», artillería pesada que sólo debería
usarse como último recurso, cuando los métodos más sencillos
y menos peligrosos han fracasado. El problema es que a los
médicos no se les ha formado en el uso de métodos sencillos
que aprovechan la capacidad sanadora del propio cuerpo.

Y por último está el grupo de pacientes que tienen enfermedades graves, y por consiguiente tienen menos probabilidades
de sanar. Veo a muchas personas con cáncer, a otras con enfermedades degenerativas crónicas. Muchas veces estas personas
me dicen que me consideran su última esperanza, dado que han
agotado todas las demás posibilidades de asistencia médica. En
estos casos actúo de consejero, ayudándoles a sopesar sus
opciones, a tomar decisiones inteligentes sobre cómo servirse de
la medicina convencional selectivamente y combinarla con
métodos alternativos. Por ejemplo, muchos de los enfermos de
cáncer se deciden por la intervención quirúrgica y la quimio o
radioterapia, pero desean saber qué más pueden hacer para prevenir nuevos brotes de la enfermedad. Lo típico es que sus
oncólogos les digan que no necesitan hacer nada más una vez
que han sido tratados. Los pacientes saben más. Desean infor-

marse sobre alimentos y suplementos anticáncer, sobre maneras de usar la mente para estimular las defensas inmunitarias, etc. Mi tarea consiste en darles esa información.

Las personas que acuden a mi consulta, relativamente sanas o relativamente enfermas, están muy motivadas para responsabilizarse de su salud. Es un placer trabajar con pacientes motivados. Buscan información y la ponen inmediatamente en práctica una vez que la obtienen. Estos pacientes suelen ser inteligentes y cultos, cualidades que concuerdan con los datos de estudios realizados aquí y en el extranjero sobre las personas que acuden a practicantes de medicinas alternativas.[8] Finalmente, muchos de ellos han sufrido física, emocional o económicamente a consecuencia de su experiencia con la medicina convencional. He aquí algunas de las quejas más corrientes que escucho:

«Los médicos no se molestan en escucharte ni en contestar a tus preguntas».

«Lo único que te dan son medicamentos; yo no quiero tomar más fármacos».

«Me dijeron que no podían hacer nada más por mí».

«Me dijeron que sólo me pondría peor».

«Me dijeron que tendría que convivir con esto».

«Me dijeron que tenía seis meses de vida».

Las cuatro últimas afirmaciones son especialmente preocupantes, porque reflejan un profundo pesimismo respecto a la capacidad humana de curar. En el caso más extremo, esta actitud constituye una especie de «maleficio» médico que yo considero desmedido e injusto. Los antropólogos y psicólogos han estudiado los maleficios médicos en las culturas chamánicas, en las que a veces un chamán o hechicero maldice a alguien (generalmente a petición de un enemigo de la persona), y la víctima de la maldición se retira de la sociedad, de sus amigos y familiares, deja de comer y se debilita poco a poco. La literatura médica contiene informes sobre enfermedades crónicas y muerte como consecuencia de este proceso, con ciertas especulaciones sobre los mecanismos fisiológicos que podrían explicarlo, como por ejemplo el deterioro del sistema nervioso involuntario. La llamada muerte vudú[9] es un claro ejemplo de una reacción placebo negativa. Si bien es fácil reconocer este fenómeno de maleficio en las culturas exóticas,[10] rara vez percibimos que cada día ocurre algo muy similar en nuestra propia cultura, en los hospitales, clínicas y consultorios médicos.

Hace dos años vino a verme un hombre de unos treinta y cinco años para que le diera una segunda opinión sobre su enfermedad. Después de varios meses de diarrea y dolor abdominal que iban empeorando, el médico de cabecera lo envió a un gastroenterólogo, el cual le diagnosticó colitis ulcerosa y comenzó a tratarlo con un medicamento supresor estándar sin advertirle sobre la necesidad de modificar su estilo de vida. Al hombre le contrariaron los efectos secundarios del medicamento y le pareció que éste no le controlaba muy bien los síntomas. También sospechaba que su problema tenía algo que ver con el estrés. Le expresó sus molestias y dudas al gastroenterólogo y continuó haciéndole preguntas sobre otras posibles estrategias, pero sin éxito.

−¿Sabe lo que me dijo ese doctor en mi última visita? −me contó ese hombre−. Me dijo: «Escuche, no tengo nada más que ofrecerle y, en todo caso, hay muchas probabilidades de que se le produzca un cáncer de colon».

Estadísticamente, es cierto que las personas que sufren de colitis ulcerosa son más propensas que otras a tener cáncer de colon, probablemente debido a la inflamación crónica y a que la destrucción del revestimiento del colon induce a más división celular, y con el aumento de la división celular aumenta también el riesgo de transformación maligna; pero la probabilidad de cáncer de colon en cualquier persona que padezca colitis ulcerosa es poca, sobre todo si la enfermedad está controlada y, como en el caso de este hombre, es leve. Además, incluso los casos de colitis ulcerosas no tan leves pueden responder espectacularmente a cambios de estilo de vida y de actitud. Recuerdo a una mujer que durante años sufrió de esta enfermedad (no soportaba bien las elevadas dosis de prednisona ni otros medicamentos supresores), y a la que le dijeron que la única opción era extirparle totalmente el colon. Ella siguió una dieta macrobiótica y al poco tiempo desapareció la enfermedad. Quince años después, cuando vino a consultarme sobre otro problema, no le había vuelto la colitis.

¿Cómo afectaron las fatídicas palabras del gastroenterólogo a mi paciente?

—Pasé tres noches sin dormir —cuenta él—. Lo único que pensaba era: «Voy a enfermar de cáncer de colon», y, para ser franco, todavía me ronda la idea.

Le di un programa a seguir, y entre otras cosas lo envié a un hipnoterapeuta para que le deshiciera el maleficio médico y le enseñara a usar la mente para mejorar su estado. Si hubiera sido factible, lo habría puesto en contacto con la mujer a la que le desapareció la colitis. Esa era la segunda opinión que realmente necesitaba este hombre.

Tengo otra historia muy aleccionadora. Hace cinco años vino a verme un enfermo de 53 años, de Canadá. En realidad fue su mujer la que vino a verme; él se quedó sentado en el coche porque, según me dijo su esposa, les tenía pavor a los médicos y no quería ver a ninguno más. Yo escuché el relato que me hizo y después salí y convencí al marido de que entrara. Había pasado varios años con molestias al orinar pero no les había hecho caso. Cuando por fin fue a ver a un urólogo, el problema resultó ser un cáncer de próstata, que ya había interesado los huesos de la pelvis, lo que no favorecía el pronóstico. Fue a un hospital universitario donde el único tratamiento que le hicieron fue ponerle hormonas femeninas para combatir el crecimiento del tumor.

La primera impresión que tuve de este hombre fue la de un ser acobardado. Se había aferrado a la terapia de visualización como a su única y mayor esperanza; me dijo que dedicaba dos horas al día, profundamente concentrado, a visualizar a sus fagocitos comiéndose las células cancerosas. Pero no hacía ningún esfuerzo por cambiar su estilo de vida y mejorar con ello su salud e inmunidad general; por ejemplo, continuaba fumando un promedio de dos paquetes de cigarrillos diarios. Cuando le comenté lo de fumar me dijo:

—Hace tres meses estuve en el hospital de la universidad, en la consulta del urólogo jefe. Me explicó la terapia hormonal y me dijo que no valía la pena hacer ningún otro tratamiento. Le pregunté si debía dejar de fumar y me contestó: «¿Para qué molestarse con eso a estas alturas?».

Si yo le preguntara a ese urólogo por qué respondió así, suponiendo que lo recordara, probablemente me diría que le hacía un favor al paciente ahorrándole más problemas en aquellos momentos. Sin embargo, lo que el paciente oyó fue: «Va a morir pronto». Un sumo sacerdote de la medicina tecnológica, entronizado en su templo, había pronunciado el equivalente a un maleficio chamánico, porque en nuestra cultura los médicos están investidos del mismo poder que otras culturas otorgan a sus chamanes y sacerdotes. Esas palabras provocaron un terror al paciente que lo paralizó y le impidió esforzarse por su supervivencia y bienestar. Sí, el cáncer de próstata con metástasis tiene mal pronóstico, pero este paciente tenía una salud general relativamente buena, y no es difícil encontrar ejemplos de otros casos similares en que la persona se conserva años relativamente sana. ¿Para qué prejuzgar el resultado?

Hay una diferencia digna de señalar entre el maleficio de este caso y el del anterior. En este caso el urólogo manifestó su pesimismo sin pensar, sin ninguna intención de preocupar al paciente. El gastroenterólogo que le predijo un cáncer de colon al hombre que tenía un comienzo de colitis ulcerosa, tal vez se molestó por la actitud del paciente, que ponía en duda su tratamiento y le exigía respuestas que él no sabía dar. Mi experiencia es que el maleficio médico irreflexivo es mucho más común que el intencionado, aunque no menos dañino.

Algunas de las historias que escucho son tan atroces que lo único que puedo hacer al oírlas es echarme a reír; cuando logro que los pacientes también se rían, me parece que los maleficios se desvanecen. Una mujer de Helsinki que rondaba los cincuenta vino a verme allá por el mes de febrero. Tenía un comienzo de esclerosis múltiple que le causaba debilidad muscular en una pierna. A mí me alarmó más su estado anímico. Se mostró deprimida y envarada durante todo el relato de su historia, que me contó como si todo le hubiera sucedido a otra persona. No me llevó mucho tiempo hacerla sentirse mejor; viajar de Helsinki a Tucson en febrero es bastante saludable. Dado que podía quedarse una temporada, la puse en contacto con varios terapeutas que trabajaron con ella en asuntos de cuerpo, mente y estilo de vida. Pasado un mes se había animado considerablemente y había adoptado una actitud más esperanzadora.

—No se creería lo que me hicieron esos médicos en Finlandia —me dijo.

Yo le pedí que me contara más detalles.

—Les llevó mucho tiempo hacer el diagnóstico; muchos análisis, muchos exámenes. Finalmente el neurólogo jefe me llevó a su despacho y me dijo que tenía esclerosis múltiple. Me dio tiempo para que asimilara la noticia; después salió de la sala y volvió con una silla de ruedas. Me dijo que me sentara en ella. Yo le pregunté que para qué tenía que sentarme en aquella silla. Me dijo que tenía que comprarme una silla de ruedas y sentarme en ella una hora cada día a fin de «practicar» para cuando estuviera totalmente discapacitada. ¿Se imagina?

Me contó esto riendo alegremente, cosa que yo celebré con entusiasmo. ¡Práctica con silla de ruedas! ¡Desde luego!

Podría continuar y continuar contando historias de maleficios médicos, intencionados o no intencionados, divertidos o, más a menudo, tristes, pero creo que he dejado claro lo importante. Tengo temas más alentadores sobre los que escribir. No puedo dejar de sentirme avergonzado de mi profesión cuando oigo las miriadas de formas en que los médicos transmiten pesimismo a los enfermos. Me gustaría cambiar esa costumbre, y estoy trabajando para exigir que se instruya en las facultades de Medicina acerca del poder de las palabras y la necesidad de que los médicos pongan mucho cuidado y atención en elegir las palabras que dicen a sus pacientes. Un tema importantísimo es el problema de lograr que los médicos tomen conciencia del poder que proyectan sobre ellos los pacientes y de la posibilidad de reflejar ese poder de modo que influyan en la salud para mejorarla, no para empeorarla, que estimulen en lugar de retardar la curación espontánea. Como dije antes, hemos proyectado sobre los médicos los papeles ejercidos por los chamanes y sacerdotes en las culturas más tradicionales, pero los médicos estamos mal preparados para desempeñar de forma positiva esos papeles. Los buenos chamanes que he conocido en mis viajes han sido maestros psicoterapeutas que saben, por intuición y por formación, la manera de coger la creencia proyectada y devolverla al paciente a favor de la curación.

En raras ocasiones un maleficio médico podría motivar a un paciente excepcional a demostrar que el médico estaba equivocado, y mejorar. Recuerdo a una anciana que había sobrevivido a un cáncer uterino años antes de contarme con una sonrisa desdentada:

–Ese doctor me dijo que me quedaba menos de un año de vida, y, fíjese, él está muerto y aquí estoy yo.

Desgraciadamente, esa es la excepción. El efecto normal de un maleficio médico es la desesperación, y yo no puedo creer que la desesperación tenga efectos beneficiosos en el sistema sanador humano. No conviene continuar el tratamiento con un médico que cree que uno no puede mejorar.

Parece extrañísimo que practicantes del llamado arte de la curación tengan tan poca fe en la curación misma. ¿Cuáles son las raíces del pesimismo médico? Una que yo identifico es la naturaleza unilateral de la educación médica, que se centra casi exclusivamente en la enfermedad y en su tratamiento, y no en la salud y su mantenimiento. La parte preclínica del programa de estudios médicos está cargada de información detallada sobre los procesos morbosos. En ella se usa rara vez la palabra «curación»; la expresión «sistema sanador» jamás, en absoluto. Como explicaré en el capítulo siguiente, ya conocemos algunos de los mecanismos de la curación, pero sin el concepto de sistema sanador no podemos coger ese conocimiento para armar construcciones útiles.

El modelo biomédico del cual derivan la teoría y la práctica médicas convencionales hace muy difícil presentar una visión del sistema sanador a los médicos en formación. Su materialismo les conduce a dar más importancia a la forma que a la función. El sistema sanador es un sistema funcional, no un ensamblaje de estructuras que se pueden dibujar tan nítidamente como los sistemas digestivo o circulatorio. En esto la medicina oriental le lleva ventaja una vez más a su homóloga occidental. La medicina china tradicional daba más importancia a la función que a la estructura y, gracias a ello, fue capaz de entender que el organismo humano tiene un ámbito de funcionamiento defensivo que se puede estimular, y esto mucho antes de que los médicos occidentales descubrieran que los órganos «sin función» del cuerpo, por ejemplo las amígdalas, las vegetaciones adenoides, el timo y el apéndice, son componentes del sistema inmunitario.

Peor aún, el modelo biomédico descarta o suprime totalmente la importancia de la mente, y busca en su lugar causas puramente físicas de los cambios de salud y enfermedad. Mi experiencia y mis observaciones sobre curaciones sugieren que el dominio mental suele ser el verdadero lugar de la causa. A pesar del creciente interés general por las interacciones entre la mente y el cuerpo, el interés profesional continúa en un nivel muy bajo.

No sólo es la enseñanza la que sufre a consecuencia de estas limitaciones, sino también la investigación. La investigación produce la información que entra en el programa médico; sin investigación sólo hay pruebas anecdóticas. El enfoque de la investigación médica sobre la enfermedad es evidente. Echemos una mirada a nuestros Institutos Nacionales de Salud. En realidad son Institutos Nacionales de Enfermedad: el Instituto Nacional del Cáncer; el Instituto Nacional de la Alergia y Enfermedades Infecciosas; el Instituto Nacional de la Artritis y Enfermedades de la Piel; el Instituto Nacional de la Diabetes y Enfermedades Digestivas y Renales; el Instituto Nacional de Trastornos Neurológicos y Apoplejía, etc. ¿Dónde está el Instituto de la Salud y la Curación?

Hay muy pocos estudios sobre la curación, y lo que se ha hecho es de muy limitado alcance. Los investigadores han prestado cierta atención a un fenómeno impresionante, la remisión espontánea, pero remisión no es sinónimo de curación. La palabra «remisión» implica un alivio o disminución temporal del proceso de una enfermedad que puede recurrir. Además, la remisión está fuertemente asociada al cáncer, y el cáncer es en mi opinión un caso especial. Si sólo o en gran parte miramos la remisión del cáncer, nos quedamos con un cuadro deformado del sistema sanador, que de ninguna manera nos revela toda su gama de actividades y capacidades.

El primer estudio amplio de la literatura médica sobre casos de remisión espontánea se publicó en 1993, en forma de densa bibliografía comentada, con cientos de referencias.[11] Nada menos que el 70 por ciento se dedica al cáncer, y los autores señalan que «la revisión de la literatura sobre la remisión revela que casi todos, si no todos, los artículos sobre remisión han sido sobre el cáncer».[12] En la Facultad de Medicina de la Universidad Johns Hopkins tuvo lugar el primero, y hasta la fecha el único, Congreso Mundial sobre Remisión Espontánea. Se habló exclusivamente sobre el cáncer.

La curación es un fenómeno susceptible de ser investigado. Durante años he pedido a mis colegas que miren y estudien las curas populares de las verrugas como ejemplo de reacciones curativas.[13] Las curas de verrugas son acontecimientos comunes y espectaculares en los cuales el sistema sanador, activado por la fe, libera al cuerpo, con precisión y eficacia, de tejidos infectados por virus, y ante esto los tratamientos convencionales para las arrugas parecen torpes y bárbaros. Así y todo, los científicos consideran todo el asunto más como una diversión que como un campo serio para la investigación.

Cuando los alumnos de Medicina acaban su estudios preclínicos y pasan a trabajar en las salas de los hospitales docentes, la unilateralidad de su educación se ve reforzada por su experiencia de la enfermedad. Alumnos de tercero y cuarto de Medicina, junto con los médicos internos, residentes y compañeros, se sumergen en el mundo de la medicina de hospital. Los enfermos que ven no son representativos del espectro total de la enfermedad. Más bien constituyen una muestra sesgada, son los muy enfermos. En ese grupo, las reacciones de curación ocurren con menos frecuencia que en la población general. Si uno trata sobre todo a personas en estado de salud crítico o con enfermedades crónicas en estado terminal, naturalmente ha de ser pesimista con respecto a los resultados.

Estas realidades de la vida de la formación médica, su desequilibrado enfoque sobre la enfermedad y no sobre la salud, las limitaciones de su modelo conceptual, la insuficiencia de investigaciones, y su experiencia de la enfermedad inclinada hacia las peores posibilidades, son suficientes para explicar el pesimismo médico. Sin embargo, subyacen a todo esto motivaciones profundas, jamás dichas y rara vez tomadas en cuenta, que tienen que ver, para empezar, con el porqué las personas se hacen médicos.

Cuando les pregunto a los alumnos por qué eligieron la Facultad de Medicina, el tipo normal de respuestas que recibo tiene que ver con ayudar a los demás, gozar de prestigio y poder, tener seguridad laboral y económica. Creo que hay otra razón menos consciente. La práctica de la Medicina ofrece la ilusión de tener poder sobre la vida y la muerte. Una manera de hacer frente a los miedos de la vida y la muerte es buscar consuelo en esa ilusión. Pero cada vez que un enfermo no mejora o, sobre todo, se muere, los médicos han de confrontar la realidad de que su poder es ilusorio. El pronóstico de un resultado negativo puede ofrecer consuelo psicológico al médico: si el enfermo se mejora, el médico puede mostrarse agradablemente sorprendido y atribuirse el mérito, mientras que si el enfermo empeora o muere, él ya lo pronosticó y, por lo tanto, da la impresión de tener dominio en su profesión. El pesimismo médico podría ser entonces una defensa contra la incertidumbre, lo cual no disculpa ni disminuye su efecto sobre los enfermos. El hecho es que vivimos en un universo incierto, y que no tenemos ningún poder sobre la vida ni sobre la muerte. Lo que sí tenemos es la capacidad de entender cómo se puede sanar a sí mismo el organismo humano, tema inherentemente consolador que nos da motivos tanto a los médicos como a los enfermos para ser optimistas.

# Los rostros de la curación: John

La única secuela que le queda a John Luja de su enfermedad es un trocito de cinco centímetros de piel irritada en la pierna derecha, y él cree que tal vez ni siquiera tenga relación con su problema anterior. Actualmente ha cumplido 75 años y dirige una empresa de arquitectura paisajista en las afueras de St. Louis. Dice que no va a los médicos y que siempre ha usado remedios caseros, probablemente porque se crió en Lituania, en una cultura mucho más independiente que la nuestra en materia de salud.

En 1980 le surgió un problema poco común: se le enrojeció la piel de la parte anterior de las dos piernas, causándole escozor. Pasadas unas semanas la piel «se volvió amarillenta y con aspecto de estar muerta»; entonces sí fue a ver al médico; éste le comentó que el problema tenía las apariencias de ser esclerodermia, que es una enfermedad autoinmune y potencialmente grave. El médico le practicó una biopsia y el resultado fue efectivamente esclerodermia. Para estar totalmente seguro, lo envió a un especialista, el cual le hizo otra biopsia y confirmó el diagnóstico.

«Me dijeron que no había cura posible –recuerda John–.

Dijeron que podía ponerme una pomada de cortisona para aliviar el escozor, y tomar también comprimidos de cortisona, porque eso me daría cierta seguridad contra la complicación de los órganos internos.

La pomada de cortisona funcionó inmediatamente, aliviándole la irritación de las piernas.

—Pero, a las dos semanas, dejó de funcionar; en realidad, empeoró las cosas. Creo que debo de tener alergia a eso. Encontré una loción de cortisona que al parecer me fue mejor.

También comenzó a tomar comprimidos de prednisona. Por entonces la piel había comenzado a endurecerse y le aparecieron otras zonas afectadas en la espalda, brazos y pecho.

—El doctor me anunció que probablemente el escleroderma comenzaría a interesar mi interior y que era posible que muriera de él.

Al saber esto, la hija de John y su marido, que entonces vivían en Arizona, se trasladaron a la zona de St. Louis para estar más cerca de él. Mike, su yerno, comenta acerca de la piel de John en aquel entonces:

—De aspecto y de tacto parecía de plástico, como la superficie de un maniquí. Le habían dicho que tenía una enfermedad fatal y nosotros sencillamente lo aceptamos.

La verdad es que John jamás aceptó el pronóstico de los médicos. Le inspiraba muy poca fe la prednisona y dejó de tomarla al cabo de seis semanas. Y decidió por su cuenta investigar e informarse sobre el tema.

—Me imaginé que tenía algo parecido a la artritis —comenta—, porque noté que empeoraba con los cambios de tiempo. Unos tres o cuatro días antes de que lloviera, el escozor se agudizaba. También pensé que tenía algo que ver con los nervios, porque a la sazón tenía muchísimos problemas con la empresa y estaba muy nervioso cuando me comenzó. Me imaginé que tenía algo que ver con demasiado calcio.

Así pues, John comenzó a leer e informarse acerca de remedios caseros para la artritis y el exceso de calcio en el organismo.

Decidió probar con vinagre y limón, lavándose la piel afectada con vinagre y comiendo limones frescos. Le pregunté cómo se comía los limones.

–Pues, simplemente, me los comía tal cual. Otra cosa que probé fue el jugo de *Áloe vera*. Lo compré en la tienda de productos dietéticos y comencé a beberlo cada día. Pronto desapareció el escozor. Jamás he vuelto a usar la loción de cortisona. De todos modos, creí que algo andaba mal dentro de mí. Pensé que necesitaba dar una buena sacudida a mi organismo. Cogí la idea de un libro, y me tomaba una elevada dosis de vitamina E: 5.000 unidades de vitamina E al día durante dos semanas.

Esa es una dosis ciertamente elevada de vitamina E, ya que la dosis recomendada es de 30 UI, y una megadosis, recomendada por los defensores de la terapia antioxidante, es de 800 a 1000 unidades al día.

–Creo que eso realmente tuvo que ver algo.

Llevaba seis meses con la enfermedad. A los dos meses de haber comenzado con sus remedios caseros, la enfermedad dejó de extenderse. Después la piel endurecida comenzó a ablandarse.

El doctor se sorprendió al ver los cambios experimentados. Me dijo: «No sé qué está haciendo, pero, sea lo que sea, continúe haciéndolo». Al cabo de seis meses, el problema comenzó a desaparecerme de los brazos y del pecho. A los dos años ya había desaparecido totalmente y jamás me ha vuelto.

Le pregunté qué había hecho respecto al componente nervioso de su enfermedad.

–Sencillamente me asenté –contestó–. Siempre que están implicados los nervios en una enfermedad, uno tiene que hacer cambios en su vida; tienes que cambiar tu manera de pensar.

Mike piensa que la actitud de su suegro tuvo mucho que ver con el resultado.

–Yo creo que fue la forma en que fue criado, en una cultura que valora los remedios caseros más que los tratamientos profesionales. Nunca se dejó llevar por el pesimismo de los médicos.

Y realmente tenía fe en su zumo de áloe. Siempre tenía una botella del líquido a mano y bebía un vaso tras otro.

–Ahora mi salud está bastante bien –dice John Luja–. Todavía me pongo vinagre si tengo algún escozor, sigo comiendo limones de vez en cuando y trato de no ir al médico.

# 5

# El sistema sanador

Si el sistema sanador es invisible o difícil de ver desde el punto de vista de la medicina clínica, su existencia es evidente desde otros puntos de vista. Sencillamente como una necesidad evolutiva, los organismos tienen que tener mecanismos de autorreparación para contrarrestar las fuerzas que generan las lesiones y la enfermedad. Durante la mayor parte de nuestra existencia como especie, no hemos tenido médicos, sean convencionales, alternativos o de otro tipo. La supervivencia de la especie, ella sola, supone la existencia de un sistema sanador.

Mi finalidad al escribir este libro es convencer a los demás de la necesidad de confiar en la capacidad innata del cuerpo para mantener la salud y superar las enfermedades, pero no me es fácil dar una visión general de este sistema. Al carecer de investigaciones organizadas, sabemos muy poco de los detalles de sus componentes y mecanismos. Además, el organismo humano es increíblemente complejo, y su capacidad para repararse a sí mismo es una de sus funciones más complejas. Las interacciones mente-cuerpo suelen estar relacionadas con las experiencias de curación de las personas, pero carecemos de un modelo que integre la mente en la realidad biológica.

Hay un aforismo que me parece útil en estas situaciones:

*«Como arriba, así abajo; como abajo, así arriba»*. Esto significa que los modelos de verdad observados en cualquier plano de la realidad serán válidos en todos los planos de la realidad. Por lo tanto, si podemos discernir la actuación del sistema sanador en cualquier plano de la organización biológica, deberíamos poder inferir la naturaleza de sus actuaciones en los otros planos. Explicaré lo que sabemos de los mecanismos de autorreparación en unos cuantos puntos claves del organismo humano, comenzando por el ADN, la macromolécula que define la vida. El tono de este capítulo va a ser un poco más técnico que el de los anteriores. No se desaliente el lector si no logra asimilar todos los detalles que presento aquí, porque lo que importa son los principios generales.

El ADN presenta la misma forma en todos los organismos, desde los seres humanos a los virus; es una gran molécula con una estructura de doble hélice constituida por dos cadenas de moléculas de azúcares, arrolladas alrededor de un mismo eje y unidas por «travesaños»; éstos se forman entre pares complementarios de subunidades (nucleótidos) que contienen nitrógeno y cuyas secuencias específicas diferencian el ADN de un organismo del de otro. En el ADN sólo se forman cuatro nucleótidos; éstos son las «letras» de un código genético que forman «palabras» de información que dirigen la construcción y operación de todas las formas de vida. El llamado Dogma Central de la biología molecular moderna afirma que el ADN se autoduplica para transmitir información genética de una célula a otra y de una generación a la siguiente; el ADN también transcribe su información en otra macromolécula, el ARN, que puede salir del núcleo celular; el ARN a su vez traslada esta información a la fabricación de proteínas específicas que determinan la estructura y función de los organismos. Estos tres procesos, duplicación, transcripción y traslado de información genética, son los procesos básicos de la vida. Son también increíblemente intrincados y arriesgados, porque hay muchos momentos en que las cosas pueden ir mal.

Por ejemplo, para que el ADN se autoduplique o se autotranscriba, la larga doble hélice debe desenrollarse y separarse, de modo que cada filamento pueda actuar como plantilla sobre la cual se pueda formar un nuevo filamento complementario. Durante este proceso, el ADN está expuesto a lesiones por parte de ciertas formas de energía (radiación ionizadora y luz ultravioleta) y de materia (mutágenos químicos). También pueden producirse errores en el ensamblaje de los nuevos filamentos, por ejemplo la colocación de nucleótidos equivocados. El daño al ADN puede tener consecuencias desastrosas para los organismos. Por lo tanto, se han desarrollado complejos mecanismos para la reparación de esta molécula, para asegurar la transmisión casi sin error de información genética de una generación a la siguiente, incluso en las formas más simples de vida.

Todos los mecanismos de duplicación, transcripción y traslado son dirigidos por una clase especial de proteínas llamadas enzimas. Gran parte del código genético especifica la fabricación de las moléculas enzimas, las cuales a su vez supervisan las reacciones químicas que convierten el código genético en realidad biológica. En cierto sentido, las enzimas son las «manos» que llevan a cabo las órdenes del ADN. Sólo en 1965 los científicos, empleando una técnica llamada cristalografía por rayos X, lograron fotografiar la estructura tridimensional de una enzima (de la clara de huevo de una gallina), pero a partir de entonces nuestro conocimiento de las enzimas se ha expandido rápidamente. Cuanto más sabemos sobre ellas, más mágicas parecen.[14]

Las enzimas catalizan las reacciones químicas de la vida, es decir, aceleran las velocidades con las que estas reacciones alcanzan el equilibrio, pero ellas no cambian en el proceso. Las enzimas son necesarias porque, dejadas a su aire, las reacciones no se producirían con la suficiente rapidez para sustentar la vida. Los químicos pueden acelerar reacciones perezosas sometiéndolas a elevadas temperaturas y presiones y creando condiciones extremas de acidez o alcalinidad (pH). También pueden añadir catalizadores químicos a las reacciones, pero éstas también funcionan mejor en condiciones físicas muy alejadas de las de las células, que viven en temperaturas relativamente bajas, a la presión atmosférica y en un pH casi neutro. A diferencia de esto, las enzimas de las células son capaces de catalizar reacciones en las moderadas condiciones de la vida, y de hacerlo con mucha mayor eficiencia que sus homólogos inorgánicos. Se podrían considerar como máquinas moleculares extraordinariamente complejas y eficientes.

¿Cómo funcionan las enzimas? La respuesta tiene que ver con sus configuraciones tridimensionales, que les dan la capacidad de ligarse con gran especificidad a otras moléculas (sustratos) y acelerar su tendencia a reaccionar. La unión tiene lugar en una región específica de la enzima, que es geométrica y electrónicamente complementaria de una parte del sustrato. Muchas enzimas se ligan solamente a un sustrato y no a ninguna otra molécula, ni siquiera a una muy relacionada. Una vez ligado a una enzima, el sustrato puede encontrarse en proximidad física con otro reactor, o puede ser obligado a entrar en una nueva configuración que tensa determinados enlaces químicos, haciéndolos propensos a romperse o reformarse de maneras que favorezcan una reacción deseada. Las enzimas tienen diversos mecanismos mediante los cuales producen cambios en los enlaces de sustratos. En términos prácticos, funcionan como máquinas ingeniosas que alteran las moléculas de sustratos: separándolos, juntándolos, recortándoles determinadas partes, añadiéndoles otras, y todo esto con una precisión y velocidad pasmosas.

Una clase de enzimas muy interesante liga con el propio ADN para dirigir paso a paso la duplicación de la información genética y para cerciorarse de que ésta se hace sin error. Por ejemplo, las enzimas llamadas endonucleasas abren por el medio el ADN, en secuencias específicas, mientras que las exonucleasas pueden separar los extremos de los filamentos simples. (Los nombres de las enzimas siempre terminan en «-asa»). La ADN-girasa activa la «abertura de cremallera» y el desenrollarse de la doble hélice para que comience la transcripción. Una familia de enzimas llamadas polimerasas dirige después el ensamblaje de los nuevos filamentos.

La primera ADN-polimerasa que se identificó fue la polimerasa I, descubierta en la bacteria *E. coli,* que se usa generalmente en la investigación genética. Los científicos supusieron que esta enzima era la única directora de la duplicación, pero trece años después de su descubrimiento se descubrió una cepa mutante de esta bacteria que casi no tenía ninguna polimerasa I detectable. Aunque se reproducía a velocidad normal, lo cual sugería la existencia de otra forma de la enzima, esta cepa era excepcionalmente sensible a los efectos nocivos de los rayos ultravioleta y a los agentes mutágenos químicos. Esta fue la primera prueba de que la polimerasa I, además de dirigir la duplicación, tiene un papel fundamental en la reparación del ADN dañado.[15]

Si yo me olvidara de ponerme el sombrero cuando camino desde mi consulta a mi coche un día soleado, mi calva recibiría una dosis de rayos ultravioleta. Si el sol estuviera alto en el cielo y fuera verano, los rayos ultravioleta serían más enérgicos y más numerosos. En pocos minutos muchos de ellos penetrarían las células vivas que hay bajo la epidermis de mi cuero cabelludo y algunos golpearían los núcleos de las células. Algunos de estos golpes dañarían al ADN, y algunos dañarían puntos esenciales de la molécula ADN durante el proceso de duplicación o de transmisión, alterando un nucleótido de un modo que lo haría ligarse anormalmente con su vecino. Este cambio tendría por consecuencia una deformación en uno de los filamentos de la doble hélice, un error genético. Si pensamos que de los 300 billones de células que hay en un cuerpo normal, cada segundo mueren y son reemplazadas unos diez millones, nos podemos hacer una idea del número de células que están en peligro incluso con una breve exposición a agentes que pueden alterar químicamente el ADN.

¿Qué ocurre en el núcleo de una célula de la piel cuyo ADN recibe este tipo de daño de los rayos ultravioleta? Con mucha probabilidad, y casi de inmediato, una endonucleasa detectaría el daño y cortaría el filamento dañado por un lado de la herida. Después una exonucleasa cortaría el otro extremo dañado. La polimerasa I llenaría la brecha con nucleótidos sanos y, finalmente, una ADN-ligasa conectaría los extremos rotos. Esta es una versión molecular muy elaborada de cortar y pegar. (Con todo lo eficiente y eficaz que es este tipo de curación, no dispensa de la necesidad de llevar un sombrero para protegerse del sol.)

Si durante la duplicación, la polimerasa I incorporara accidentalmente un nucleótido equivocado en un filamento en formación, la enzima puede detectar el error, eliminarlo y restablecer la secuencia correcta. Por lo tanto, la polimerasa I realmente revisa su propio trabajo, y corrige y elimina los errores mientras dirige la síntesis de las nuevas copias de ADN.

Existen muchas variaciones sobre este tema, con muchas y diferentes enzimas disponibles para curar el ADN de los miles de tipos diferentes de daños que podría recibir.[16] Conocemos los detalles de algunas de ellas; los detalles de otras son oscuros. En la bacteria *E. coli* se ha descubierto un sistema muy elaborado de «reacción SOS». Los agentes que dañan el ADN producen un conjunto de cambios en estas bacterias que detienen la división de las células y aumentan su capacidad de reparar al ADN dañado, probablemente acelerando la producción de enzimas sanadoras.

Existen, pues, actividades básicas del sistema sanador, discernibles en el plano de las macromoléculas, que sirven de conexión entre la materia viva y la no viva. En este plano no hay ningún sistema inmunitario ni nervios que lleven mensajes desde el cerebro. Estamos muy por debajo del mundo de los órganos. Incluso sin conocer más acerca de los detalles de la autorreparación del ADN, es posible extraer unas cuantas conclusiones:

• La curación es una capacidad inherente a la vida. El ADN tiene en su interior toda la información necesaria para fabricar enzimas con el fin de autorrepararse.

- El sistema sanador opera continuamente y está siempre alerta.
- El sistema sanador tiene capacidad de diagnóstico; puede detectar el daño.
- El sistema sanador puede eliminar estructuras dañadas y reemplazarlas por estructuras normales.
- El sistema sanador no sólo actúa para neutralizar los efectos de las lesiones graves (como en la reacción SOS de la bacteria *E. coli*), sino que también dirige las correcciones ordinarias, momento a momento, que mantienen normales las estructuras y funciones (como en la actividad de revisión y corrección de la ADN-polimerasa I).
- La curación es espontánea; es una tendencia natural que nace de la naturaleza interna del ADN. La ocurrencia de una lesión (por ejemplo la deformación creada por un mal enlace a consecuencia de un golpe dado por los rayos ultravioleta) activa automáticamente el proceso de su reparación.

En los modelos más grandes de organización biológica del ser humano rigen estas mismas características. Como arriba, así abajo; como abajo, así arriba.

La siguiente parada en nuestro recorrido es la simple célula, en particular la membrana que rodea la célula, la *membrana plasmática*, límite y conexión con el entorno extracelular. El ADN está ahora muy por debajo de nosotros, en un núcleo remoto, y nos encontramos en un mundo de interacciones entre superficies más grandes.

Cuando yo estudié biología en bachillerato, hace ahora treinta y cinco años, se creía que las membranas plasmáticas eran recipientes pasivos que impedían que los contenidos de las células se derramaran. Cuando estaba en la universidad, las membranas parecían ser más interesantes; tenían una estructura de diferentes capas compuestas por lípidos (grasas) y proteínas, estas últimas incrustadas y pegadas a una especie de matriz flexible, lípida y líquida. Cuando entré en la Facultad de Medicina, los investigadores ya reconocían la naturaleza activa y dinámica de las membranas plasmáticas, consideradas como lugares de transporte activo de substancias desde fuera de la célula a su interior, que en la superficie exterior tienen receptores, estructuras proteicas especializadas destinadas a adherirse a determinadas hormonas y elementos nutritivos. Además, se descubrió que las membranas conectan con vastos sistemas de pequeñísimos canales intercelulares y que ayudan a las células a asimilar la materia deseada y a expulsar la indeseada. Constantemente se están sintetizando nuevas membranas dentro de la célula y absorbiéndose membranas viejas.

Uno de los aspectos más dinámicos de la biología de la membrana celular es un proceso llamado endocitosis, en el que la membrana plasmática se incurva o se hunde hacia dentro de la célula para formar estructuras huecas llamadas vesículas. En los últimos años los investigadores han clarificado algunos de los detalles de la endocitosis y, al hacerlo, han revelado, para mí al menos, otro aspecto del sistema sanador.

El ejemplo más estudiado de la endocitosis es el relacionado con los receptores de la LDL (*Low Density Lipoprotein*: lipoproteína de baja densidad o LBD), molécula transportadora que lleva el colesterol desde el torrente sanguíneo a las células. Cuando está unido a una LBD en el torrente sanguíneo, el colesterol es la forma «mala», que tiende a depositarse en las paredes arteriales, causando aterosclerosis y enfermedad coronaria. Un nivel elevado de LBD en la sangre es un factor de riesgo para ataques cardiacos, pero hay muchas células dotadas de receptores para unirse a la LBD y eliminarla de la circulación.

Cuando un receptor de LBD situado en la superficie exterior de una membrana celular se adhiere a una molécula de LBD, viaja hacia otra estructura especial de la membrana, una bolsa o hundimiento, revestido por una capa proteica distintiva, llamado «alvéolo revestido». Una vez dentro del alvéolo, el receptor ocupado pasa por una endocitosis y acaba dentro de la célula, en una vesícula, la cual se funde con otras vesículas similares. Las materias contenidas en las vesículas fusionadas son entonces clasificadas y enviadas en distintas direcciones. Una vez dentro de las células, el colesterol LBD no puede hacer ningún daño a nuestras arterias; las células realmente necesitan colesterol en su metabolismo y son capaces de desechar cualquier exceso. En el proceso de clasificación, el receptor de LBD es reciclado y devuelto a la superficie de la membrana,[17] mientras la molécula LBD (y el exceso de colesterol) es enviada para su expulsión a una estructura llamada lisosoma. Los lisosomas contienen potentes enzimas capaces de cortar grandes moléculas en trocitos pequeños y desechables.

En la superficie de la membrana plasmática el receptor reciclado está preparado para unirse a otra molécula LBD y hacer otro viaje hacia el interior de la célula. Los estudios demuestran que los receptores de LBD se reciclan cada diez o veinte minutos. Dado que su vida útil es de diez a treinta horas, pueden hacer muchos viajes hacia dentro y hacia fuera de la célula, transportando muchas moléculas de LBD. Después, en un momento dado se desgastan. Cuando se deterioran la estructura y el funcionamiento de un receptor de LBD, también va hacia un lisosoma para su destrucción, y su lugar es ocupado por un receptor recién sintetizado.

Cuanto más esclarecen los investigadores las interioridades de la endocitosis, más sorprendente se nos presenta el cuadro de las membranas plasmáticas. Por lo visto, en muchos puntos de la superficie celular, la membrana está siendo chupada constantemente hacia el interior de la célula («invaginación» es el término técnico), examinada, clasificada, reciclada y devuelta a la superficie. Una fase de este proceso es la identificación y eliminación de estructuras membranosas defectuosas a través de los lisosomas.

Aquí, igual que en el plano del ADN, vemos nuevamente la actuación de un sistema sanador innato, espontáneo, en continua operación, capaz de reconocer o detectar (diagnóstico) y de eliminar y reemplazar (tratamiento) las estructuras y funcionamientos defectuosos. Aquí también podemos ver en el plano celular una capacidad de regeneración de estructuras que permite al sistema sanador llevar a cabo un mantenimiento momento a momento. La curación en el ámbito de la membrana celular es particularmente importante, dado que las superficies celulares están sometidas a muchos abusos, y también son los lugares de comunicación entre las células por medio de la interacción de los receptores con moléculas producidas en otra parte.

Saltemos ahora a un plano superior de organización. Los conjuntos de células forman tejidos, los tejidos forman órganos, los órganos forman sistemas. A nivel de los tejidos, la curación es más compleja, pero muestra las mismas características generales. El proceso de cicatrización de las heridas es bien conocido y está bien estudiado; pero incluso así, muchos no llegamos a comprender su significado más amplio. Supongamos que uno se hace un corte en el dedo con un cuchillo. El problema inmediato es el dolor y la hemorragia. El dolor pasará rápidamente; es la manera como se percibe la actividad de los nervios periféricos que notifican la herida al cerebro. A no ser que tenga un problema de coagulación, la sangre también va a dejar de salir muy pronto, con la formación de un coágulo que se endurecerá y formará una costra protectora. Si nos fijamos bien, notaremos la aparición de una inflamación alrededor de la herida, en los bordes, que comenzará dentro de las veinticuatro horas de haberse hecho el corte: sensibilidad leve pero inequívoca, rojez, hinchazón y calor. Esta es una respuesta del sistema inmunitario, causada por la migración de glóbulos blancos hacia la zona para defender la entrada de gérmenes y para limpiarla de células muertas o a punto de morir.

La primera oleada de células inmunitarias que invaden la zona son los neutrófilos, los glóbulos blancos más comunes, que constituyen la «infantería» de las fuerzas defensivas del cuerpo. A éstos les siguen los macrófagos (tragones), que son capaces de engullir y digerir grandes cantidades de desechos celulares. Junto con esta actividad del sistema inmunitario comienza la proliferación celular a partir de las células superficiales (epiteliales) normales que hay en los bordes de la herida. De esas células del borde brotan espolones hacia el medio, que se van fusionando por debajo del coágulo, formando una capa delgada pero continua de lo que va a ser piel nueva. Después se produce una proliferación más enérgica de células, con la aparición de un tejido blando, rosado y granuloso llamado tejido de granulación. Finalmente este tejido llenará el espacio producido por la herida. Al microscopio, el tejido de granulación se ve lleno de fibroblastos (o fibrocitos) y de vasos sanguíneos en formación. Los fibroblastos son las células que sintetizan las proteínas que dan integridad estructural al cuerpo. Los vasos al principio parecen capullos o brotes de vasos ya existentes en los bordes del corte. Por último, las células del sistema inmunitario retroceden y da comienzo el desarrollo y engrosamiento de la nueva piel, haciendo innecesaria la costra y, a menos que la herida sea excepcionalmente profunda, el dedo estará como nuevo.

La investigación de los mecanismos de los muchos pasos de la cicatrización de las heridas ha demostrado el importante papel de unos reguladores químicos llamados factores de crecimiento.[18] Los factores de crecimiento son proteínas muy pequeñas (polipéptidos) producidas por las células o presentes en la sangre que estimulan o inhiben la proliferación celular. Por ejemplo, una familia de polipéptidos llamada factores de crecimiento fibroblástico (FCF) no sólo estimulan la formación de fibroblastos sino que además inducen a que se den todos los pasos necesarios para la formación de nuevos vasos sanguíneos. Los factores de crecimiento epidérmico (FCE) estimulan la división celular uniéndose a un receptor especial de la membrana celular; cuando están unidos a su receptor, de alguna manera aumentan la síntesis tanto de ADN como de ARN en el núcleo de la célula. El factor de crecimiento transformador alfa (FCT$\alpha$) se une al mismo receptor del FCE y estimula la proliferación celular, pero su pariente beta (FCTβ) tiene el efecto contrario: inhibe la proliferación de muchos tipos de células.

El equilibrio entre estos factores opuestos es fundamental para la salud y la curación, ya que una presión sin oposición sobre las células, en cualquier sentido, podría ser desastrosa. Los factores de crecimiento fibroblástico y epidérmico, sin oposición, podrían producir una proliferación excesiva de las células y tal vez su transformación en cáncer. (Por ejemplo, la proliferación descontrolada de nuevos vasos sanguíneos es un rasgo común de los tumores malignos de crecimiento rápido.) La inhibición sin oposición frustraría la cicatrización, dejando las heridas sin reparar y vulnerables a infecciones o a nuevas lesiones.

Así pues, en este plano de organización biológica más complicada, además de todos los rasgos que vimos en los planos del ADN y de la membrana plasmática, vemos también que el sistema sanador depende de una interacción coordinada de factores estimuladores e inhibidores que influyen en el crecimiento y proliferación de las células. Es más, este tipo de equilibrio parece estar en la base de la vida normal del tejido sano, y no sólo en las reacciones curativas ante las heridas o lesiones. Nuevamente vemos que el sistema sanador es responsable del mantenimiento de la salud por momentos, además de sus funciones especiales requeridas para tratar las heridas y la enfermedad.

Otro caso bien estudiado de curación por lo que se refiere a los tejidos es la reparación de una simple fractura de hueso.[19] El sistema sanador es tan eficiente que es posible que un radiólogo no sepa decir dónde estuvo quebrado un hueso una vez terminado el proceso. Cuando se produce una fractura, los primeros pasos de curación son similares a los que acabamos de anotar. Un coágulo sanguíneo llena y rodea la fisura, encerrándola y creando un marco amplio en el cual puedan formarse fibroblastos y nuevos vasos sanguíneos. A continuación el coágulo se convierte en una masa de tejido llamado callo blando. Aquí el sistema sanador toma un camino diferente al de la reparación de una herida superficial. Al cabo de una semana, en el callo blando empiezan a aparecer los comienzos del nuevo cartílago y del hueso, que finalmente se convierte en un gran callo provisional ahusado que actúa a modo de eficaz cabestrillo. Éste alcanza su mayor tamaño dos o tres semanas después de la fractura, y se va haciendo cada vez más fuerte a medida que se intensifica la osificación.

La generación del nuevo hueso también implica fuerzas mutuamente antagónicas, ejercidas tanto por los factores de crecimiento como por células especiales llamadas osteoblastos y osteoclastos. Los osteoblastos construyen hueso, los osteoclastos lo destruyen, con tensiones musculares y cargas sobre el hueso que dictan las fluctuaciones en la actividad de las dos fases. Si el hueso fracturado estaba bien alineado cuando comenzó el proceso de curación, la reconstrucción suele ser perfecta.

Los científicos han esclarecido los detalles más sutiles de la curación de un hueso en el aspecto celular. Robert Becker,[20] cirujano ortopeda e investigador, dedicó muchos años a demostrar que pequeñísimas corrientes eléctricas generadas por la lesión inducen a las células de los bordes de la fractura a desdiferenciarse, es decir, a saltar hacia atrás, para convertirse de células maduras en células primitivas con gran capacidad de crecimiento y regeneración. Estas células primitivas recuperan capacidades que las células maduras habían perdido; se parecen a las células de los embriones, y son capaces de rediferenciarse en todos los tipos de células necesarias para hacer un hueso nuevo perfecto. La obra de Becker llevó a la creación de estimulantes óseos eléctricos, aparatos que estimulan la curación de lesiones óseas complicadas e infecciones de huesos, cuyo uso está muy extendido en la actualidad. También lo llevó a él a mirar más allá de los huesos hacia otros tipos de curación, como por ejemplo la espectacular capacidad de las salamandras para regenerar sus extremidades amputadas.

Después de realizar muchos experimentos, Becker llegó a la conclusión de que la regeneración de las extremidades en la salamandra no es fundamentalmente distinta de la curación de los huesos en los seres humanos. También depende de pequeñísimas corrientes eléctricas que hacen desdiferenciarse a las células y después rediferenciarse en todos los componentes de una nueva pata. Su conclusión general fue que, en teoría, los seres humanos deberíamos tener esa misma capacidad. Es decir, están presentes todo el circuito y la maquinaria; el problema es sencillamente descubrir la manera de conectar los interruptores apropiados para activar el proceso.

La regeneración de estructuras perdidas o dañadas, que según hemos visto es una capacidad del sistema sanador en todos los niveles, es un hecho cotidiano en algunos tejidos, sobre todo en aquellos que están en la superficie expuestos a constante irritación. Nuestros cuerpos están constantemente desprendiéndose de las capas exteriores de la piel, mientras las capas inferiores fabrican sin descanso piel nueva. Todo el revestimiento interior del tracto intestinal se cae y se renueva cada día, lo cual es una proeza regenerativa espectacular.

Más impresionante aún es la capacidad del hígado (el órgano más grande del cuerpo y uno de los más activos) para regenerar tejido perdido.[21] Se puede extirpar una buena parte del hígado (hasta un ochenta por ciento) y en unas cuantas horas la parte que queda restaura la sustancia perdida, siempre que el tejido sea normal. Una restauración similar de estructura y funcionamiento puede ocurrir después de una destrucción parcial de las células hepáticas causada por la hepatitis vírica y por sustancias químicas tóxicas.

Al parecer, otros órganos del cuerpo son incapaces de regenerarse. El músculo cardiaco que se pierde a consecuencia de la interrupción del riego sanguíneo en un infarto no es reemplazado por músculo. La curación se produce en forma de una cicatriz fibrosa, pero no hay regeneración del tejido original. Lo mismo vale para las neuronas del cerebro.[22] Las células musculares del corazón y las células nerviosas o neuronas tienen una función tan especializada, son tan diferenciadas, que al parecer han perdido la capacidad de nuevo crecimiento. Sin embargo, probablemente en esas células vitales hay interruptores, a la espera de ser descubiertos, que podrían conectar las secuencias apropiadas del ADN del núcleo. Si la ciencia comienza a centrar la atención en el sistema sanador, a aislar y comprender sus mecanismos, eléctricos y químicos, para regular la proliferación y diferenciación de las células, no es imposible que algún día los médicos sean capaces de encender la chispa de la regeneración de corazones y cerebros dañados y médulas espinales cortadas. Eso sería verdaderamente una nueva era de la medicina orientada a la curación.

Si contemplamos el cuerpo humano en lo que se refiere a los sistemas circulatorio, digestivo e inmunitario, la curación no parece ser menos predominante ni poderosa sino más difusa y misteriosa. Cuando estaba en la Facultad de Medicina se me enseñó que la aterosclerosis era irreversible. Una vez que la arteria coronaria y otras se ponían rígidas y se estrechaban por los depósitos de colesterol, inflamación y calcificación, no podían mejorar, decían los libros y los profesores, sólo podían empeorar. De hecho esta pesimista opinión no estaba basada en ninguna prueba experimental, porque aún nadie había tratado de invertir la marcha de una aterosclerosis.

En cierta ocasión, cuando dirigía un periódico de la universidad, entrevisté a un hidrógrafo especialista en ríos, mucho antes que se pusieran de moda la ecología y el interés por el medio ambiente. Sus palabras me impresionaron vivamente, porque me parecieron acertadas y estaban en consonancia con mi propia experiencia. Me dijo que los ríos son como organismos vivos, en el sentido de que tienen muchos y diferentes mecanismos para mantenerse sanos. Si vertemos impurezas en un río, hasta cierto punto el río puede regenerarse y continuar gozando de buena salud. Por ejemplo, los remolinos del río mezclan agua con oxígeno, poderoso purificador y germicida, como lo es también la luz ultravioleta del sol. Además, muchas de las plantas que crecen en los ríos, algas y plantas superiores, pueden eliminar del agua las substancias contaminantes. Pero si se continúan vertiendo aguas residuales, llega un momento en que se excede el nivel crítico, y los mecanismos naturales de purificación se ven saturados y se agotan. Las plantas y los microorganismos beneficiosos se mueren, cambian los flujos de la corriente, el río se enferma.

Yo estaba concentradísimo anotando todo esto en mi libreta de apuntes, para el artículo que iba a escribir. Lo que oí a continuación me llamó tanto la atención que dejé de escribir. El hidrólogo continuó diciendo que un río que parece contaminado sin remedio no está desahuciado. Si uno simplemente deja de verter impurezas en él, los niveles de contaminación irán bajando hasta un punto en que reviven los mecanismos de saneamiento, aumenta la oxigenación, la luz del sol penetra más profundamente, retornan los organismos beneficiosos, y el río se limpia a sí mismo.

¿Por qué los sistemas arteriales no se van a comportar de la misma manera? De hecho, actualmente tenemos claras pruebas de que la aterosclerosis sí es reversible,[23] sencillamente si se dejan de meter en el cuerpo las substancias que la causan (sobre todo grasas saturadas) y la mente deja de obstaculizar el sistema sanador (al montar en cólera o entregarse al aislamiento emocional, por ejemplo). Aún no sabemos de qué mecanismos se vale el organismo en estos casos, pero podemos observar cierta regresión de las placas de ateromas en las arterias coronarias, con el correspondiente aumento del flujo sanguíneo, en pacientes que siguen bien los programas para reducir el colesterol en la sangre y aprenden a procesar de diferente manera el estrés y las emociones. Además, la respuesta a los cambios de estilo de vida es rápida. Con complejas pruebas de perfusión cardiaca (como la exploración nuclear con talio, por ejemplo), los médicos pueden comprobar el aumento de flujo por las arterias coronarias de algunos enfermos antes de que haya transcurrido un mes desde el inicio de un programa de cambio de estilo de vida.

He visto respuestas igualmente rápidas y espectaculares en

pacientes de muchos tipos de enfermedades que abandonaron un estilo de vida que favorecía la enfermedad, por otro que apoyaba la curación natural. No soy investigador médico. Soy médico simplemente. Los investigadores y los médicos tenemos actitudes y objetivos muy diferentes. En mi calidad de médico que practica su profesión, mi principal interés es mantener sana a la gente sana y ayudar a los enfermos a ponerse bien; no me he concentrado de igual manera en investigar por qué las personas mejoran. De todos modos, estoy convencido de que el hecho de que no se haya descubierto todavía un mecanismo no significa que no exista alguno. Estoy seguro de que los mecanismos de curación en los planos más complejos de la organización biológica van a aparecer cuando los investigadores comiencen a buscarlos.

No deseo acabar este comentario sobre el sistema sanador sin echar al menos una mirada somera a sus operaciones en el dominio de la mente. Dado que conocemos tan poco de la mente y dado que nuestra ciencia está tan mal equipada para abordar su estudio, no hay posibilidad alguna de ver sus mecanismos. Sin embargo, es interesante observar el proceso de curación de las lesiones psíquicas, tomando como modelo la aflicción. La aflicción por una pérdida es una experiencia universal, y sus características son las mismas ya se trate de la pérdida de un animal doméstico, de un empleo, de una relación, de un cónyuge o de un hijo. Cada pérdida se une a todas las pérdidas; cada muerte nos recuerda nuestra propia muerte. Sin embargo, las formas de la aflicción varían enormemente de persona a persona, y también dependen de la naturaleza y significado de cada pérdida en particular. Lamentar y llorar una pérdida es un tipo de trabajo que necesitamos hacer, un proceso de llegar a aceptar la pérdida y alcanzar un nuevo equilibrio emocional con otras circunstancias. La aflicción es de suyo una variedad de curación, una operación del sistema sanador.

Los terapeutas que trabajan con pacientes que han sufrido una pérdida reconocen las fases del proceso de curación, que pueden ocurrir o no de forma secuencial; tal vez sería mejor llamarlas facetas de la aflicción y no fases. Una, que suele ser la primera, es la conmoción y la negación («¡No, no puede ser!»). La negación es un anestésico natural, y aunque tiene mala reputación (y evidentemente si persiste no es sana), puede ser muy útil como mecanismo temporal, para permitir un grado elemental de funcionamiento cuando el impacto total del sufrimiento podría ser aniquilador. La negación puede venir seguida de rabia y furia o alternar con ellas («¿Cómo es posible que me ocurra esto a mí?»), que yo no puedo dejar de comparar con la reacción inflamatoria que se produce tan pronto disminuye el dolor inicial y la hemorragia de una herida. La rabia puede dar paso a una fase de fantasía ilusoria («¡Ay, si yo hubiera sido mejor madre [padre, marido, esposa, hijo, hija, persona], esto no habría sucedido!»), que con frecuencia da paso a la depresión («No puedo seguir así».) Aunque pueda parecerse a una enfermedad, la depresión es una fase progresiva del proceso de la aflicción, porque representa la aceptación inconsciente de la pérdida y la liberación de la fantasía de poder recuperar lo que se ha perdido. Cuando la aceptación se hace consciente, acaba por desaparecer la aflicción, se asimila la pérdida (en algunos casos incluso se percibe como un regalo que abre a una nueva fase de la vida), y es posible obtener de nuevo la tranquilidad emocional. Al comprender la forma natural de la curación emocional, los terapeutas pueden ayudar a sus clientes a pasar por ella, alentando las expresiones apropiadas de la emoción para facilitar el avance hacia la salud y la integración.

Podríamos discutir sobre dónde colocar la curación emocional dentro del tema que nos ocupa. ¿Es superior o inferior a la curación que se produce en los sistemas corporales? ¿Es la mente la más elevada expresión de la información genética codificada en el ADN, o una manifestación de un campo de conciencia subyacente en la materia, incluido el ADN? Como arriba, así abajo;

como abajo, así arriba. No tiene importancia. Lo que importa es: dondequiera que miremos en el organismo humano, desde el ADN a la mente, los procesos de curación son evidentes.

¿Hay límites para lo que el sistema sanador puede realizar? Algunos de los casos registrados de curación compleja indican una capacidad de reparación y regeneración que va más allá de la experiencia ordinaria. He aquí un ejemplo, tomado de la lista de curaciones milagrosas de Lourdes y relatado en un artículo publicado en el *Canadian Medical Association Journal* en 1974. El autor escribe:

Para que una curación pueda clasificarse como milagrosa, se han de cumplir cinco requisitos. Primero, demostrar que la enfermedad existía y se había establecido un diagnóstico. Segundo, demostrar que el pronóstico era malo, con o sin tratamiento; tercero, que la enfermedad era grave e incurable; cuarto, que la cura sucedió sin convalecencia, que fue prácticamente instantánea; y, finalmente, que la cura ha sido permanente. La satisfacción de estos requisitos debe ser comprobada por el Departamento Médico de Lourdes, la Iglesia y la diócesis en que vive la persona curada «milagrosamente».

En Lourdes, cada caso presentado es revisado por tres equipos de médicos. Desde 1947 sólo han sido aceptados 75 casos para el primer nivel. De éstos, 52 lo fueron por el segundo nivel, y sólo 27 se declararon científicamente inexplicables por el tercer nivel. Después de que los equipos de médicos hayan calificado la curación de milagrosa, la Iglesia emite un juicio respecto a si esos casos inexplicables son consecuencia de intervención divina. Después se envía el caso a la diócesis local, donde el obispo nombra una comisión para examinar las pruebas. Estas comisiones suelen ser más rigurosas que el equipo de médicos de Lourdes, ya que de los 27 casos mencionados, sólo 17 fueron declarados milagrosos por la diócesis.[24]

El caso de Vittorio Micheli, nacido el 6 de febrero de 1940, fue uno de los diecisiete casos de curación milagrosa reciente:

Vittorio Micheli comenzó su servicio militar en el Ejército italiano en noviembre de 1961, al ser declarado físicamente apto, aunque él había notado unos dolores a los que no dio importancia en marzo de ese mismo año. En abril de 1962 se presentó en el hospital militar de Verona aquejado de dolores en la región del isquión izquierdo [el hueso de la cintura pélvica que soporta el peso en posición sentada] y la cadera. Tras muchos exámenes clínicos, exploraciones con radiografías y biopsias, se diagnosticó sarcoma [cáncer primario de hueso] de la pelvis izquierda.

En junio la dolencia había empeorado y las radiografías de agosto mostraron «destrucción casi completa de la pelvis izquierda», según los informes del Ejército. Le pusieron escayola desde la cadera al pie, gracias a lo cual podía estar de pie y caminar. En agosto el servicio médico del Ejército lo envió para un tratamiento radiológico, pero a los tres días concluyeron que el caso no era tratable por radiación. Cambiaron el tratamiento a quimioterapia, pero después de dos meses no se apreció ninguna mejoría y lo interrumpieron. En noviembre, las radiografías mostraron luxación de la cabeza del fémur, y en enero del año siguiente el fémur ya se había separado de la pelvis.

En mayo Micheli decidió ir a Lourdes. Le cambiaron la escayola por otra más resistente, y el examen mostró entonces que la cadera izquierda estaba deformada. El paciente había perdido todo control de la pierna izquierda. El dolor era fuerte y continuo, y requería analgésicos. Ya no podía estar de pie. También sufría de falta de apetito y de problemas digestivos.

En Lourdes, todavía escayolado, Micheli fue sumergido en las aguas. Inmediatamente sintió hambre, que es una característica de las curas de Lourdes. Poco después declararía en los intensos interrogatorios que le desapareció el dolor y que había tenido la sensación de que la pierna se le unía a la pelvis. Se sintió bien.

Pero no salió de un salto de la piscina para correr a la gruta. Aún llevaba la escayola. Aunque él creía que había sido curado, los médicos del Ejército no le creyeron. Le dejaron la escayola. Pero al cabo de un mes caminaba, todavía escayolado. En agosto, las radiografías revelaron una regresión en el sarcoma, y que el hueso de la pelvis se estaba regenerando. La mejoría continuó, y en la actualidad [1974], aunque hay cierta deformación, el sarcoma ha desaparecido. Micheli trabaja en una fábrica, donde está de pie de ocho a diez horas diarias. La articulación de la cadera y de la pierna izquierda está «lo mismo que normal» según los informes del departamento.[25]

Si este tipo de curación puede darse en *un* ser humano, yo creo que también puede darse en otros. Todos los circuitos y maquinaria están allí. El reto es descubrir cómo conectar los interruptores que activan el proceso.

# Los rostros de la curación: Oliver

A sus 88 años, Oliver Walston de Pemberville (Ohio) aún conserva su buena salud. Cojea un poco, reminiscencia de la artritis reumatoidea que lo aquejó durante buena parte de su vida adulta, pero hace mucho tiempo, veintidós años, que ya no siente dolor alguno. Oliver es granjero y hombre de negocios retirado, fue director de una compañía de seguros, policía y presidente del consejo de una escuela. Asegura que hasta ahora los médicos no han mostrado ningún interés por investigar cómo le desapareció la artritis.

Las articulaciones comenzaron a causarle molestias alrededor de los 35 años.

–Primero lo noté en los pies –me cuenta–. Más tarde comenzaron a hinchárseme y a dolerme mucho las rodillas, y poco después se me localizó en dedos, codos, hombros, cuello y columna. En invierno no lograba encontrar guantes lo suficientemente grandes para mis manos hinchadas, de modo que tuve que optar por manoplas grandes. También tenía que usar zapatos dos números mayores que los que usaba antes.

Probó todo tipo de medicamentos, con receta y sin receta, pero con ninguno consiguió un alivio constante y duradero.

También probó sin éxito tratamientos con calor y diversos remedios tópicos. En el momento de esta historia, cuando tenía 64 años, se había resignado a su enfermedad y se las arreglaba con el dolor tomando doce aspirinas alcalinizadas al día, seis muy potentes y seis de potencia regular. He aquí lo que sucedió, según sus propias palabras:

—Un día mi mujer me lavó el pijama y lo puso a secar en el tendedero. Una vez seco lo dobló y lo dejó en la cama. Me fui a acostar a las diez y me lo puse. Alrededor de la una y media me levanté para ir al baño y sentí un pinchazo en el interior de la pierna izquierda. Golpeé con fuerza, sacudí la pierna y cayó una abeja. Pasados dos días todavía tenía hinchado el lugar de la picadura, pero la hinchazón artrítica de la rodilla comenzó a disminuir. Al día siguiente se calmó el dolor de la picadura y dejé de tomar las aspirinas más fuertes porque el dolor y la hinchazón de todas las articulaciones comenzaron a remitir. Dos semanas después, dejé de tomar toda medicación. En cinco o seis semanas había desaparecido la hinchazón e inflamación de todas las articulaciones. Desde entonces, jamás me ha vuelto a molestar la artritis, e incluso he vuelto a mi número normal de zapatos.

Le pregunté qué creía que había ocurrido.

—No lo sé —me contestó—. La Madre Naturaleza hace cosas maravillosas. No quiero animar a las personas artríticas a buscar abejas que las piquen. Tal vez puede sanar a algunas personas y empeorar a otras.

De hecho, la terapia de picadura de abeja tiene un largo historial para artritis reumatoidea y otros trastornos inflamatorios y del sistema inmunitario. Incluso hay médicos que la practican, generalmente con el nombre de apiterapia o terapia del veneno de abeja. El veneno de abeja es una mezcla de compuestos muy bioactivos, algunos de los cuales tienen extraordinarios efectos antiinflamatorios. Por ejemplo, la adolapina y la melitina son más potentes que los esteroides comunes, y otro componente, la apanina, actualmente sometida a investigación en Francia, promete mucho como nuevo tratamiento para la esclerosis múltiple, que es otra enfermedad con un notable componente autoinmune. Existen inyecciones subcutáneas de veneno de abeja purificado, pero muchos apiterapeutas prefieren aplicar abejas vivas al paciente, sujetándolas con tenazas sobre los lugares donde han de hundir el aguijón. Dicen que el riesgo de este procedimiento es mínimo, aunque se apliquen muchos aguijonazos. Generalmente el procedimiento se repite a intervalos regulares.

Pero Oliver Watson en realidad no se sometió al tratamiento apiterapéutico. Sólo recibió una picadura, y eso cambió la dinámica de un problema autoinmune del que sufría desde hacía mucho tiempo, activando una reacción sanadora completa y permanente. Tiene cierta limitación de movimientos en las articulaciones que habían sufrido seria destrucción del cartílago, pero no ha habido inflamación ni progreso de la artritis durante las dos últimas décadas.

–¿Ninguno de los médicos que lo han visto ha estudiado la causa de su curación? –le pregunto.

–No –responde lacónicamente–. Creo que algunos lamentaron que no siguiera comprando todos los medicamentos.

# 6

# El papel de la mente en la curación

«¡Voy a combatir esto!»

¡Con cuánta frecuencia he oído a enfermos declarar su resolución de combatir una enfermedad que amenaza la vida! En esta actitud están apoyados por la sabiduría convencional y las normas sociales. Nos sentimos muy cómodos con el símbolo y la imagen de la guerra en nuestros métodos para enfrentarnos a la enfermedad. Declaramos la guerra al cáncer y la drogadicción. Esperamos que los científicos médicos inventen y elaboren nuevas armas contra los gérmenes y otros agentes de la enfermedad. Los médicos suelen llamar «arsenal terapéutico» a los fármacos medicamentosos. No es de extrañar que los enfermos traten de recuperar su salud asumiendo papeles guerreros.

Durante los años que llevo entrevistando a hombres y mujeres que han experimentado la curación, he llegado a convencerme de que «combatir esto» podría no ser la mejor manera de obtener el resultado apetecido. Si bien no hay ningún estado mental que tenga una conexión exacta con la activación del sistema sanador, un tema constante en las entrevistas es la aceptación de la enfermedad más que la lucha contra ella. La aceptación de la enfermedad suele formar parte de una aceptación más amplia de uno mismo, que representa un cambio mental importante, un cambio que puede iniciar una transformación de la personalidad y, con ella, la curación de la enfermedad.

Me cuesta muchísimo hablar de esta posibilidad con los científicos médicos, debido al enorme abismo que existe entre la comprensión científica de las interacciones mente-cuerpo y la percepción general del tema. No hace mucho recibí una carta de una mujer que asistió a una charla que di sobre la medicina del futuro. Escribe:

> Soy tecnóloga médica; después de trabajar muchos años en el ambiente hospitalario estoy desilusionada del modelo médico tradicional. Me parece que, tal como se practica actualmente, la medicina es completamente unidimensional. Me interesaron los aspectos mente-cuerpo de la curación y he continuado estudiando según mis posibilidades la conexión mente-cuerpo. Desde entonces he ampliado mi concepto de verdadera salud, que abarca mente, cuerpo y espíritu. Realmente creo que, como sociedad, daremos un salto cuantitativo en nuestras capacidades de verdadera curación una vez que este complemento mente-cuerpo-espíritu sea aceptado y comprendido por todos.

En su entusiasmo por las relaciones mente-cuerpo de la medicina, esta persona expresa el sentir de muchas otras. Se han publicado una buena cantidad de libros sobre el tema, y ha habido muchísimos programas de televisión, no pocos con reportajes de médicos e investigadores dedicados a un conocimiento avanzado sobre el papel de la mente en la salud y la enfermedad. Lo que el público no sabe es que estos trabajos no son representativos de la medicina ni de la ciencia en general. De hecho, son relativamente muy pocas las personas pertenecientes al sistema médico que se toman en serio el campo de la medicina que vincula mente y cuerpo; los más prestigiosos investigadores, los que sientan las prioridades e influyen en la recolección de fondos, desprecian a sus colegas que trabajan en ella. Los estudios que existen son de baja calidad. La medicina mente-cuerpo no se enseña en las facultades de Medicina; sólo de vez en cuando se presenta como un curso optativo. Mientras tanto, los defensores del modelo biomédico se complacen en lo que consideran una conquista inminente de la meta final: la conciencia humana. Hay un creciente consenso en la ciencia del sistema de que la mente es simplemente el producto de los circuitos y la bioquímica cerebrales, que estamos a punto de esclarecer hasta el último detalle. Desde este punto de vista, en el cual la mente es siempre un efecto más que una causa, no hay probabilidades de que a los científicos se les ocurra estudiar de qué manera puede la mente influir en el cuerpo.

Desde mi punto de vista, en cambio, como miembro que ejerce la medicina, veo un retroceso, un alejamiento de los progresos del pasado reciente y, en consecuencia, una brecha que se ensancha entre las actitudes profesionales y las expectativas del público. Por ejemplo, cuando era alumno, allá por la década de los sesenta, toda la comunidad médica reconocía que cuatro enfermedades tenían origen psicosomático (literalmente: mente-cuerpo): el asma bronquial, la artritis reumatoidea, la úlcera péptica y la colitis ulcerosa. En la actualidad esta lista se ha reducido a dos, el asma y la artritis reumatoidea, y hay investigadores que están decididos a combatir esta idea también.

Nueve años atrás atendí a un paciente poco común y difícil, un hombre cincuentón que trabajaba de jefe en una industria mayorista. Aparte de una hipertensión moderada que necesitaba medicación, su salud había sido buena hasta que dejó de fumar. Durante la mayor parte de su vida adulta había sido un fumador empedernido de dos paquetes diarios de cigarrillos. Su familia le fue urgiendo cada vez más para que dejara de fumar. Al final lo hizo.

«En realidad no me costó mucho –dice–. Sencillamente me mentalicé y sólo sufrí los tres primeros días.»

Pero a los dos meses de haber dejado de fumar se le declaró una colitis ulcerosa «salida de la nada», ya que nunca había tenido problemas digestivos. Fue a ver a un gastroenterólogo, el cual comenzó un tratamiento con medicamentos, le prohibió la leche y lo dejó así encaminado. El medicamento no le aliviaba los dolores abdominales ni le detenía la diarrea, y además le producía desagradables efectos secundarios. Después de un mes decidió seguir su intuición, que le decía que si volvía a fumar le desaparecería la colitis. Y así ocurrió; comenzó a fumar nuevamente y la colitis le desapareció muy pronto. Cuando vino a verme ya había hecho esto tres veces. La colitis le volvía cada vez que dejaba de fumar, y tardaba más en desaparecer cuando dejaba el tabaco. Temía convertirse en fumador adicto y además con colitis ulcerosa.

Cuando presenté este caso a un grupo de alumnos de Medicina de segundo año de la Universidad de Arizona, me consternó descubrir que no sabían nada de la naturaleza psicosomática de la colitis ulcerosa. Habían aprendido mucho sobre las anormalidades celulares y bioquímicas de la enfermedad, pero nada sobre alguna implicación de la mente en su origen y posible remisión. Poco después leí un artículo en el *New England Journal of Medicine* en el cual por primera vez se informaba del aumento de casos de colitis ulcerosa en ex fumadores, pero no en fumadores.[26] Después de analizar exhaustivamente la patofisiología de la enfermedad y la farmacología de la nicotina, los autores concluían diciendo que no lograban encontrar ningún mecanismo de correlación.

Si se trabaja a partir de la premisa de que la colitis ulcerosa es psicosomática, no hace falta tener una gran inteligencia para deducir que fumar es una eficaz puerta de salida para el estrés y que si se cierra esa salida, el estrés se irá a cualquier otra parte. Por qué en algunas personas se va al colon, mientras que en otras produce el hábito de comer compulsivamente o de comerse las uñas, puede ser cuestión de propensión individual. Mi consejo al paciente fue no tratar de dejar de fumar hasta que dominara las técnicas de control del estrés. Lo envié a un terapeuta de *biofeedback* y a un hipnoterapeuta, y también le hice varias sugerencias sobre cómo mejorar su estilo de vida (era empedernido bebedor de café, que irrita el colón, y además no comía de una manera que hiciera feliz a su sistema digestivo).

Y así vine a enterarme de que la colitis ulcerosa ya no se consideraba uno de los clásicos trastornos psicosomáticos; ese concepto había pasado de moda.

Más al tanto estaba de los logrados intentos por eliminar de esa categoría a la úlcera péptica. Actualmente está de moda considerar la úlcera una enfermedad infecciosa,[27] causada por la actividad de la bacteria *Helicobacter pylori*. El descubrimiento de la capacidad de este microorganismo para causar irritación crónica del revestimiento del estómago y el duodeno ha llevado a los médicos a la conclusión de que las úlceras no tienen ninguna relación con el estrés y a confiar totalmente en los antibióticos para tratar esta enfermedad. No me cabe duda de que *H. pylori* es un factor en la gastritis y la úlcera (y, casi con toda certeza, en el cáncer de estómago), pero ese reconocimiento no niega la influencia de la mente. Muchas personas infectadas por esta bacteria no tienen úlceras ni ningún otro síntoma, y algunas personas que desarrollan una úlcera no presentan la infección. ¿No podría ser que el estrés cambiara la química del estómago de manera que permitiera el ataque de estas bacterias después de un tratamiento agresivo invasor? Todas mis experiencias con infecciones sugieren que la sola presencia de un germen nocivo no lo explica todo. Las variaciones en la resistencia de la persona huésped determinan el comportamiento de los microorganismos capaces de causar enfermedad, ya sea para vivir en equilibrio con su huésped o para causarle daño.

Recuerdo haber oído un informe por radio sobre el espectacular aumento de trastornos relacionados con el estrés en los niños de las regiones de Bosnia actualmente en guerra. Dos de las enfermedades que los médicos ven aumentar son la hipertensión y las úlceras, ambas, por lo general, excepcionales en personas de esas edades. Evidentemente, los médicos bosnios todavía son de la opinión pasada de moda de que la úlcera es un trastorno relacionado con el estrés.

En realidad, la indiferencia hacia las interacciones mente-cuerpo de que me quejo es particularmente estadounidense. En otros países la medicina psicosomática es más viable (aunque aún marginal) y los investigadores están trabajando por ampliar la lista de los trastornos relacionados con el estrés, no en reducirla. En Japón se reconocen más de veinte trastornos psicosomáticos. Me alegra ver entre ellos el «desequilibrio del sistema nervioso autónomo», trastorno que yo reconozco y diagnostico con frecuencia pero que no existe oficialmente en Estados Unidos. Lo diagnostico haciendo un cuidadoso historial y simplemente tocando las manos. Las manos frías (en habitaciones abrigadas) son consecuencia de una circulación reducida debida a la hiperactividad del sistema nervioso simpático, la cual es causa de que se constriñan las arteriolas de las extremidades. Las personas que tienen las manos frías permanentemente suelen presentar alteraciones de la digestión y de otras funciones corporales, originadas por tensión interna; si esto persiste, este desequilibrio de los nervios autónomos puede conducir a problemas graves. Es mejor tratar con métodos psicosomáticos que recetar medicamentos para suprimir los síntomas.

Un colega alemán que trabaja en un hospital dedicado a la medicina psicosomática me sorprendió al explicarme el éxito que tiene su institución en el tratamiento del tinnitus (campanilleo o zumbido de oídos), síntoma común que puede ser muy molesto y debilitador. La medicina estadounidense no tiene ningún tratamiento específico para el tinnitus, ninguna comprensión de su causa y muy poco éxito en aliviarlo. Mi amigo alemán piensa que el tinnitus es consecuencia de una tensión muscular crónica en la cabeza y cuello, con frecuencia asociada a malas posturas y al estrés. Él recomienda la práctica del yoga, la relajación y el trabajo corporal, y dice que muchas veces consigue ayudar a librarse de este malestar a los pacientes.

Puesto que no soy investigador, no voy a malgastar palabras especulando sobre mecanismos que puedan explicar el papel de la mente en la curación. Veo muchas posibilidades, no sólo en las actividades del sistema nervioso autónomo, sino también en la cantidad de interacciones entre los receptores y los muchos neuropéptidos que clasificamos diversamente como neurotransmisores, hormonas y reguladores del crecimiento. Candace Pert, una de las investigadoras pioneras de estas sustancias reguladoras, sugiere que cada una podría estar asociada con un determinado estado anímico y que, además de su acción en las funciones corporales, podría influir en el comportamiento.[28] Señala que los receptores de muchos neurotransmisores se localizan en el vientre y en el cerebro, sobre todo en las zonas relacionadas con la emoción. Los receptores de endorfinas ciertamente tienen esa distribución; influyen en el funcionamiento de los intestinos además de producir euforia y tolerancia al dolor. Esto da un significado bioquímico a la común expresión «sentimiento visceral». Tal vez nuestros intestinos son también sedes de la emoción. Lo que ocurre en nuestras vísceras podría influir en los centros cerebrales profundos y viceversa.

Dado que las células del sistema inmunitario tienen receptores para muchas de estas mismas partículas péptidas, es probable que también nuestras defensas formen parte de esa red que conecta los sistemas nervioso y endocrino, lo que sugiere mecanismos que explican cómo la resistencia de la persona a la infección varía según su estado mental. Pert escribe:

> Lo cierto es que la división conceptual entre la inmunología, la endocrinología y la neuropsicología ya ha pasado a la historia; la existencia de una red de comunicación entre los neuropéptidos y sus receptores ofrece un eslabón entre la defensa celular del cuerpo y los mecanismos de reparación, glándulas y cerebro.[29]

En resumen, los mecanismos están ahí para ser descubiertos si los investigadores los buscan. Mientras tanto, los médicos no deberían dejarse limitar por la falta de investigaciones.

Permítame que le cuente unas cuantas experiencias que han reforzado mi ya antigua creencia en las interacciones mente-cuerpo y que me han hecho poner más atención si cabe en la vida mental y emocional de los pacientes que me consultan por problemas físicos.

En agosto de 1991, cuando mi esposa Sabine estaba embarazada de siete meses de su cuarto hijo (y primero mío), nos hallábamos en la Columbia Británica, donde yo dirigía un seminario-taller sobre salud y curación. Una de las participantes era una amiga y colega, Marilyn Ream, médica de cabecera de Spokane (Washington), que trabaja en una clínica para mujeres. Marilyn estaba terminando un curso de terapia interactiva de imágenes guiadas, que es uno de mis métodos mente-cuerpo preferidos. Yo le pedí que hiciera una demostración del método, y ella le preguntó a Sabine si se prestaba a hacer de voluntaria ante el grupo. Sabine aceptó.

Mi mujer tiene un historial de problemas de espalda asociados con el embarazo. Generalmente hacia el séptimo mes se le dislocan dos vértebras, y tiene la costumbre de acudir a que le den un masaje en la columna para que se las arreglen. En esa ocasión llevábamos varias semanas viajando y no encontraba a ningún quiropráctico que le arreglara la columna, de modo que sufría de dolor constantemente. Marilyn le preguntó si deseaba trabajar en su espalda con una sesión de imágenes guiadas. Sabine se negó: pensaba que se trataba de un problema mecánico que necesitaba una solución mecánica. Pero sí deseaba trabajar en asuntos relativos al parto. Quería que el bebé llegara a tiempo, porque yo tenía programado un viaje fuera del país una semana después de la fecha prevista, y también quería que el parto fuera rápido, ya que en los embarazos anteriores había sido largo y difícil.

Marilyn le pidió que se echara en el suelo, se soltara la ropa e hiciera una serie de respiraciones profundas. La terapia interactiva de imágenes guiadas emplea formas de hipnoterapia a fin de inducir a un estado de trance leve para acceder al inconsciente; pero más que la hipnoterapia estándar, da poder a los pacientes animándolos a desarrollar sus propias estrategias para superar la enfermedad. Se parte de la suposición de que la mente comprende la naturaleza de los procesos de la enfermedad y sabe cómo resolverlos, suposición coherente con la capacidad de diagnóstico del sistema sanador. El problema está en hacer accesible esa información a la conciencia de vigilia y animar a los pacientes a obrar en consecuencia. Marilyn comenzó el proceso pidiéndole a Sabine que se imaginara un lugar conocido donde se sintiera totalmente segura y que lo describiera. Sabine describió un paraje situado en la región de los cañones del sur de Utah. Marilyn le ordenó que enfocara pequeños detalles, que tratara de oír sonidos y oler aromas, además de ver el lugar. A Sabine le entusiasmó la tarea y pronto estuvo muy relajada.

Entonces Marilyn le pidió que desplazara su atención al útero y al bebé que estaba dentro. Pronto Sabine estuvo en comunicación con el bebé. Marilyn la guió en un diálogo con el bebé: Sabine le pidió a la pequeña (ya sabíamos su sexo por entonces) que llegara a tiempo, a lo cual ésta accedió, y que colaborara procurando que fuera rápido y sin problemas. En este diálogo Sabine repetía las palabras que «oía» decir a la pequeña en respuesta a sus preguntas. Pasado un rato Sabine creyó haber acabado la tarea y Marilyn le dijo que volviera a su lugar del sur de Utah.

—¿Cómo te sientes?

—Fabulosamente. Muy tranquila.

—¿Querrías trabajar en algo más? ¿Tu espalda, por ejemplo?

—Mmmm, bueno.

—Estupendo. Entonces fija la atención en la parte de la espalda que te duele y dime qué encuentras allí.

Sabine ahogó una exclamación.

—¿Qué pasa? —le preguntó Marilyn.

—Está... está toda negra.

—Entra en esa negrura y ve si tiene algo que decirte —le sugirió Marilyn.

—Dice que está muy enfadada —contestó Sabine con tono de sorpresa—. Está enfadada «conmigo».

Sabine no estaba preparada en absoluto para la intensidad del enfado de su espalda contra ella. Con la orientación de Marilyn entabló una improvisada conversación con su espalda y descubrió que ésta estaba furiosa porque Sabine estaba enfadada con ella, y porque no la cuidaba.

—Pregúntale qué desea —le dijo Marilyn.

—Dice que quiere que me ponga toallas calientes allí.

—¿Lo vas a hacer?

—Sí, pero me he estado poniendo toallas frías. Creía que era mejor el frío.

—Dile que te vas a poner toallas calientes y pregúntale si te va a dejar de doler.

—Ya lo hice. Dice que sí.

—¿Cómo la sientes ahora?

—Mejor —contestó Sabine. Se movió hacia un lado—. Ciertamente mejor. Es la primera vez en varias semanas que me siento algo mejor.

—¿Ha desaparecido totalmente el dolor?

—No.

—Pregúntale si puede dejar de dolerte del todo.

—Dice que sí.

—Pídele que por favor lo haga.

—Bien. Ya. Creo que lo ha hecho.

—¿Cómo te sientes ahora?

—¡Dios mío, creo que ha desaparecido el dolor!

—¿Se ha marchado?

Sabine se movió hacia uno y otro lado.

—Sí, ha desaparecido totalmente.

Cuando volvió a la conciencia normal, el dolor continuó sin aparecer. Continuó ausente esa noche y al día siguiente. (De todos modos, Sabine cumplió la promesa de ponerse toallas calientes en la espalda.) De hecho, el dolor no le volvió en todo el resto del embarazo, incluso sin recibir ningún tipo de tratamiento de quiromasajes. Jamás había estado libre de dolor durante los dos últimos meses de embarazo.

Dentro de un momento explicaré lo que ocurrió con el trabajo del parto y el parto mismo. Mientras tanto, de camino a casa en coche desde la Columbia Británica, yo también tuve una interesante experiencia con esta técnica. Nos detuvimos en Olympia (Washington) a visitar a un amigo que tenía bañera con agua caliente. Yo suelo ser bastante selectivo respecto a los baños calientes: en algunos me meto, en otros no. Tuve mis dudas, pero de todos modos me di un baño. Dos días después, me apareció una infección en la piel. La foliculitis por baño caliente es ahora un trastorno reconocido, una infección bacteriana de los folículos capilares causada por un microorganismo llamado *Pseudomonas,* notoriamente resistente al tratamiento. En mi caso me produjo varias lesiones rojas y dolorosas en la pierna izquierda, particularmente en la rodilla. No podía cuidarme apropiadamente mientras conducía, pero cada mañana y cada noche me ponía compresas calientes en los lugares infectados, trataba de sacarles líquido y les aplicaba agua oxigenada. Daban la impresión de contener pus, pero no salía nada. Después me aparecieron más lesiones, en el muslo y en el brazo izquierdo.

A medida que progresaba la infección, me fui poniendo más nervioso. Cuando llegamos a casa, una semana más tarde, se me había extendido a la cara y comencé a sentir un malestar general. Estaba pensando en acudir a un médico al día siguiente cuando Sabine, aún llena de entusiasmo porque no le dolía la espalda, me dijo:

—¿Por qué no llamas a Marilyn y que ella te haga una sesión de imágenes guiadas por teléfono?

—Estás loca, esta es una infección bacteriana —le dije yo.

—Y mi dolor de espalda era un problema mecánico —me recordó ella con mirada maliciosa.

Llamé a Marilyn, más por Sabine que por mí. Marilyn me dijo que nunca había hecho esto por teléfono, pero que estaba dispuesta a intentarlo. Me eché en un sofá con el teléfono apretado contra la oreja derecha. Guiado por Marilyn me fui a un paraje que me gusta mucho del desierto de Giles en Nuevo

México. Una vez instalado allí, Marilyn me dijo que eligiera la lesión que me molestaba más en esos momentos. Elegí la de la cara.

—Ponte allí —me dijo— y dime qué ves.

Vi una masa de energía atrapada, arremolinada y muy roja.

—Pon atención a ver si tiene algo que decirte.

Me concentré en ese lugar y «puse oído atento». Inmediatamente aparecieron palabras en mi mente.

—Dice que no puede abandonar mi cuerpo y salir hacia fuera —le dije excitadísimo—. Yo he estado tratando de que salga pero no puede. La única manera de hacerlo es entrando y reabsorbiéndose.

—Si es así, ¿qué deberías hacer? —me preguntó Marilyn.

Mi conciencia proveyó la respuesta:

—Bueno, supongo que debo dejar de apretarme las ampollas. Ponerle compresas húmedas y calientes está bien, pero debería descansar más.

—¿Tiene algo más que decirte?

—No logro escuchar nada más, sólo una idea de que debería comer ají picante [guindilla] para estimular la circulación.

—Entonces volvamos a ese desierto donde comenzaste.

Cuando colgué, Sabine me dijo que veía una diferencia en las lesiones.

—No están tan rojas —me dijo.

Yo no aprecié ninguna diferencia, pero me fui a la cama relajado y confiado en que mi cuerpo cuidaría de sí mismo. A la mañana siguiente, sin haber comido ají picante ni haber hecho ninguna otra cosa, vi que el problema había comenzado claramente a disminuir. A las veinticuatro horas, todos los lugares infectados estaban en franca mejoría, con gran alegría de mi parte.

Si un método mente-cuerpo como las imágenes interactivas guiadas puede curar el dolor de espalda que acompaña al dislocamiento de vértebras y una infección de la piel, ¿por que no va a poder cambiar cualquier cosa? Estas experiencias me convencieron de que ningún problema corporal está fuera del alcance de la intervención mental, sobre todo dado que las técnicas mente-cuerpo ahorran mucho tiempo y dinero y no tienden a causar daño.

Tres semanas antes de la fecha prevista para el nacimiento de la pequeña, le pedí a un amigo y colega, el doctor Steve Gurgevich, que practica la hipnoterapia, que le hiciera una sesión a Sabine, nuevamente en interés de un parto a su tiempo, rápido y sin complicaciones. En esos momentos el bebé estaba en posición de presentación de nalgas, y eso nos preocupaba. El anterior bebé había tenido esa misma posición, lo que hizo que el parto fuera largo y doloroso. Steve hizo una sesión de una hora con Sabine al caer la tarde, animándola a pedirle a la niña que se diera la vuelta antes de que comenzara el trabajo del parto y que lo hiciera fácil. Cuando Sabine salió de la ensoñación, estaba absolutamente relajada. Después que Steve se marchara, Sabine y yo entramos en la cocina para comenzar a preparar la cena. De pronto ella se cogió el vientre y se agachó.

–¿Qué te pasa?

–Creo que la niña se está dando la vuelta –me dijo sorprendida.

Dio la casualidad de que esa noche venía nuestra partera a cenar con nosotros. Examinó a Sabine y dijo que el bebé estaba en presentación cefálica; se había dado la vuelta a los veinte minutos de habérselo pedido. La niña llegó exactamente en la fecha prevista, el 4 de octubre. El parto duró dos horas y seis minutos, demasiado corto, en el sentido de que apenas tuvimos tiempo de prepararnos. No es necesario decir que Sabine y yo somos verdaderos creyentes en la eficacia de los métodos mente-cuerpo, y cuando oímos a los médicos e investigadores descartar el papel de la mente en la salud y la curación, intercambiamos sonrisas de complicidad.

Cuando hago el historial de un nuevo paciente, pregunto muchas cosas sobre estilo de vida, relaciones, aficiones, maneras de relajarse, hábitos alimenticios y de ejercicio, actividad sexual e intereses espirituales. En un historial formal, todas estas preguntas se agrupan en una sección llamada «historial social»; muchos médicos la omiten porque no le dan importancia. La primera vez que un médico se sienta ante un paciente a hacer su historial, el proceso dura más de una hora. Los alumnos se ciñen a un formulario prescrito, hacen las preguntas de memoria y después escriben concienzudamente y en toda su extensión las respuestas. En el tercer año de facultad y ante las urgencias de las prácticas de clínica, aprenden que deben acelerar el proceso para cumplir con todo el trabajo. En el periodo de internado y residencia, los historiales se adelgazan, en gran parte eliminando preguntas. Desgraciadamente, lo que primero se elimina es el historial social, ya que los médicos dan mayor prioridad a las preguntas sobre los síntomas, problemas de salud pasados y medicaciones actuales. Digo desgraciadamente porque según mi experiencia el historial social contiene con mayor frecuencia las claves para saber las causas de los problemas de los pacientes, así como las posibilidades para su solución.

Estoy convencido de que el estrés es una causa principal o factor agravante de muchas enfermedades que llevan a los pacientes a la consulta médica. Supongamos que un paciente viene aquejado de frecuentes dolores de cabeza, y los exámenes físicos y los análisis de sangre son normales. Si quiero determinar si los dolores de cabeza tienen relación con el estrés, normalmente puedo conseguirlo haciendo una sencilla pregunta: «¿Qué pasa con los dolores de cabeza cuando está de vacaciones?». Es muy probable que los síntomas que desaparecen con las vacaciones surjan de circunstancias estresantes en la vida laboral y cotidiana de la persona. Determinar qué circunstancia causa el problema (trabajo, matrimonio, hijos, falta de relaciones u otra cosa) requiere algo más de exploración.

Debido a que hago historiales sociales extensos y trabajo a partir de un modelo de salud y curación basado en la interacción mente-cuerpo, me doy cuenta de las correlaciones que existen entre los acontecimientos mentales/emocionales y las reacciones curativas. Estas correlaciones son importantes, ya que sugieren las maneras como las personas pueden mantener en buen funcionamiento sus sistemas sanadores, y cómo usar sus mentes para favorecer la curación en lugar de obstaculizarla. Esta información la presento con detalle en la segunda parte de este libro.

Primero algunas advertencias. A veces la curación ocurre en ausencia de cualquier cambio profundo del corazón o la mente. Algunos sinvergüenzas sanan de enfermedades graves mientras que algunos santos mueren con dolorosa agonía. Es posible que en lo que se refiere a la reparación del ADN por las enzimas sea insignificante la influencia de la mente en el proceso sanador, como podría serlo también en otros campos. Sin embargo, veo un claro papel de la mente en la curación, visible en las correlaciones de las reacciones curativas con los cambios mentales y emocionales.

Por ejemplo, una reacción sanadora puede seguir inmediatamente a la resolución de una situación insoportable, como podría ser el fin de un matrimonio o un trabajo que causa desdicha, o hacer las paces con un familiar con el que se tenía enemistad. Un colega me escribió diciéndome que el caso más espectacular de curación que había visto era el de «un presidente de banco aquejado de hipertensión crónica, cuya presión arterial se normalizó al día siguiente de que su mujer entablara demanda de divorcio. Le bajó a 12/8 y ahí se estancó».

Otra correlación es la desaparición de un grave problema médico al enamorarse. Lo he visto en casos de enfermedades autoinmunes (v. pág. 27, nota), en particular artritis reumatoidea y lupus, y también en casos de dolor musculoesquelético y cansancio crónico. Ojalá pudiera yo disponer que los enfermos se enamoraran más a menudo. Si lograra descubrir la manera de hacerlo sería ciertamente un médico con muchísimo éxito.

También he visto activarse la curación tras la explosión de rabia de un enfermo. A los terapeutas de la Nueva Era que enseñan a la gente a liberarse de las emociones negativas no les va a agradar oír esto, pero los hechos son los hechos. Un ejemplo es el caso de un paciente con el que trabajé durante un largo periodo, un hombre de algo más de treinta años que sufría de una enfermedad autoinmune crónica, que le atacaba las plaquetas y los glóbulos rojos. Mediante una completa remodelación de su estilo de vida y varios métodos mente-cuerpo, entre ellos la visualización, logró dejar de tomar esteroides y otros medicamentos supresores que llevaba años administrándose. El hecho de tomar conciencia y expresar su rabia contra los médicos y hospitales fue parte del cambio. Finalmente su salud mejoró tanto que se sintió capaz de hacer realidad un viejo deseo: iniciar un aventurero viaje por Australia y Nueva Zelanda. Un día recibí una llamada desde Australia. Mi paciente se había caído de un caballo y se había quebrado dos vértebras (debilitadas por la toma de esteroides durante tanto tiempo); la conmoción le había desencadenado un episodio de destrucción autoinmune de plaquetas y glóbulos, y lo iban a evacuar en avión hacia un hospital de Arizona.

Pese al accidente y a la reactivación del proceso de la enfermedad, lo encontré con mejor aspecto que nunca; me dijo que había disfrutado de un año de excelente salud. Mientras cumplía el papeleo para ser hospitalizado le dije que no se desanimara, que había que suponer que habría recaídas. El objetivo, le dije, era lograr que las recaídas fueran menos frecuentes y que saliera de ellas con más rapidez y menos intervenciones. Inmediatamente comenzó un tratamiento con esteroides, pero los niveles de glóbulos bajaron tanto que los médicos del hospital dijeron que era necesario practicarle transfusiones. Él se negó y yo lo apoyé. Con anterioridad había logrado hacer subir el recuento globular trabajando con las emociones y visualizando cómo los glóbulos blancos protegían sus plaquetas y glóbulos rojos del ataque autoinmune. Los médicos lo presionaron más para que aceptara las transfusiones. Al final, una noche que estaba insomne, le vino un ataque de rabia contra su situación y por estar nuevamente dependiendo de la medicina de hospital.

Esta rabia le recorrió todo el cuerpo y la manifestó contra todo el personal que lo atendía. A las pocas horas comenzaron a subirle los niveles de plaquetas y de glóbulos rojos, con lo cual fueron innecesarias las transfusiones; a los pocos días lo dieron de alta. También dejó de tomar esteroides antes que otras veces. No me cabe la menor duda de que a veces las expresiones de rabia apropiadas y enfocadas pueden activar el sistema sanador, les guste o no a los terapeutas de la Nueva Era.

La fe en el poder sanador de una persona, un lugar o una cosa puede también ser la clave del éxito. Este es el dominio de la reacción placebo y las imágenes milagrosas. Al parecer no somos capaces de inducir reacciones sanadoras a voluntad porque nuestra voluntad no está directamente conectada con el sistema nervioso autónomo ni con otros mecanismos controladores del sistema sanador. Pero podemos salvar ese obstáculo proyectando la fe en la curación sobre algo exterior e interaccionar con él. Ya he señalado que si los médicos comprendieran este proceso y estuvieran mejor preparados para trabajar basándose en la fe, podrían desempeñar mejor su papel de chamanes/sacerdotes y ser mucho más eficientes en ayudar a los enfermos a ponerse bien.

Finalmente, la correlación más común que he observado entre la mente y la curación en las personas que sufren enfermedades crónicas es la aceptación total de las circunstancias de la propia vida, incluida la enfermedad. Este cambio permite una profunda relajación interior, de modo que la persona ya no se siente obligada a mantener una actitud defensiva ante la vida. Muchas veces ocurre como parte de un despertar espiritual y sumisión a un poder superior.

Voy a resumir un caso a modo de ejemplo. Un amigo mío japonés, Shin-ichiro Terayama, director ejecutivo de la Sociedad Médica Holista de Japón, es superviviente de cáncer. Shin es diplomado en física del estado sólido, y es además asesor de empresas. Ahora, a sus cincuenta y ocho años y manifiestamente sano, difunde por todo el mundo la causa de la medicina holista, y es un consumado violonchelista y consejero de enfermos, especialmente de los de cáncer. Creo que no me habría caído bien si nos hubiéramos conocido hace diez años, antes de que le diagnosticaran la enfermedad. En las fotografías de ese tiempo se le ve pálido y desagradable, sin la apariencia del hombre afable y espiritualmente vivo que conozco.

En ese tiempo sufría de adicción al trabajo, estaba de servicio las veinticuatro horas del día. Dormía poco, bebía entre diez y veinte tazas de café diarias, le gustaban muchísimo los bistés y los dulces y no tenía ni un minuto para la música. En otoño de 1983 tuvo una fiebre que le duró un mes y que le impedía levantarse y caminar, pero los exámenes y análisis médicos fueron normales. En ese tiempo, dice él, tenía una fe ciega en los médicos y en los hospitales. Algunos meses después tuvo tres episodios de sangre en la orina y se cansaba mucho. Un amigo que era practicante lego de la medicina oriental y macrobiótica le dijo que algo tenía mal en los riñones, diagnóstico que basaba en la observación y una comprobación de los meridianos de acupuntura. Le recomendó un cambio radical de dieta, pero a Shin no le interesó, y los médicos continuaron diciéndole que no había nada malo.

A comienzos del otoño de 1984, su cansancio aumentó de tal forma que no podía trabajar. Sólo deseaba descansar. Cuando volvió a la clínica para que le hicieran nuevos exámenes, le detectaron un bulto en el abdomen; una ecografía que le hicieron a continuación reveló que tenía el riñón derecho agrandado en un 30 por ciento. Shin continuó sin hacer nada. En noviembre de 1984, a instancias de su esposa, médica, fue a un hospital. Las radiografías revelaron un tumor, y los médicos lo persuadieron de que era necesario extirparle quirúrgicamente el riñón. Shin preguntó si el tumor era benigno o maligno. Le dijeron que era «algo intermedio». En realidad era un carcinoma de células renales (cáncer de riñón) y ya había formado metástasis en los pulmones.

En Japón se oculta rutinariamente a los enfermos el diagnóstico de cáncer, para no deprimirlos indebidamente. Es inevitable que esto lleve a subterfugios. Después de la operación, el médico le dijo que deseaba tratarlo con una serie de inyecciones como «medida preventiva». En realidad las inyecciones eran de cisplatino, que es un fuerte agente quimioterapéutico, pero Shin no lo sabía. Lo que sí sabía era que las inyecciones le producían vómitos, caída del cabello y encanecimiento de la barba; se negó a terminar la serie de inyecciones. Entonces el médico ordenó «tratamiento de radiación» en la región renal, diciéndole que era un «sol artificial». Después de las primeras radiaciones se sintió muy cansado, perdió el apetito y tenía que estar en cama todo el día. Una noche tuvo un conmovedor sueño en el que asistía a su propio funeral, y esto le hizo comprender, por primera vez, que estaba muy enfermo, que podía morir y que lo habían engañado respecto a la verdadera naturaleza de su enfermedad. También desarrolló un síntoma poco común, un sentido del olfato hiperagudo.

—Estaba en la segunda planta del hospital —recuerda—, y sentía el olor de la comida que preparaban en la cuarta. Percibía los olores corporales de todas las enfermeras. Estaba en una sala en que éramos seis enfermos y los olores se me hicieron insoportables. Tenía que escapar de ellos; me recordaban la muerte.

Esperó a que estuviera todo oscuro, se bajó de la cama sin ser visto y siguió a su olfato hacia la salvación. El único lugar que le pareció bien de olor fue el techo del hospital, desde donde hizo entrar aire fresco a sus pulmones. Mientras tanto, una enfermera se había dado cuenta de su ausencia y dio la alarma. Cuando un grupo de búsqueda lo encontró en el techo, inmediatamente pensaron que estaba a punto de suicidarse, cosa que acarrearía mala publicidad al hospital. Finalmente llegaron cinco enfermeros y lo llevaron en volandas de vuelta a su sala. A la mañana siguiente su médico lo reprendió diciéndole:

—Anoche provocó usted una enorme conmoción. Si desea continuar aquí debe seguir las normas; si no, ya se puede ir a su casa.

Eso le sonó a música celestial. Inmediatamente firmó los papeles del alta y se fue a casa. Después consultó a su amigo macrobiótico, el cual lo instó a adoptar una estricta dieta de arroz integral.

—No podía ni imaginármela —dice Shin.

Cuando despertó al día siguiente se sorprendió al encontrarse vivo. La mañana le pareció increíblemente hermosa y sintió un enorme deseo de ver la salida del sol. Subió al terrado de la octava planta del edificio de su apartamento, desde donde podía ver la línea del horizonte de Tokio. Recitó mantras y poemas budistas, juntó las manos en oración y esperó la salida del sol. Cuando lo vio aparecer sintió que un rayo le penetraba en el pecho, dando energía a su cuerpo.

—Presentí que iba a suceder algo maravilloso y me eché a llorar —cuenta—. Simplemente me sentía feliz por estar vivo. Consideré que el sol era Dios. Cuando bajé a mi apartamento, vi auras alrededor de todos mis familiares. Pensé que todos eran Dios.

Durante las semanas siguientes Shin observó la estricta dieta y realizó diariamente el rito de observar la salida del sol desde el terrado; era lo que esperaba con más ilusión cada día. Su estado fluctuaba. Su médico trató de prevenirlo en contra de la dieta macrobiótica, instándolo a que comiera más carne y pescado; también trató de convencerlo de que aceptara quimioterapia oral. Él se negó. Después se inscribió en un nuevo retiro sanador que había abierto un amigo suyo en los Alpes japoneses, con baños termales y excelente comida natural. Descansó, salió a dar paseos diarios por los bosques y montañas y comenzó a tocar el violonchelo, algo que no había hecho desde hacía muchos años.

—El aire y el agua puros me dieron vigor —recuerda—, y tomé conciencia del poder sanador natural que había en mí y a mi alrededor. Poco a poco comencé a comprender que yo me había creado mi cáncer. Me lo había creado con mi comportamiento. Y cuando me di cuenta de eso, comprendí que tenía que amarlo, no atacarlo como a un enemigo. El cáncer era parte de mí y yo tenía que amarme a mí por completo.

Actualmente Shin Terayama no es sólo un superviviente del cáncer; es un ser transformado, que no tiene el aspecto de su viejo yo, ni actúa ni piensa como él. He tenido el privilegio de hacer excursiones con él por las montañas de Japón y Estados Unidos, bañarme con él en las aguas termales, asistir a sus conciertos y charlas y escucharlo aconsejar a muchos enfermos de cáncer recién diagnosticados. «Debe amar su cáncer», les dice siempre a sus clientes. «Su cáncer es un regalo. Es el camino hacia la transformación y una nueva vida.»

Es posible que muchos médicos no acepten como curación espontánea el caso de Shin. Después de todo pasó por los tres tratamientos estándar para el cáncer: cirugía, quimioterapia y radioterapia, aun cuando no terminó los dos últimos. El carcinoma de células renales es fascinante; para cáncer de riñón con metástasis en los pulmones, hay sólo un 5 por ciento de supervivencia de cinco años, pero es uno de los tipos de cáncer más asociado con la remisión espontánea. El rasgo que encuentro más impresionante de la historia de Shin es su transformación psicoespiritual, simbolizada por un rayo de sol que penetra en su pecho en un terrado de Tokio, y resumido en su afirmación: «Comprendí que tenía que amar mi cáncer, no atacarlo como a un enemigo». Eso es verdadera aceptación de uno mismo.

Muchas personas no van por la vida con actitud de aceptación. Más bien están en un estado de confrontación perpetua, tratando de configurar los acontecimientos y controlar las situaciones por la imposición de la voluntad. Según Lao-Tse, el antiguo filósofo chino, esa actitud se opone directamente a la forma y camino de vida (el Tao), y los que se aferran a ella están sentenciados a muerte.

*Como el blando paso del agua hiende la obstinada piedra*
*así rendirse a la vida soluciona lo insoluble.*

*Dicen que «donde hay voluntad hay un camino»,*
*deja que la vida madure y después caiga,*

*la voluntad no es ningún camino:*
*niega el camino de la vida y eres muerto.*[30]

La aceptación, el sometimiento, la rendición, o como quiera llamársele a este cambio mental, puede ser la llave maestra que abra la puerta a la curación.

# Los rostros de la curación: Mari Jean

En 1978, cuando Mari Jean Ferguson acababa de dar a luz a su primera hija, le diagnosticaron hipertensión (tensión arterial alta). El embarazo había sido difícil, había experimentado irregularidades en el ritmo cardíaco y fuertes alergias respiratorias. Sus médicos deseaban tratarla con medicamentos para estos tres trastornos, pero ella se negó.

—Mi suegro era farmacéutico y había trabajado para una empresa farmacéutica —cuenta—, y yo jamás tomaba ningún medicamento sin consultarlo antes con él. En este caso, me dijo que los medicamentos que me querían hacer tomar eran muy fuertes y me los desaconsejó. Me dijo que esperara un año a ver qué ocurría. Continué con las inyecciones para la alergia, las que llevaba poniéndome desde hacía un tiempo. He hecho ganar muchísimo dinero a los alergistas desde que era adolescente, y ser alérgica seguía siendo mi principal problema médico. Durante varios años conseguí mantener la tensión alta dentro de lo normal sin medicamentos, con técnicas de reducción del estrés, ejercicios de respiración y control de peso.

Mari Jean necesitaba toda la ayuda posible para controlar el estrés. Su carrera profesional estaba en suspenso, ya que estaban estudiando su nombramiento como catedrática numeraria en una importante universidad del Medio Oeste. La comisión encargada de evaluarla desaprobaba que hubiera tenido una hija a los 38 años, y finalmente fue rechazada. Su matrimonio también estaba en crisis; después del nacimiento de su hija, su marido se puso «francamente agresivo» y se negaba a responsabilizarse de la niña alegando que no era suya.

Ese era su segundo matrimonio. El primero había acabado en divorcio cuando su marido comenzó a beber demasiado y estuvo internado varias veces en hospitales psiquiátricos. Por entonces estaba en Berkeley (California), donde se había doctorado en sociología a fines de los años sesenta. Estaba muy lejos de su ciudad natal, Alberta, en el norte, «donde perdí mucho tiempo rebelándome contra mi familia. Faltaba muchísimo a clase en el instituto, después estudié empresariales, me casé muy joven, en fin, que siempre estaba cometiendo errores. Mi hermano era el héroe y recibía todas las aprobaciones».

En 1970, su padre murió de cáncer, a los 60 años, con lo cual su madre quedó muy afligida.

Al perder su trabajo académico en 1981, hizo un curso para ser terapeuta familiar y se sometió a terapia durante dos años.

«Comencé a comprender que mi familia había sido muy disfuncional; también comencé a crecer, pero, irónicamente, esto me acarreó más problemas en mi matrimonio, ya que mi marido siguió siendo el mismo. Entonces un día, inesperadamente, entabló demanda de divorcio y se llevó todo el dinero.»

En 1984 recibió otro duro golpe, cuando su hermano murió repentinamente de miocarditis, que es una infección viral del corazón. Su madre, afligida por el dolor, tuvo una serie de infartos que obligaron a Mari Jean a hacer frecuentes viajes a Alberta para cuidarla, hasta que murió en 1986. La presión arterial le fue subiendo hasta que ya era imposible controlarla sin medicamentos; comenzó a medicarse poco antes de la muerte de su madre. Tenía sobrepeso y fumaba, y con todo esto le vino una depresión clínica. Durante un tiempo tomó antidepresivos y volvió a la psicoterapia. En 1989 se trasladó a Pittsburgh para comenzar una nueva vida; allí había aceptado un trabajo de profesora de sociología en una pequeña escuela de formación profesional.

—Tenía méritos de sobra para ese puesto —dice—, y sabía que no encajaba allí, pero decidí mantener cerrada la boca e intentarlo.

En ese tiempo se hallaba bajo la atención médica de la doctora Amy Stine, que la mantenía con una combinación de dos medicamentos antihipertensores.

—A pesar de mis buenas intenciones, volví a meterme en jaleos —recuerda—. Mi jefe de departamento quiso vengarse y despedirme cuando me presenté para la renovación del contrato, y tuve que buscarme un abogado.

En octubre de 1993 acudió a la doctora Stine para un reconocimiento. La doctora se sorprendió al ver que la presión de su paciente había bajado a 9/6.

—Exceso de medicamento —le dijo, y eliminó uno de los fármacos.

A comienzos de 1994 volvió a visitar a la doctora Stine. La presión continuaba en 9/6.

—¿Qué es lo que hace? —le preguntó la doctora.

Pero Mari Jean prestó muy poca atención a la pregunta. Los años le habían enseñado que la mayoría de los médicos no se interesan tanto por uno.

La doctora le quitó toda la medicación. A la siguiente visita la presión continuaba en 9/6, que es un valor inusualmente bajo. Esta vez la doctora Stine le exigió una explicación:

—No ha perdido peso, no ha cambiado de dieta, no ha dejado de fumar, no ha disminuido su actividad, en fin, no ha hecho ninguna de las cosas que se supone se han de hacer para bajar la presión. ¿Qué ha hecho?

—¿De verdad quiere saberlo? —le preguntó Mari Jean—. Se lo diré en pocas palabras. Comprendí que siempre repetía lo mismo que he hecho toda mi vida, ponerme delante de Dios y prometer: «Voy a hacer esto, voy a hacer aquello». El otoño pasado, por primera vez en mi vida, me dije: «Vamos, déjate estar, deja que pase lo que pase». Y eso es todo.

La doctora Stine dice que jamás en su vida había visto un caso semejante. La presión arterial de Mari Jean Ferguson continúa siendo baja, normal y estable.

—Me deja pasmada que mi mente sola pudiera hacer esto —dice Mari Jean.

# 7

# El Tao de la curación

*Si el cuerpo es tan bueno para sanar, ¿por qué enfermamos?*

El sistema sanador está siempre ahí, siempre operativo, siempre preparado para restablecer el equilibrio cuando éste se pierde; pero en un momento dado esta capacidad puede ser insuficiente para una tarea requerida. Pensemos en el ejemplo del daño causado por los rayos ultravioleta en el ADN. Si sólo se daña uno de los filamentos de la doble hélice, lo normal es que lo reparen las enzimas. En el proceso de reparación, la polimerasa I usa el filamento intacto a modo de guía para reemplazar los nucleótidos dañados. Pero, ¿qué sucede si se dañan los dos filamentos? Si dos rayos ultravioleta hieren ambos filamentos en el mismo lugar, el daño superará la capacidad reparadora de la polimerasa I. El cambio quedará fijo en el ADN duplicado (lo que se llama una mutación), y hay muchas probabilidades de que haya efectos nocivos.

Pensemos ahora en el colesterol LBD (de lipoproteínas de baja densidad) y en la capacidad del cuerpo para eliminarlo de la sangre mediante la actividad de los receptores de LBD en la superficie de las membranas celulares. Mientras la producción de colesterol por el hígado permanezca a cierto nivel, el colesterol LBD en la sangre se mantendrá dentro de unos límites sin riesgo, pero si la dieta del propietario del hígado consiste en hamburguesas de queso con beicon, es muy probable que la producción de colesterol exceda la capacidad del organismo, y el colesterol LBD en la sangre se eleve a niveles que produzcan daño a las arterias.

Por otra parte, hay también personas que no tienen suficientes receptores de LBD. Existe un bien estudiado trastorno congénito del metabolismo del colesterol, en el que a la persona le faltan receptores de LBD, y los niveles de colesterol en la sangre continúan peligrosamente altos con independencia de las manipulaciones dietéticas. A no ser que se tomen medicamentos para reducir el colesterol, este problema provocará, sin duda alguna, enfermedades cardiacas a edad muy temprana.

En otros casos, ciertas circunstancias entorpecedoras pueden frustrar las actividades del sistema sanador. Una herida no puede curarse bien si queda algún cuerpo extraño en ella o si se produce una infección. Si la persona está desnutrida, o tiene un metabolismo anormalmente bajo, o está debilitada por una enfermedad crónica, es posible que el sistema sanador no tenga suficiente energía disponible para tratar las heridas ni los huesos rotos.

Hace algunos años vino a verme una joven aquejada de cansancio e incapacidad para concentrarse. Los médicos no le habían encontrado nada, por lo que se había embarcado en una infructuosa ronda de consultas a médicos alternativos. Había probado varios remedios homeopáticos, sin éxito alguno. Por consejo de un naturópata eliminó de su dieta toda clase de azúcar. Además, se gastó una pequeña fortuna en psicoterapia, sin lograr descubrir ninguna causa a su falta de energía. Cuando vino a verme, se la veía decaída, triste y deprimida, y se le llenaban los ojos de lágrimas mientras me hablaba de sus síntomas y de sus inútiles intentos de encontrar a alguien que se los tratara eficazmente. Entre otros síntomas, tenía problemas de digestión, alteraciones en la menstruación y un notable deterioro de su capacidad de curar y cicatrizar. Un año antes de la visita se había fracturado un hueso de la pierna en un accidente de coche. A pesar del tratamiento adecuado, el hueso no se soldaba; en terminología médica eso se llama «no unión» de la fractura. Me enseñó el dedo grande del pie izquierdo, descolorido y con hematomas negros y azules.

–Lo tengo así desde que me lo golpeé al tropezar hace cuatro meses –me dijo–. Las heridas por corte y los hematomas no se me curan como antes.

Esta joven tenía un hipotiroidismo grave, que los médicos no habían detectado porque los exámenes del funcionamiento tiroideo eran normales. Las pruebas para el funcionamiento de la tiroides no siempre son fiables, sobre todo los de chicas jóvenes. Sospeché que el sistema inmunitario de esta paciente estaba creando anticuerpos contra la hormona tiroidea, neutralizándola antes de que pudiera producir sus efectos. En consecuencia, tenía muy lento el metabolismo, incluso cuando los análisis de sangre mostraban que la tiroides funcionaba perfectamente. Su sistema sanador sencillamente no tenía suficiente energía metabólica para realizar el trabajo requerido. Cuando comenzó a tomar suplementos de hormona tiroidea se le fue normalizando lentamente el metabolismo y su capacidad de cicatrizar.

De modo que la respuesta breve a la pregunta «¿Por qué enfermamos?» es: porque la capacidad del sistema sanador para restablecer el equilibrio a veces se ve superada por las fuerzas o circunstancias del desequilibrio. Una respuesta más extensa tendría que desvelar por qué existen esas fuerzas de desequilibrio, y eso nos llevaría a los dominios de la indagación filosófica. Yo creo que la salud y la enfermedad son opuestos y complementarios, por lo que no podemos tener la una sin la otra, así como no cabe el bien sin el mal. El reto está en aprovechar la enfermedad como oportunidad para la transformación.

*¿Curación significa necesariamente la desaparición completa de la enfermedad en el plano físico?*

No. El sentido literal de «curación» es «completarse, hacerse íntegro». Es posible tener una sensación interior de integridad, perfección, equilibrio y paz aun cuando el cuerpo físico no esté perfecto. He conocido a personas a las que les falta una extremidad, que a mí me parecieron más completas que otras personas que tienen sus cuatro extremidades. (Otro ejemplo es el caso de Jan, cuya historia se narra en la página 163.) Evidentemente es deseable restaurar la integridad física, y esto lo hará el sistema sanador si puede, pero cuando la enfermedad física está fija e inamovible, la curación se puede producir de otras maneras, entre ellas la adaptación y la compensación de cualquier pérdida de estructura o función.

*¿Es posible morir estando sanos?*

¿Por qué no? La muerte y la curación no son contrarios. Morir como persona sana significaría ser capaz de considerar completa la propia vida y aceptar la desintegración del cuerpo. Hay muchos relatos fiables sobre los últimos días de sabios, sobre todo de las tradiciones budistas que llegan hasta nuestra época actual, que ilustran la posibilidad de entrar en la muerte por la curación. Se asemejan muy poco a lo que ocurre en los hospitales modernos, donde los médicos suelen considerar la muerte el enemigo principal, contra el que hay que luchar con todas las armas de la tecnología médica moderna. Atrapados en este campo de batalla, generalmente los enfermos no tienen ninguna oportunidad de curación final, como tampoco las personas de nuestra cultura tienen acceso a informaciones prácticas sobre cómo aprovechar la vida para preparar la muerte. En otras culturas y épocas, el «arte de morir» era un tema popular de libros y tratados.[31] Me gustaría que esto se reanudara.

*¿Cuál es la relación entre tratamiento y curación? Si deseo la cura-ción, ¿debo renunciar al tratamiento?*

Supongamos que caigo enfermo de neumonía bacteriana, una grave infección en los pulmones, que pone mi vida en peligro. Voy a un hospital, me inyectan antibióticos por vía intravenosa, me recupero, me dan de alta y salgo curado. ¿Qué me ha curado? La mayoría de la gente, médicos y pacientes por igual, dirán que fue el tratamiento. Pero yo les invito a considerar una interpreta-ción diferente. Los antibióticos lo único que hacen es reducir el número de gérmenes invasores hasta el punto en que el sistema inmunitario pueda tomar el relevo y acabar el trabajo. La verdade-ra causa de la cura es el sistema inmunitario, el cual es incapaz de realizar su trabajo debido a que ha sido avasallado por el enorme número de bacterias y sustancias tóxicas. El sistema inmunitario, por supuesto, es un componente del sistema sanador.

Yo sostengo que la causa común definitiva de todas las curas es el sistema sanador propio, se aplique tratamiento o no se aplique. Cuando los tratamientos funcionan, lo hacen porque activan los mecanismos sanadores innatos. El tratamiento, incluidos los medicamentos y la cirugía, puede facilitar la cura-ción y eliminar los obstáculos que la impiden, pero tratamiento no es lo mismo que curación. El tratamiento se origina fuera de uno; la curación viene de dentro. Sin embargo, sería una estupi-dez negarse al tratamiento mientras se espera la curación.

Esto me ha recordado la historia de un hombre muy religio-so que quedó atrapado por una inundación. Cuando se da cuenta que las aguas rodean su casa y van subiendo, recurre a la oración, confiado en que el Señor lo va a salvar. Finalmente se ve en la necesidad de subirse al tejado, pero continúa orando. Pasan dos hombres en un bote junto a la casa inundada y le ofrecen rescatarlo. Él declina la oferta.

—El Señor me salvará —les dice.

Más tarde, cuando el agua ya le llega a las rodillas, pasa una barca a motor junto a él y también le ofrece ayuda.

–No, gracias –contesta–. Sé que el Señor me va a salvar.

Finalmente pasa un helicóptero de la Guardia Nacional y le lanzan una escala de cuerda. Aunque el agua ya le llega al cuello, el hombre se niega a subir al helicóptero.

–El Señor me va a salvar –les grita a los guardias.

Pero unos momentos después el agua cubre su cabeza y después de una corta lucha, el hombre se ahoga.

De pronto se encuentra en el cielo, delante de su Hacedor.

–¿Por qué no me salvaste, Señor? –le pregunta–. Mi fe no flaqueó en ningún momento. ¿Cómo pudiste abandonarme?

–¿Abandonarte? –truena el Señor–. Te envié un bote, te envié una barca a motor y por último un helicóptero. ¿Cómo esperabas que te salvara?

### ¿Cómo se sabe que es apropiado el tratamiento?

Es necesario aprender qué puede y qué no puede conseguir la medicina, cuáles enfermedades responden a los tratamientos convencionales y cuáles no. Puede que sea mejor confiar más en el sistema sanador que en la medicina. Veamos las enfermedades infecciosas, por ejemplo. El mayor avance médico del siglo xx ha sido la reducción de las enfermedades infecciosas mediante el saneamiento de la higiene pública, la inmunización y los antibióticos. Durante la primera parte de este siglo, las enfermedades infecciosas eran la causa común de muerte entre niños y adultos jóvenes. En la última parte del siglo, las enfermedades degenerativas crónicas han reemplazado a las enfermedades infecciosas, en cuanto son la clase de enfermedades que los médicos se ven llamados a tratar con más frecuencia. Con este cambio, nos sentimos muy seguros en nuestra sociedad respecto a las enfermedades infecciosas, al menos con las infecciones bacterianas, creyendo que los antibióticos, esos «medicamentos maravillosos», nos brindan total protección.

Esta opinión no es compartida por los especialistas en enfermedades infecciosas, los cuales son testigos de un implacable resurgimiento de microorganismos resistentes a nuestros medicamentos más fuertes. Están reapareciendo enfermedades que creíamos vencidas, como la tuberculosis, por ejemplo. Microorganismos que creíamos incapaces de resistencia, como el que causa la gonorrea, ahora son resistentes. Peor aún, la velocidad con que desarrollan resistencia está aumentando, y lo que todavía es más peligroso, aumenta la velocidad de transmisión. Un nuevo antibiótico podría ir bien unos pocos meses hasta que los gérmenes aprendan a neutralizarlo; y una vez que aparezcan cepas resistentes en Chicago, aparecerán en Pekín a las pocas semanas. La dura realidad es que estamos perdiendo la carrera armamentista con las bacterias.

Estas alarmantes novedades plantean una importante pregunta. ¿Es mejor poner nuestra fe en las armas contra los agentes externos de la enfermedad, o en nuestros recursos internos que pueden hacernos menos vulnerables? La experiencia con los antibióticos y las bacterias nos sugiere que la confianza exclusiva en las armas, por efectivas que puedan parecer al principio, nos pone, a la larga, en dificultades peores en el camino. Por otro lado, si nos concentramos en aumentar la resistencia del huésped (nosotros), los gérmenes se quedan como estaban, somos nosotros los que estamos protegidos. De modo que probablemente es más juicioso confiar en el sistema sanador que no en los medicamentos y en los médicos.

### Si no mejoro, ¿es culpa mía?

Siempre me ha parecido interesante preguntar a las personas por qué creen que han enfermado. Cuando era estudiante de Medicina hice esa pregunta a un buen número de mujeres mayores que tenían cáncer de mama, mujeres de la generación de mi abuela. Todas las respuestas hacían alusión a lesiones sufridas en el pasado. «Veinte años atrás me caí y me golpeé el pecho contra una mesa, y me quedó todo magullado», «A los cuarenta y tres años tuve un accidente de coche y me hice daño en el pecho», etc. Cuando hago esa misma pregunta a las pacientes de ahora, no hay mención alguna a lesiones del pasado, sino que dicen cosas como «Todos estos años me he estado tragando la rabia contra mi marido», o «No expresé nunca el dolor que sentí cuando...», o «Nunca he hecho caso a mis dolencias». Claramente, esto es un cambio transcendental, pero ¿qué significado tiene?

Nuestra fascinación cultural por las interacciones de la mente y el cuerpo, la popularidad de los libros de autoayuda y las filosofías de la Nueva Era, han generado un sentimiento de responsabilidad hacia la enfermedad. Enfermamos debido a ciertos hábitos mentales, por no descargar las emociones negativas, por no llevar una vida más espiritual. Las personas que defienden estas ideas son bienintencionadas; desean que nos responsabilicemos más de nuestro bienestar y que reconozcamos que podemos usar la mente para ayudar al proceso de curación, todo lo cual está muy bien. Pero ese mensaje crea, sin querer, una gran carga de culpabilidad. «Yo me causé el cáncer», «Si no mejoro quiere decir que soy una mala persona». Sentirse culpable de la enfermedad es destructivo; de ninguna manera puede ayudar al sistema sanador.

La idea otrora popular de que el cáncer de mama es consecuencia de una antigua lesión no tiene ninguna validez científica. Y es posible que la nueva teoría de los sentimientos reprimidos sea igualmente errónea. Yo creo que el cáncer de mama es consecuencia de una compleja interacción de factores genéticos y medioambientales, en la cual el estilo de vida, como la dieta, el consumo de alcohol y la exposición a toxinas exógenas, tiene más influencia que las emociones. También creo que la aflicción y la depresión pueden suprimir la inmunidad, dando así a las células malignas la oportunidad de proliferar y convertirse en tumores perceptibles; pero rechazo la idea de que las personas se causan el cáncer a sí mismas por no expresar la rabia o por no exteriorizar otras emociones. Y rechazo decididamente la idea de que no conseguir sanar represente algún tipo de juicio sobre el estado mental o la espiritualidad de la persona. El doctor Larry Dossey, uno de los pocos médicos que se han ocupado de estudiar la relación entre la oración y la curación, ha reunido un impresionante catálogo de santos, tanto orientales como occidentales, que han muerto de cáncer; tantos, que el cáncer casi parece ser un riesgo inherente a la condición de santo.[32] Tenga esto presente si se siente tentado a creer que la curación depende de la iluminación y de trascender las emociones negativas.

*¿Es la remisión espontánea del cáncer el mejor ejemplo de la actividad del sistema sanador?*

Dado que estas remisiones son hechos excepcionales y espectaculares, y dado que el cáncer es una enfermedad temida que resiste la mayoría de los intentos por curarlo, las remisiones espontáneas atraen la atención y son buenos reportajes para los medios de comunicación. En mi opinión, no son los mejores ejemplos de reacciones curativas. El cáncer es un caso especial diferente a otras enfermedades (véase el capítulo 19), y estos casos nos distraen del trabajo menos espectacular pero más importante del sistema sanador. Las remisiones espontáneas del cáncer representan una actividad extraordinaria de este sistema. Su actividad ordinaria es en realidad mucho más extraordinaria.

El budismo zen anima a sus practicantes a experimentar lo extraordinario de lo ordinario, a desechar los filtros sucios de la percepción habitual para ver la naturaleza milagrosa de la experiencia cotidiana. Los principiantes en meditación suelen imaginarse que el objetivo es alcanzar estados de conciencia inusuales: tener experiencias fuera del cuerpo, visiones, oír con la mente coros celestiales, tener poderes psíquicos, etc. Los maestros zen enseñan que esas experiencias no tienen nada que ver con el proceso de desarrollo espiritual y que no se les debe prestar especial atención si ocurren. En su lugar, instruyen a sus discípulos a que simplemente estén sentados y presten atención a los aspectos más ordinarios de la existencia, como el ritmo del aliento al respirar.

Apenas advertimos, y no digamos valoramos, las actividades ordinarias del sistema sanador del cuerpo humano. Dados los agentes potenciales de lesiones y enfermedades que nos rodean, los cambios que ocurren en el interior y en nuestro entorno a cada momento, es increíble que sobrevivamos. Piense por un instante en todo lo que puede ir mal: el constante bombardeo con radiaciones puede dañar el ADN; cada segundo se producen millones de divisiones celulares, cada una de ellas puede acabar en un accidente genético; las innumerables moléculas de sustancias irritantes y tóxicas que entran en nuestros organismos por todos los posibles puntos de entrada; las fuerzas de desgaste que deterioran nuestros tejidos; las presiones del envejecimiento; el mar de virus, bacterias y otros agentes potenciales de enfermedad en que vivimos, por no mencionar los ataques emocionales que agotan nuestros nervios y ponen en peligro el equilibrio mente-cuerpo. Pasar de un día al siguiente sin incidentes graves es poco menos que milagroso.

Cada día que disfrutamos de una salud relativamente normal testimonia la actividad del sistema sanador. Su inestimable valor no está en su capacidad para producir remisiones espontáneas de enfermedades sino más bien en el mantenimiento de la salud a lo largo de las vicisitudes de la vida cotidiana. Aquí tenemos una verdadera oportunidad de apreciar y valorar lo extraordinario de lo ordinario.

*¿Es posible estimular la actividad del sistema sanador para proteger la salud?*

Sí. Cómo hacerlo es el tema de la Segunda Parte de este libro.

# Los rostros de la curación: Jan

Jan Barnett tiene el bazo grande, tan grande que le resulta difícil comprarse ropa.

—Parece como si estuviera de cinco meses —dice riendo.

Aparte de eso, y de una ocasional dificultad para respirar cuando hace algún esfuerzo pesado (síntoma de anemia), lleva una vida normal, mejor que la normal en realidad, porque se considera una mujer muy feliz y afortunada.

—Si fuera a morir hoy, no lamentaría nada —me dijo—. Ha sido una vida plena, maravillosa, y tengo una gran sensación de paz interior.

Hace diez años, recién cumplidos los cuarenta, Jan fue a un médico para que le hiciera el tipo de chequeo que se hace a una persona sana. El médico notó agrandado el bazo, y además los resultados de los análisis de sangre tenían mal aspecto. Le recomendó una esplenectomía, que en otro tiempo era una operación corriente, ya que el bazo se consideraba un órgano no insustituible, y la envió a un cirujano. Afortunadamente la opinión del cirujano era más actualizada.

—Ya no hacemos eso —le dijo—, al menos mientras no descubramos la causa del agrandamiento.

El cirujano la envió a un hematólogo.

Resultó que Jan tenía un trastorno raro y mal comprendido llamado mielofibrosis primaria, o metaplasia mieloide agnogénica; la extirpación del bazo la habría matado. «Metaplasia mieloide» significa que un tejido similar a la médula se está desarrollando en un lugar diferente de donde debería estar; en su caso, se estaba desarrollando en el bazo. «Agnogénica» es una palabra alternativa para significar «de causa desconocida» (o lo que es lo mismo: «No tenemos idea de por qué tiene usted esta enfermedad ni de qué podemos hacer para mejorarla»). El problema fundamental es el reemplazo de la médula funcional por fibroblastos, que son las células que forman el tejido conectivo. Como reacción a este proceso que pone en peligro la vida, el bazo asume la tarea de fabricar las células de la sangre [glóbulos y plaquetas]; su agrandamiento es una reacción compensatoria, o sanadora, a la enfermedad, y por eso sería desastroso extirparlo.

El pronóstico de la mielofibrosis primaria es incierto. La mayoría de las personas que contraen esta enfermedad son mayores que Jan, con frecuencia mayores de 60 o 70 años, y pueden morir por otras causas. En algunas personas este trastorno de la médula se transforma en leucemia.

—Me dijeron que esto era raro a mi edad y que la esperanza de vida era de diez años —recuerda Jan—. Pero también me hablaron de otras estadísticas más esperanzadoras, por ejemplo que en el veinticinco por ciento de los afectados no se presentaban más problemas. «No está mal —pensé yo—, puedo estar en ese veinticinco por ciento.» No me ofrecieron ni recomendaron ningún tratamiento, por lo cual estoy en realidad agradecida. Dado que no había ningún medicamento ni cirugía que me sirviera, todo el trabajo quedó para mí sola.

Le advirtieron que debería hacerse análisis de sangre con regularidad para determinar si la enfermedad progresaba o no. En unos pocos meses después del diagnóstico, Jan hizo un buen número de cambios en su vida.

—Yo siempre había tomado comidas sanas, de modo que no

tuve que hacer muchos cambios en eso, pero comencé en serio un programa de ejercicios que se ha convertido en parte importante de mi vida. Al principio nadaba; ahora hago largas caminatas a buen paso. El ejercicio me ha dado un beneficio inesperado y maravilloso, además del que esperaba. Me dio tiempo para comenzar a hacer un trabajo psicológico, para pensar en mi vida interior.

Y agrega que los cambios más importantes han sido psicológicos:

–En primer lugar, me di permiso para cuidar de mí misma. Resolví no pedir jamás disculpas por ocuparme de mí. Abandoné un curso muy difícil de enfermería y en su lugar hice un máster en educación basada en la experiencia. (Mi experiencia fue aceptar este diagnóstico y llegar a una filosofía holista de la salud.) Procuré siempre descansar y dormir mucho. Y comencé a observar mi caos interior.

»Me crié en una familia muy disfuncional. Cuando yo tenía nueve años mi madre enfermó de psicosis maniacodepresiva, y mi padrastro era alcohólico. Recuerdo que fui a ver a un doctor de la Clínica Mayo para que me diera una segunda opinión sobre el diagnóstico de mielofibrosis primaria. Me preguntó si alguna vez había estado expuesta a toxinas, lo cual podría explicar que contrajera esta rara enfermedad. Yo me eché a reír, porque lo primero que surgió en mi mente fue toda la toxicidad emocional de mi vida familiar. La mayor parte de mi toxicidad estaba centrada en mi madre. No deseaba verla nunca. El solo hecho de decir o pensar la palabra «madre» me desencadenaba una tormenta interior. Yo no sabía que sanar esa actitud sería la clave para avanzar hacia la integridad y la salud.

»Alrededor de unos cinco meses después del diagnóstico, llegué a entender que la única manera en que podía cambiar mi relación con mi madre era verla con otros ojos. Recuerdo el momento exacto en que conseguí hacerlo. Fue como renacer, como comenzar a ser una buena persona. Nadie puede imaginarse cómo es la vida cuando se elimina ese tipo de toxicidad.

Desde entonces he vivido con paz interior y no con caos interior, y en realidad no me preocupa este trastorno físico. Mi familia me ha apoyado muchísimo; todos hemos crecido a raíz de esto. Todos somos conscientes de lo precioso que es cada día y de la necesidad de solucionar juntos los problemas a medida que se presentan. Tenemos nuestros problemas, pero trabajamos en ellos.

Actualmente Jan trabaja de coordinadora con los parientes de las personas que mueren en un hospicio de Mankato (Minnesota). Los recuentos sanguíneos se han mantenido notablemente estables los diez últimos años. Los hematólogos que ve normalmente no le comentan nada sobre esta estabilidad, pero hace poco uno de ellos le dijo que le estaba yendo «sorprendentemente bien». Jan nos explica que se queda sin aliento cuando sube una escalera con muchos peldaños, pero aparte de eso no tiene ninguna limitación.

–He obtenido una interesante reacción de mi familia –dice–. Según ellos, estoy algo cambiada, pero ahora sienten una gran sensación de paz cuando están conmigo.

# Los rostros de la curación: Ethan

La primera vez que Ethan Nadelman tuvo problemas de espalda fue durante el verano de 1981, cuando contaba veinticuatro años. No hubo ningún episodio desencadenante sino sólo un fuerte dolor en la parte inferior de la espalda que apareció como surgido de la nada. Ethan, que estaba en buena forma física y jugaba al baloncesto, se vio de pronto discapacitado; de hecho, apenas podía caminar. Pasados diez días, sin embargo, el dolor fue aliviándose de forma paulatina, hasta desaparecer tan misteriosamente como se había presentado.

Ethan estudió ciencias políticas y es un experto en política de drogas, conocido internacionalmente. En 1981, cuando tuvo su primera experiencia de dolor de espalda, estaba preparando sus exámenes generales para su doctorado en un tema de política en Harvard, pensando en entrar en la Facultad de Derecho de esa universidad el siguiente otoño. Dos años después, en su segundo año de leyes, cuando andaba muy estresado por el trabajo que le exigían sus estudios, tuvo otro acceso de dolor de espalda, desencadenado en su opinión por levantar pesas. Esta vez el dolor fue muy fuerte y se le pasó a la pierna derecha, obligándolo a acudir a un cirujano ortopédico. Una tomografía computarizada reveló hernia discal en la vértebra lumbar inferior. El médico le recetó indometacina (Indocin), que es un antiinflamatorio fuerte. El dolor le continuó durante unos meses. Finalmente el ortopédico le recomendó buscar una segunda opinión con otro cirujano, el cual le dijo:

—Si no está mejor en un mes, tendrá que operarse.

Ethan se mejoró en un mes, y finalmente, por propia decisión dejó de tomar el Indocin. La experiencia lo asustó:

—Me entró miedo de jugar al baloncesto, dejé de hacer levantamientos por encima de la cabeza en el aparato de pesas y, en general, puse más cuidado —dice.

Durante unos cuantos años la espalda no le causó problemas de importancia.

—Tuve algunos ataques por jugar al baloncesto y al frontón y por el levantamiento de pesas —recuerda—; el dolor me duraba unos cuantos días, tal vez una semana como mucho.

En 1986 se casó y a los dos años fue padre. En esa época lo conocí, cuando llevaba una vida activa y estresante como profesor adjunto en la Universidad de Princeton.

En junio de 1991, cuando volvió de un viaje a Europa, la espalda le molestaba «un poco», pero el dolor era constante y fue aumentando a lo largo del verano. A fines de agosto, después de un partido de baloncesto, el dolor se hizo «francamente fuerte y no remitió». Una semana después, a comienzos de septiembre, el dolor se agudizó y acudió a masajistas, entre otros a una practicante de shiatsu. Ésta le dijo que se sentiría mal después de sus tratamientos, y así fue. A los pocos días despertó muy temprano, cosa no habitual en él, y se sentía inquieto. Dio un paseo y al poco de volver a casa sintió escalofríos y la temperatura le subió a 38,8 °C. A la mañana siguiente le habían desaparecido la fiebre y el dolor de espalda, pero en su lugar tenía dolores ciáticos en el lado derecho. Volvió a los masajes terapéuticos.

Por aquellos días tuvo que dirigir una importante reunión de trabajo de tres días sobre una reforma de la política de dro-

gas. Ocurrió que yo formaba parte del grupo y me preocupó verlo con un dolor tan evidente. La segunda mañana me dijo que había despertado con mucho dolor en la pantorrilla derecha. El dolor continuó aumentando.

–Despierto llorando a medianoche –me dijo.

Pasados unos días fue al hospital de la localidad; allí le pusieron una inyección de Demerol, que le deparó una noche tranquila.

Ya la terapia de masaje sólo le procuraba alivio temporal, de modo que fue al ortopédico para que le hiciera radiografías y espectrocopias por resonancia magnética nuclear (RMN). No podía ni siquiera mantenerse erguido. Los exámenes revelaron dos discos rotos, uno de ellos «destrozado en múltiples fragmentos». El ortopédico recomendó operación inmediata y le recetó narcóticos orales y Valium.

Ethan me llamó para pedirme consejo, pero estaba con tanto dolor y tan adormecido por las elevadas dosis de narcóticos y Valium que casi no pude mantener una conversación con él. Él mismo dice que no recuerda algunas conversaciones de ese periodo. Le dije que buscara una segunda opinión antes de consentir en la operación. También lo insté a leer el libro *Healing Back Pain*, de John Sarno,[33] médico neoyorquino que presenta convincentes argumentos en favor de su teoría de que muchos dolores de espalda son consecuencia de la intromisión de la mente en el funcionamiento normal de los nervios e irrigación sanguínea de los músculos, situación que el llama síndrome de miositis por tensión (SMT). Ethan, en medio de su adormecimiento inducido por fármacos, me dijo que no creía por nada del mundo que su problema fuera psicosomático.

Poco después me llamó para decirme que ya tenía una segunda opinión, y que esta era la misma que la primera: operación inmediata para extirparle el disco destrozado y aliviar su presión sobre los nervios. Nuevamente me resultó difícil hablar con él. Me dijo que se sentía tan incapacitado por el dolor que pensaba ir a que lo operaran dentro de unos días. Le contesté

que tratara de retrasar la operación, que procurara obtener algún alivio temporal con acupuntura o hipnoterapia, y que intentara pedir hora con el doctor Sarno.

Yo tenía varias razones para recomendarle el libro del doctor Sarno. Había conocido a varios pacientes que, tras probar todos los tratamientos imaginables, sólo se habían curado después de hacerse visitar por él. La cura consistía simplemente en leer el libro, acudir a una entrevista personal con él y asistir a charlas nocturnas en las que explicaba cómo la mente producía el dolor de espalda. Esto parecía demasiado sencillo para ser cierto, pero yo recordaba el único episodio de dolor de espalda que he tenido; estaba claramente relacionado con mi estado emocional: dolor por la pérdida simultánea de dos familiares muy cercanos. El dolor desapareció a las tres semanas, y nunca me ha vuelto. Después vi los casos de dos hombres que sufrían de fuerte dolor crónico de espalda, que desapareció cuando se enamoraron. Por último, acababa de asistir a un interesante congreso profesional de un grupo llamado North American Academy of Musculoskeletal Pain [Academia Estadounidense de Dolor Musculoesquelético], en el que me invitaron a dar una conferencia de apertura sobre el significado del dolor. El ponente que habló después que yo dio una fascinante charla sobre la falta de correlación entre la experiencia subjetiva del dolor de espalda y las mediciones objetivas de la disfunción musculoesquelética,[34] por ejemplo las reveladas por radiografías y espectroscopias RMN. Mostró radiografías y espectroscopias de pacientes, tan impresionantes que uno no podía imaginarse que esas personas pudieran mantenerse en pie ni caminar, y sin embargo no tenían ningún dolor y se movían normalmente. En mi opinión, toda esa información coincidía con la teoría del doctor Sarno.

Además, yo sabía algo del extraordinario estrés al que estaba sometido Ethan. A todas sus obligaciones académicas se sumaba la fuerte tensión por la que estaba pasando su matrimonio, y su hija pequeña se hallaba en una edad difícil. A mí me parecía un candidato ideal para el SMT.

Ethan no visitó a ningún hipnoterapeuta ni fue a que le hicieran acupuntura; pero sí leyó el libro del doctor Sarno. Dice que fueron varias las razones que lo movieron a hacer caso del libro.

—En primer lugar, reconocí que estaba con mucho estrés. En segundo lugar, el hecho de que el dolor me saltara repentinamente a la pierna me parecía algo extraño. Y en tercer lugar, recordé la experiencia que tuve en 1983, cuando un ortopédico me dijo que si no mejoraba en un mes tendría que operarme, y mejoré. Además, el doctor Sarno presenta un análisis y argumentos muy convincentes.

En esos momentos el cirujano lo urgía a que se operara, y estaba armado de las espectroscopias por RMN que mostraban un disco muy destrozado. Ethan estaba desgarrado por el dolor y obnubilado mentalmente por los narcóticos y el Valium, pero se las arregló para resistir.

—Fui a ver a otro médico, y éste me puso una inyección de cortisona, que me alivió un poco. A veces los baños calientes me ayudaban, pero la mayor parte del tiempo el dolor de la pierna era horroroso.

En el libro del doctor Sarno leyó que las hernias discales por sí mismas no causan dolor. Pueden producir debilidad muscular y otros síntomas de mal funcionamiento de nervios, pero no dolor; el dolor es SMT (síndrome de miositis por tensión), causado por la mente, aun cuando esté ligado a una zona de lesión mecánica. Ethan concertó una visita con el doctor Sarno y se arrastró hasta Nueva York.

—A Sarno no le interesó mucho la espectroscopia —recuerda—, sólo los resultados de los exámenes de los músculos de las piernas. Me hizo un rápido examen físico y me dijo que era un caso claro de SMT, y que debía dejar de tomar analgésicos porque no los necesitaba. Me dijo además que me pondría bien y que podría volver a jugar al baloncesto. Lo único que tenía que hacer era aceptar su diagnóstico. Dio la casualidad de que esa noche daba una de sus charlas, de modo que asistí. Habría allí unas cuarenta personas, la mayoría de clase media alta. Oí a mucha gente decir que estaban mejorando. Un hombre dijo que el dolor le había saltado a un dedo. En todo caso, mientras estaba sentado allí escuchando todo esto, me disminuyó el dolor. Después fui a cenar con un amigo. No sentí ningún dolor.

»Sarno me dijo que no debía hacerme ningún tipo de terapia física. Él piensa que las intervenciones dirigidas a la espalda refuerzan la idea errónea de que el dolor se origina allí. Más bien quiere que uno descubra qué tipo de dolor psíquico es el que pasa al cuerpo. Bueno, yo entonces no estaba del todo preparado para abandonar los métodos físicos, de modo que a la mañana siguiente fui a una visita que había concertado con un osteópata. Éste me dijo que Sarno tenía razón en parte, pero que de todos modos debía hacerme terapia física. Ese día comenzó a volverme un poco el dolor. Por la noche soñé que Sarno discutía con el osteópata sobre el tema de la terapia física. Cuando desperté tenía menos dolor, y decidí no ir a la sesión. Tuve un poco de síndrome de abstinencia, suave, cuando dejé de tomar los analgésicos.

Ethan dice que después el dolor adoptó una nueva forma.

—El dolor me despertaba temprano y después iba disminuyendo hasta hacerse insignificante. A las seis semanas más o menos desapareció totalmente.

Entonces comenzó a analizar seriamente su matrimonio y a contemplar la posibilidad de ponerle fin, y se fijó una fecha límite para intentar una vez más que funcionara.

Al mes siguiente reanudó sus ejercicios con pesas y el baloncesto, sin problemas. Un mes después hizo un «progreso personal importante», con lo que se sintió con nuevas energías y más en forma que nunca. Un año más tarde él y su esposa se separaron, y él se sintió satisfecho por haber llegado a una solución.

—Fueron el dolor y mis ganas de curarme los que me dieron el ímpetu para hacerlo —dice.

El hermano de Ethan, que es médico, no acepta su interpretación de los hechos.

—Me dice que fue la inyección de cortisona lo que acabó con

el dolor. Pero, según lo que he leído, eso debería durar entre tres y seis meses como mucho, y yo ya llevo casi tres años sin dolor, fuera de alguna ocasional molestia muscular relacionada con el ejercicio. Una vez tuve un dolor en el costado, que me preocupó, porque pensé que podía ser una úlcera. Después pensé que era mi mente, que andaba en busca de otro foco de dolor, y tan pronto como pensé eso desapareció. Desde entonces he conocido a muchas personas que han tenido un éxito similar con el método de Sarno, personas con diferentes historiales médicos. El doctor Sarno es una combinación de científico y sanador por la fe. Encuentro muy sensatos sus argumentos intelectuales; los creo ciertos. También yo tenía muy poca fe en las soluciones quirúrgicas, ya que he conocido a muchas personas a las que les volvía el dolor unos años después de haberse operado de la espalda.

Le pregunté qué les diría a otras personas que sufren de dolor de espalda.

—Que lean el libro de Sarno y vean si lo creen fidedigno —fue su respuesta—. Al parecer a la gente le cuesta mucho aceptar esta teoría mientras no han agotado todos los otros remedios, o, como yo, se ven ante el bisturí.

# Los rostros de la curación: Eva

–Son quince años –dice orgullosamente Eva–. ¡Quince años! ¡Míreme! Si yo puedo hacerlo, usted también puede.

Eva es dependienta en la tienda de productos dietéticos más grande de Tucson (Arizona), y eso es lo que dice a muchos de los clientes que le piden consejo. Hace quince años Eva tuvo cáncer de mama. Actualmente es una mujer curada, que trata de estimular a otras personas a superar enfermedades que ponen en peligro su vida.

En 1979, a sus 50 años, Eva Forrester se notó un bulto en el pecho izquierdo. Las mamografías no dieron motivo de alarma, además el primer médico que la vio le dijo que le parecía que el bulto era benigno. Cuando otro médico no consiguió extraer líquido del bulto, se programó una biopsia.

–Antes de que la enfermera me dijera nada sobre el resultado –recuerda Eva–, yo sabía que era cáncer. Quisieron practicarme una mastectomía. Yo me negué. Me dio terror. Les dije que deseaba esperar, aunque no sé qué quería esperar. Me caía bien mi médico, que era un cirujano osteópata. Me dijo: «Tenemos que hacer algo». Decidí consultar con mi familia, que vive en México.

Eva es mexicana, nacida en Chihuahua, hija de madre mexicana y padre libanés, pero nacionalizada estadounidense.

–Mi padre era cirujano dentista, y mi sobrino es médico, de modo que procedo de ambientes médicos. Tengo una familia bastante grande; en ese sentido soy afortunada. Cuando les di la noticia todos se asustaron. Pero soy cristiana, creo en Dios y he estudiado todas las demás religiones. Creo que lo que ha de ser será. Así que finalmente acepté la operación.

En 1980 le practicaron una mastectomía radical modificada, es decir, que conserva el músculo principal del pecho. El tumor era grande y ya se había extendido a los ganglios linfáticos vecinos, lo cual la ponía en la categoría de alto riesgo. La enviaron a un oncólogo del Centro Médico Universitario, quien quiso aplicarle quimioterapia.

–No pude –dice Eva–, algo en mí dijo «¡No!». Fue muy triste la manera como me trataron. Primero mandaron a una doctora para que me convenciera, y después me dijeron: «Muy pronto va a volver aquí y tendremos que darle dosis más altas». Pero yo seguí en mis trece. Mi médico de cabecera finalmente accedió a respetar mis deseos. No habría ni quimio ni radioterapia.

Eva se embarcó en un programa de curación natural bajo la orientación de un naturópata-quiropráctico.

–Tomé de todas las hierbas a las que se les atribuían propiedades anticancerígenas, pero sabía que lo que en realidad tenía que hacer era cambiar mi modo de ser; bueno, supongo que aún sigo en ello. Cambié mi modo de pensar, tratando de ver mejores cosas en los demás, acercándome más a Cristo, acercándome más a la forma de vida india. (Como sabe, tengo algo de sangre azteca.) Trabajé por convertirlo todo en experiencia positiva, y he logrado muchos y buenos resultados. Ahora me relaciono mucho mejor que antes con las personas, por ejemplo.

Siete años después de la operación, Eva pasó por la experiencia del divorcio. Su matrimonio, en el que ya había problemas cuando se descubrió el bulto, no sobrevivió a la mastectomía.

—Mi marido era incapaz de verme como una persona completa –dice–. Algunos hombres no pueden superar eso. Pero yo me crecí también con la experiencia. Doy gracias al Gran Espíritu por mi viaje, no estoy amargada. Estoy muy unida a mis tres hijos, que ahora rondan los cuarenta, y muy unida al resto de mis muchos familiares.

Le pregunté si había vuelto a los médicos para hacerse nuevos exámenes.

—He ido para que me hagan algunos exámenes, sí, pero no radiografías. No me gustan los rayos X, de modo que trato de evitarlos. Los primeros análisis de sangre fueron terroríficos, pero sencillamente me apliqué más y sólo empleé tratamientos naturales. Ahora todo parece estar bien.

»De todos modos, tengo algunos días difíciles, usted sabe cómo es esto. Pero después voy a la tienda y el Gran Espíritu me envía a alguna persona que me dice: «Eva, lo que me diste me va bien», y entonces todo vale la pena. ¡Son tantas las jóvenes que han entrado en la tienda con lo mismo! Vienen muy asustadas. He conocido a muchas que han muerto, demasiadas. Para mí esto es un asunto muy personal. Me interesa cada una.

Es una realidad de vida en los Estados Unidos de los noventa que para muchas personas enfermas los dependientes de tiendas de productos dietéticos han reemplazado a los farmacéuticos en el papel de dar consejos prácticos, sobre todo para aquellas que tienen problemas o dolencias difíciles que no responden bien a los tratamientos convencionales. Este cambio es otro indicador de lo extendido que está el descontento con la medicina estándar. Con frecuencia he visto a Eva Forrester hacer este papel detrás del mostrador del New Life Health Center. Está delante de una estantería de vitaminas y suplementos y habla con los clientes de modo franco, consolador, sin prejuicios. Explica pacientemente los fundamentos de la curación natural, de ayudar al cuerpo a utilizar sus propios recursos.

Y con mucha frecuencia se acerca más a algún cliente y le dice: «¡Véame a mí! ¡Quince años! Si yo puedo hacerlo, también puede usted».

–Procedo de una cultura que valora a los sanadores –me explica Eva–. Todo el mundo sabe cómo encontrar hombres y mujeres que tienen este conocimiento: curanderos* y curanderas.* Este el camino en el que estoy. Deseo ser una buena curandera.*

---

* En castellano en el original. (N. de la T.)

SEGUNDA PARTE

✢

# Optimación del sistema sanador

# 8

# Cómo optimar nuestro sistema sanador: Visión de conjunto

¿Cómo experimentaría una persona la eficacia óptima de su sistema sanador? Muy probablemente no se daría ni cuenta, dado que tenemos la tendencia a prestar muy poca atención a la salud cuando ésta es buena. Se recuperaría rápidamente de las enfermedades y curaría las heridas o lesiones sin ningún problema. El estrés corriente de la vida cotidiana la fastidiaría pero no le quitaría el sueño, ni se le cortaría la digestión ni se le alteraría la tensión arterial. El sueño sería reparador, y disfrutaría de la actividad sexual. El envejecimiento del cuerpo se produciría gradualmente, permitiéndole moderar de forma apropiada la actividad y llevar una vida de duración normal sin molestias indebidas. No contraería enfermedades cardiacas ni cáncer en la edad madura, no estaría incapacitada por la artritis en la vejez, ni se perdería su mente en senilidad prematura.

Este marco hipotético es realista y yo creo que vale la pena trabajar por él. En realidad, el cuerpo desea estar sano, porque la salud representa la actuación eficiente de todos sus sistemas. Una analogía útil es la del motor de un coche. Cuando todos sus componentes están haciendo lo que deben de manera correcta, la eficiencia es máxima, la actividad silenciosa, sólo produce un «satisfecho» ronroneo que uno apenas nota. Un motor que llama la atención haciendo un ruido estrepitoso y ronco, dando tirones y expulsando humo negro no es eficiente. Dado que la eficiencia es la razón entre el trabajo realizado y la energía suministrada, el motor enfermo tiene que trabajar más para realizar menos. De igual modo, se necesita menos energía para estar sano que para estar enfermo, y del mismo modo que un conductor no presta atención al ruido de un motor que funciona bien, uno no toma conciencia del estado de buena salud de que goza hasta que ésta se estropea. Un programa para estimular la eficiencia del sistema sanador no va a producir necesariamente cambios perceptibles inmediatos. Es una inversión a largo plazo en el futuro del cuerpo. Si lo que usted busca es una energía ilimitada, felicidad eterna, un cuerpo siempre joven, o la inmortalidad, por favor busque en otra parte. Yo sólo voy a escribir sobre posibilidades reales, coherentes con los descubrimientos de la ciencia médica.

Me propongo introducir este tema pidiéndole que considere los impedimentos para la curación. Si comprendemos los tipos de problemas generales que obstaculizan la curación, sabremos qué tipos de medidas preventivas y correctoras podemos tomar.

## Falta de energía

La curación precisa energía. La energía la provee el metabolismo, el proceso de conversión de energía calórica de los alimentos en energía química que el cuerpo puede utilizar para sus diversas funciones. Las personas desnutridas o mal alimentadas no son buenas candidatas para la curación espontánea. Es posible incluso que aunque coman lo suficiente, no metabolicen bien por uno u otro motivo; a pesar de su consumo calórico pueden sufrir de carencias de energía que impiden la curación.

Recuerde el caso de la joven que acudió a mí aquejada de

cansancio, que se había fracturado un hueso de la pierna y éste no soldaba (página 155). A lo largo de los años, un buen número de médicos no le habían prestado atención por considerarla una mujer quejica, pero para mí el que el hueso fracturado no se soldara y que el hematoma en el dedo gordo del pie no desapareciera me sugirió un problema fisiológico, y dados los otros síntomas sospeché que podía ser hipotiroidismo, aunque los exámenes del funcionamiento de la tiroides eran normales. La paciente venía de otra ciudad, y me resultó muy difícil que un médico estuviera dispuesto a tratarla con hormonas tiroideas. Cuando comenzó el tratamiento pasó bastante tiempo sin que se apreciara cambio en su estado. Pero finalmente, a las diez semanas comenzaron a remitir sus síntomas. Le desapareció la depresión, le aumentó la energía, la menstruación y la digestión mejoraron a medida que su metabolismo volvía lentamente a la normalidad. Con estos cambios, también volvió su capacidad de curación.

El hipotiroidismo nos ofrece un claro ejemplo de cómo el sistema sanador depende de la disponibilidad de la energía que proporciona el metabolismo. Los motivos más comunes de insuficiencia de energía metabólica son las dietas inadecuadas, la digestión defectuosa y la mala respiración, y el control de todo esto queda dentro de nuestra capacidad.

Una dieta adecuada es la que proporciona no solamente calorías suficientes sino también todos los elementos nutritivos necesarios para un metabolismo eficiente, sin ningún exceso que favorezca la enfermedad. Qué es lo que constituye una buena dieta es tema de controversia, y gran parte de la controversia se basa más en la emoción que en la razón. En el próximo capítulo voy a resumir mis revisiones de los últimos y principales estudios sobre nutrición para decirle cómo puede cambiar su dieta de una manera que aumente su capacidad sanadora.

La expresión «digestión defectuosa» abarca una amplia gama de dolencias, desde el reflujo esofágico a las hemorroides, pasando por diversos problemas gástricos e intestinales. Pero, mientras no se demuestre lo contrario, la causa de la mayoría de los problemas digestivos debería atribuirse al estrés, porque la mente tiene una capacidad ilimitada para obstaculizar la actividad normal del sistema gastrointestinal, alterando el equilibrio de los nervios autónomos (involuntarios) que la regulan. Le ofreceré consejos sobre cómo neutralizar el estrés y armonizar el funcionamiento del sistema nervioso autónomo para evitar esos problemas.

Cuando digo que la mala respiración puede llevar a carencias de energía metabólica, tengo en mi mente el cuadro de un caso extremo: un hombre que conozco, que ronda los cincuenta, sufre de enfisema y además ha padecido de bronquitis y asma toda su vida. Pese a que goza de apetito normal, no es más que huesos y piel, incapaz de almacenar reservas de energía metabólica simplemente porque no puede inspirar el oxígeno suficiente para quemar el combustible que come. Incluso en ausencia de una enfermedad pulmonar crónica, la mala respiración puede limitar el metabolismo y la cantidad de energía disponible para la curación. La mala respiración se puede corregir, y le diré cómo cambiar su forma de respirar.

Finalmente, debo decir que la falta de energía puede deberse también a gasto inmoderado de energía a consecuencia de exceso de trabajo o de ejercicio, a falta de descanso y sueño, y al consumo adictivo de drogas estimulantes. Evidentemente, estos problemas también se pueden corregir.

## Mala circulación

El sistema sanador depende de la circulación de la sangre para llevar energía y materiales a una zona lesionada o que funciona mal. Podemos ver ejemplos gráficos de cicatrización defectuosa debidos a mala circulación en personas que tienen diabetes, cuyas arterias están sometidas a una progresión prematura y rápida de la aterosclerosis, a consecuencia de una alteración del metabolismo. Las personas diabéticas han de tener cuidado de no hacerse heridas ni daño en los pies, ya que incluso una leve magulladura en la piel puede convertirse en una gran úlcera que se niega a cicatrizar. El cuerpo simplemente no puede llevar suficiente nutrición, oxígeno y actividad inmune a la zona, debido a la mala circulación.

Se puede mantener en buen funcionamiento el sistema circulatorio con una dieta sana, no fumando y haciendo ejercicio; yo le ofreceré recomendaciones más concretas en los capítulos siguientes.

## Respiración restringida

Ya he dicho que la respiración restringida puede reducir la eficiencia del sistema sanador con su efecto limitador en el metabolismo, pero creo que también puede obstaculizarlo de otras maneras. Las actividades del cerebro y del sistema nervioso dependen del buen intercambio de oxígeno y dióxido de carbono, así como también dependen de esto el corazón, el sistema circulatorio y todos los órganos del cuerpo. Respirar podría ser la función principal del cuerpo que afecta a todas las demás. Respirar mal puede ser consecuencia de traumas pasados, tanto físicos como emocionales. La mayoría de nosotros no hemos recibido nunca instrucciones sobre cómo respirar ni sobre cómo aprovechar la respiración para armonizar la mente y el cuerpo. Por ese motivo dedico una parte del capítulo 13 a este tema.

## Defensas débiles

Es difícil que ocurra la curación espontánea si las defensas del cuerpo son débiles. La defensa es responsabilidad del sistema inmunitario, cuyo principal trabajo consiste en distinguir entre el yo y el no yo y tomar medidas contra este último. Cuando la inmunidad está discapacitada, como en el sida, es fácil ver los problemas que crea al sistema sanador. Cuando la inmunidad está debilitada de una forma más sutil, el defecto de curación puede ser menos obvio.

Hay tres categorías principales de influencias debilitadoras del sistema inmunitario: 1) infecciones persistentes o muy fuertes; 2) lesión tóxica por ciertas formas de materia o energía, y 3) estados mentales no sanos. Contra todas estas influencias podemos protegernos y, además, aprender técnicas para estimular y mejorar la inmunidad mediante modificaciones en la dieta, el ejercicio y el consumo juicioso de vitaminas, minerales y hierbas. En esta parte del libro encontrará la información que necesita.

## Toxinas

La sobrecarga de substancias tóxicas es uno de los motivos más corrientes de las reacciones sanadoras, pero el tema es complicadísimo, está muy cargado emocionalmente y está muy politizado. Nos entran toxinas en el cuerpo con los alimentos que comemos, con el agua que bebemos y con el aire que respiramos, por no hablar de los medicamentos o drogas que tomamos, ya sean prescritas por recetas médicas, compradas sin receta o por placer. También me preocupan a mí las formas tóxicas de energía, además de las materiales; la contaminación electromagnética podría ser la forma de contaminación más importante que ha producido el ser humano en este siglo, tanto más peligrosa cuanto que es invisible e imperceptible.

Si las toxinas energéticas o materiales pueden dañar al ADN, que contiene la información necesaria para la curación espontánea; alterar los controles biológicos de los que depende el sistema sanador; debilitar las defensas, y favorecer el desarrollo del cáncer y de otras enfermedades, eso ya representa fallos de curación cuando se dan a conocer. La sobrecarga de elementos tóxicos puede ser una causa importante de las alergias, las enfermedades autoinmunes y otras diversas enfermedades degenerativas (por ejemplo, la enfermedad de Parkinson y la esclerosis lateral amiotrófica), cuyas causas parecen oscuras actualmente.

La medicina y la comunidad de investigación científica han sido extraordinariamente lentas en prestar atención a este problema, lo cual, en mi opinión, es uno de los mayores peligros para la salud y bienestar en el mundo actual. Probablemente usted haya leído en la prensa sobre casos de leucemia surgidos en los barrios situados cerca de los cables de alta tensión, sobre la creciente incidencia de linfomas entre los granjeros que usan productos agrícolas químicos, y del universal aumento de casos de asma y bronquitis cuando empeora la contaminación del aire. No hace mucho estuve siguiendo las noticias sobre un misterioso grupo de casos de lupus que han aparecido en la ciudad fronteriza de Nogales (Arizona), no muy lejos de mi casa, cerca de Tucson.[35] El lupus eritematoso sistémico es una enfermedad autoinmune potencialmente grave, de la que no se sabe que sea contagiosa ni que tenga causas medioambientales. Sin embargo, su incidencia en Nogales sobrepasa con mucho el promedio de casos nacionales. En 1994, un grupo de periodistas descubrió que algunos rancheros del otro lado de la frontera habían estado vertiendo pesticidas en los ríos y quemando estiércol contaminado con pesticidas, porque no se podían costear la construcción de una instalación apropiada donde tirarlos. Aún no se ha establecido ninguna relación causal, pero yo pronostico que se establecerá una.

Si desea aumentar las posibilidades de curación espontánea, es imprescindible que aprenda a protegerse contra las lesiones tóxicas. Eso significa reducir la exposición a la toxicidad, proteger el cuerpo de los efectos de la contaminación, y ayudarlo a eliminar cualquier toxina que entre.

## Edad

Suponemos que la edad es un obstáculo para la curación, que las personas mayores no sanan con la misma facilidad que las jóvenes y que su inmunidad y resistencia en general han menguado. En realidad, hay pocos estudios que apoyen estas suposiciones, pero la observación sugiere que son ciertas. Es impresionante observar la rapidez con que se recuperan los niños de operaciones sencillas, como las de hernia y apendicectomías. Esto no quiere decir que en las personas mayores sea imposible la curación espontánea, sino solamente que puede llevarles más tiempo. Además, pueden existir métodos para proteger el sistema sanador de los efectos del envejecimiento, así como para estimular la resistencia general y la vitalidad de los mayores.

La medicina china tradicional ha identificado un buen número de substancias naturales que actúan como tónicos en este sentido. Como grupo, al parecer, no son tóxicos pero sí son eficaces. Algunos existen actualmente en nuestro país. He recibido la información escrita sobre estas substancias, he probado algunas personalmente y en pacientes, y daré sugerencias sobre cómo usarlas. No se pueden detener los cambios producidos por la edad, pero sí se puede modificar el estilo de vida y la actividad a medida que se envejece, y es bueno saber que existe ayuda para mantener la eficiencia del sistema sanador.

## Obstáculos puestos por la mente

Después de leer la primera parte de este libro y las historias de casos presentados, ya deberá tener la firme convicción de que la mente es una influencia importante en la curación, para mejorar o para empeorar. La curación espontánea puede activarse por acontecimientos mentales; también puede frustrarse por maneras habituales de usar la mente. Ya he observado que la mente puede deprimir el sistema inmunitario y desequilibrar el sistema nervioso autónomo, conduciendo a alteraciones en la digestión, circulación y funcionamiento de todos los demás órganos. Es necesario saber cómo usar la mente al servicio de la curación.

## Problemas espirituales

Durante mis viajes por el mundo he conocido a muchos sanadores que creen que las causas principales de la salud y la enfermedad no son físicas sino espirituales. Estos sanadores dirigen la atención hacia un mundo invisible que se supone existe más allá del mundo ordinario de los sentidos. En este dominio buscan las causas de la enfermedad y las maneras de curarla. Algunas de estas personas creen en causas kármicas (actos de la vida pasada o de vidas anteriores); otros creen en la capacidad de los antepasados ya muertos para influir en la vida y salud de uno; otros creen en la posesión de malos espíritus; y los hay que apuntan a la posibilidad de ser objeto de ataques psíquicos por parte de chamanes malvados. Es imposible hablar de un mundo invisible con la mayoría de los científicos, ya que el materialismo científico sólo busca causas físicas de acontecimientos físicos. Yo he aprendido a no intentar hablar acerca de la posibilidad de que existan causas no físicas de acontecimientos físicos con la mayoría de los médicos, pero sí hablo de ello con algunos pacientes y pienso muchísimo en este tema. Por lo tanto, no consideraría completa esta parte del libro sin alguna información sobre las dimensiones espirituales de la curación y de lo que se puede hacer para procurar que todo esté bien en este sentido.

Esto completa mi inventario de obstáculos a la curación espontánea y deja bien claro los temas sobre los cuales necesito darle información. Comencemos por la dieta.

# 9

# Dieta curativa

En un seminario sobre salud natural que di hace poco, un hombre llevaba una camiseta con el letrero «Come bien, haz ejercicio y morirás igual». Hay no poco de verdad en esta frase. Todos vamos a morir y es posible que la duración de la vida esté programada genéticamente. Sin embargo, nuestras opciones sobre nuestra manera de vivir podrían interaccionar con la genética para determinar la calidad de vida que experimentamos cuando envejecemos. Yo creo que el estilo de vida influye de manera significativa en los riesgos de contraer enfermedades comunes, y ciertamente influye en nuestra capacidad de curar. De todas las elecciones que hacemos, las referentes a los alimentos son particularmente importantes, porque tenemos muchísimo control potencial sobre ellos. Pero, como tal vez usted ya sabe, hay mucho desacuerdo sobre lo que constituye una dieta sana.

He visto a demasiadas personas llegar a muy, muy viejas con dietas «malas» para creer que el alimento es el único, o incluso el principal determinante de la buena salud. Es simplemente una influencia, una sobre la cual podemos hacer algo. Con gran frecuencia aparecen libros sobre dieta y salud, y muchos de ellos se contradicen entre sí. Incluso respecto a las preguntas importantes, como la de los riesgos para la salud de las grasas en la comida, existen importantes desacuerdos entre los expertos. Algunos médicos ensalzan una dieta pobre en grasas como la clave para la salud y la longevidad,[36] mientras que otros dicen que reducir la grasa de la dieta puede añadir como mucho unas semanas más de vida. Similar desacuerdo existe respecto a los beneficios del vegetarianismo. Según resultados de muchos estudios, entre los vegetarianos hay menos enfermedades cardiacas y cáncer, pero los médicos discuten las causas de estos hechos y creen que los vegetarianos tienden a ser más conscientes de su salud y a cuidarse mejor en general, mientras que otros dicen que los alimentos de origen animal son peligrosos, y no faltan los que opinan que si los no vegetarianos comieran la misma cantidad de grasa (es decir menos) y de fibra (es decir más) que comen los vegetarianos, no habría ninguna diferencia.

No tengo ni tiempo ni espacio para entrar en este tipo de debates y no deseo confundir aún más a los lectores. Lo que sí deseo es esbozar sugerencias sencillas y prácticas para modificar la dieta hacia maneras que yo creo favorecen las reacciones sanadoras. Algunas de estas cosas las habrá oído antes, pero es imposible exagerar la repetición de las verdades esenciales. No me interesan las modas dietéticas y me voy a concentrar solamente en lo que considero las áreas esenciales de consenso que surgen de los estudios sobre la dieta y la salud. Estos descubrimientos incluyen 1) el total de calorías, 2) la grasa, 3) las fuentes de proteínas, 4) las frutas y verduras, y 5) la fibra.

## Total de calorías

Un hallazgo inesperado en la investigación, que puede tener gran importancia práctica, es que los animales que se usan en la experimentación viven más tiempo y con muchas menos enfermedades cuando consumen menos calorías que la dosis diaria recomendada.[37] Los beneficios en la salud y en la longevidad de la «subnutrición» están claramente establecidos para las ratas y ratones de laboratorio, pero aún no están demostrados en los seres humanos, aunque hay muchas razones para creer que son válidos para ellos. Este hallazgo es inesperado, porque asociamos la nutrición-menos-que óptima con mal desarrollo y mala salud, y el sentido común nos dice que estaremos mejor si estamos bien nutridos. En realidad, es posible que la mayoría de nosotros estemos sobrealimentados, y que comer mucho de algo bueno podría hacernos daño.

Si todos viviéramos en un ambiente controlado y se nos dieran porciones medidas de comida monótona a intervalos regulares, nadie tendría sobrepeso, estoy seguro, y sospecho que muchos viviríamos más tiempo y experimentaríamos la curación espontánea con más frecuencia que ahora. Afortunada o desafortunadamente, vivimos en un mundo que nos tienta con una enorme variedad y abundancia de alimentos, y muchos no comemos para satisfacer el hambre física sino para aliviar o disipar el nerviosismo, la angustia, la depresión y el aburrimiento, para reemplazar con comida el sustento emocional o para llenar un vacío interior. Muchos de nosotros no vamos a embarcarnos voluntariamente en programas de «subnutrición»; me gustaría saber si existen otras maneras de aprovechar estos descubrimientos de la investigación.

Se me ocurren dos posibilidades. La primera es modificar la dieta, reduciendo su contenido calórico sin reducir la cantidad ni el atractivo de los alimentos que tomamos. La segunda es reducir el consumo calórico, ya sea ayunando o comiendo una dieta restringida a intervalos regulares, digamos un día a la semana. He experimentado con estas dos técnicas y creo que ambas son útiles.

La manera más fácil de reducir calorías en los platos que a uno le gustan, es reducir su contenido graso. La grasa tiene casi el doble de las calorías por gramo que contienen las proteínas y los hidratos de carbono, de modo que es la principal contribución de calorías en las dietas. Es increíblemente fácil reducir la grasa a la mitad, tres cuartos o más en los platos que se preparan en casa, y se está haciendo aún más fácil con la aparición de libros de cocina con recetas bajas en grasas, y las versiones sin o con poca grasa de alimentos populares, como las patatas fritas, la mayonesa y la crema agria. Evidentemente, la grasa también contribuye a dar sabor a los alimentos y al placer de comerlos, y no conviene sacrificar totalmente esas cualidades. Tampoco conviene comer tanta cantidad de esos alimentos menos grasos que uno acabe consumiendo más calorías que antes. (Conozco personas que antes tomaban helado de crema de vez en cuando y que ahora comen diariamente grandes cantidades de yogur congelado desnatado. Creo que como consecuencia del cambio su consumo calórico ha aumentado en lugar de disminuir; esto y modificaciones similares podrían explicar por qué continúa aumentando la obesidad en Estados Unidos, aun cuando disminuye la cantidad total de grasa en la dieta.) En resumen, es posible reducir el consumo calórico y no obstante comer muchos alimentos agradables y saciadores, consumiendo menos grasa, lo cual es una manera de cosechar algunos de los beneficios para la salud que aporta la subnutrición.

En diferentes épocas de mi vida he probado el ayuno un día a la semana, generalmente los lunes. Cuando ayuno tomo únicamente agua o infusiones de hierbas, a veces con limón, y encuentro que ésta es una útil disciplina física y psicológica. Uno siente que es sana. Si es usted muy delgado y sensible al frío, no le recomiendo ayunar de esta manera. En su lugar podría intentarlo bebiendo zumos de fruta o líquidos poco espesos un día a la semana. Estas prácticas no sólo dan un descanso al sistema digestivo sino que también disminuyen el consumo calórico total, y además pueden proporcionar los beneficios de la subnutrición sin obligar a renunciar a los placeres de comer. Hay también muchos beneficios secundarios, como el mayor aprecio de la comida después de un ayuno, y la mayor capacidad de comer de forma consciente y no inconsciente.

En cualquier caso, esté al tanto de informes de investigaciones sobre los beneficios para la salud de la subnutrición. Si los hallazgos se sostienen y continúan pareciendo aplicables a los seres humanos, valdrá la pena tratar de reducir el consumo de calorías para hacer más real el potencial sanador del cuerpo.

## Grasas

Dedicaré más tiempo al estudio de la grasa que a cualquier otro aspecto de la dieta, porque creo que las implicaciones de las investigaciones sobre cómo afecta la grasa al cuerpo son de importancia vital. Comer demasiada grasa del tipo malo puede dañar gravemente la capacidad sanadora y ser el mayor error dietético que uno cometa.

Las grasas son mezclas de ácidos grasos, cadenas de átomos de carbono ligados a átomos de hidrógeno, que tienen un grupo ácido distintivo en un extremo. Los ácidos grasos se pueden clasificar según el largo de las cadenas y según que los enlaces químicos disponibles de los átomos de carbono estén ocupados, o saturados, por átomos de hidrógeno. Los ácidos grasos insaturados tienen uno (monoinsaturados) o más (poliinsaturados) átomos de carbono ligados en la cadena, que consisten en enlaces dobles o triples entre átomos de carbono adyacentes. Los puntos de insaturación alteran la configuración de la molécula y sus características físicas y químicas.

Las grasas compuestas principalmente por ácidos grasos saturados son sólidas a temperatura ambiente, y cuanto mayor es el contenido de grasa saturada, mayor es la temperatura a la que se derriten. Las grasas animales son muy saturadas, como también lo son dos aceites vegetales: el aceite de coco y el de nuez de palma. En el extremo opuesto de este espectro químico están los aceites vegetales poliinsaturados, todos los cuales se conservan líquidos a temperaturas más frías. Cuanto más baja es la temperatura a la que se produce la solidificación, mayor es el grado de insaturación. Los aceites de maíz, soja, sésamo, girasol y cártamo son ejemplos de grasas poliinsaturadas. En medio del espectro están los aceites vegetales compuestos principalmente por ácidos grasos monoinsaturados, que son aquellos que sólo tienen un enlace doble o triple en la cadena de átomos de carbono; ejemplos son los aceites de oliva, de colza, de cacahuete y de aguacate.

Hoy en día los médicos convencionales que se interesan por la nutrición nos dan dos tipos de consejos respecto a las grasas en la comida. Nos dicen que reduzcamos la cantidad total de grasa que comemos, y que reduzcamos también la cantidad de grasas saturadas. En mi opinión, esto es sólo una parte de la historia.

Son abrumadoras las pruebas que demuestran los riesgos para la salud que suponen las grasas saturadas. En la mayoría de las personas, un porcentaje elevado de grasas saturadas en la dieta estimula al hígado a producir colesterol LBD (el malo) en cantidades superiores a las que puede eliminar el cuerpo. La consecuencia es el daño a las paredes arteriales (aterosclerosis), daño al sistema cardiovascular, mayor riesgo de muerte prematura y discapacidad por enfermedad coronaria, y reducción de la capacidad sanadora al estar restringido el riego sanguíneo.

Las pruebas de los riesgos para la salud que supone el total de grasas ingeridas es menos convincente. Dado el popular prejuicio contra la grasa en nuestra sociedad, muchas personas desearían creer que las dietas pobres en grasas las van a hacer vivir más años, van a prevenir el cáncer y estimular la inmunidad, pero no tenemos datos sólidos que apoyen esas ideas. Las dietas muy bajas en grasas, que obtienen de las grasas alrededor de un 10 por ciento del total de calorías, frente al 40 por ciento de la dieta promedio estadounidense, son muy beneficiosas para los enfermos cardiacos con la enfermedad ya declarada, pero son dietas muy difíciles de seguir y es posible que no sean tan buenas para el resto de los humanos. Creo que vale la pena disminuir el consumo de grasas hasta niveles moderados, digamos entre el 20 y 30 por ciento del total de calorías, pero es más importante concentrarse en reducir las grasas saturadas y otras grasas nocivas de las que hablaré dentro de un momento.

Las principales fuentes naturales de grasa saturada son las carnes de buey, cerdo, cordero, pollo con piel, pato, leche entera y productos hechos con leche entera (sobre todo queso, mantequilla y nata), y los alimentos procesados producidos con aceites tropicales (de palma y de coco). De todas éstas, la grasa de la carne de buey podría ser la más peligrosa para la salud. Hay además fuentes no naturales de grasa saturada: la margarina, la manteca vegetal sólida, y todos los alimentos procesados preparados con aceites parcialmente hidrogenados. En estos productos, los aceites vegetales líquidos han sido saturados artificialmente con hidrógeno para hacerlos sólidos o semisólidos a temperatura ambiente y aumentar su resistencia al deterioro. Por muy buenos que sean los aceites que entran en este proceso, el resultado es saturado y un riesgo para la salud cardiovascular.

Evidentemente, la manera más fácil de eliminar la grasa de la dieta es reducir el consumo de alimentos de origen animal, sobre todo carne y productos derivados de leche entera, estrategia que recomiendo. Además, deberíamos eliminar las fuentes de aceites tropicales y aceites solidificados artificialmente, que son peligrosos por otro motivo que explicaré a continuación.

No hace mucho tiempo los médicos recomendaban reemplazar las grasas saturadas como la mantequilla por aceites vegetales poliinsaturados, como los de maíz y cártamo, en la creencia de que estos aceites bajaban el nivel de colesterol y beneficiaban el corazón y las arterias. Durante este periodo, en la mente de la gente, la margarina, cuya única virtud en la primera parte de este siglo era su bajo precio, pasó de ser un sustituto barato de la mantequilla a ser una alternativa saludable. Se dispararon las ventas de aceite de cártamo, el más insaturado de todos los aceites vegetales. Espero que esta era se haya acabado. Los aceites poliinsaturados son malos para nosotros de otras maneras. Son químicamente inestables, debido a su contenido de ácidos grasos con enlaces energéticos dobles y triples que tienden a reaccionar con oxígeno, formando compuestos tóxicos que pueden dañar el ADN y las membranas celulares, favoreciendo el cáncer, inflamación y cambios degenerativos en los tejidos. Recomiendo encarecidamente eliminarlos de la dieta.

Además, cuando los ácidos grasos insaturados se calientan o se tratan con disolventes y blanqueadores químicos, tienden a deformarse, pasando de una forma curvada natural (llamada configuración *cis*) a una forma unida no natural (llamada configuración *trans*). Los ácidos grasos trans (AGT, o en inglés TFA, *trans-fatty acids*) pueden ser extraordinariamente tóxicos, aun cuando los científicos han sido muy lentos en reconocer el peligro. Incluso actualmente, cuando por fin están comenzando a admitir que la margarina puede ser peor para el corazón que la mantequilla, continúan centrando la atención solamente en el contenido de grasa saturada de la margarina y no en su abundancia de ácidos grasos trans. El cuerpo produce membranas celulares a partir de los ácidos grasos cis y también los usa en trayectorias sintéticas para las hormonas; no sabemos qué hace con los AGT; si intenta usarlos de la misma manera, el resultado podrían ser membranas y hormonas defectuosas. Creo que los ácidos grasos trans en la dieta dañan la maquinaria reguladora del cuerpo, comprometiendo de forma importante el sistema sanador. Recuerde que los ácidos grasos trans nunca se encuentran en la naturaleza, sino solamente en grasas que han sido sometidas a manipulación química y física no usual. Algunos investigadores los llaman «grasas divertidas», pero lo que nos pueden causar no tiene nada de divertido. Se puede evitar el peligro eliminando de la dieta toda margarina y manteca vegetal sólida y los productos elaborados con ellas, todos los productos de cualquier tipo de aceite que diga «parcialmente hidrogenado» en la etiqueta, y todas las marcas comerciales de aceites vegetales poliinsaturados (maíz, soja, sésamo, girasol, cártamo), ya que han sido extraídos mediante calor y disolventes que favorecen la formación de ácidos grasos trans. (Me niego a considerar el aceite de algodón dentro de la categoría de alimentos.

Tiene un elevado porcentaje de grasa saturada, puede contener toxinas producidas naturalmente, y es probable que esté contaminado por residuos de pesticidas.)

¿Qué podemos comer entonces? Los aceites vegetales que sean predominantemente monoinsaturados (de oliva, colza, cacahuete, aguacate) no representan el riesgo cardiovascular de las grasas saturadas ni los riesgos de cáncer de las poliinsaturadas. Los distintos aceites de esta categoría difieren bastante entre sí, y es importante conocer las ventajas y desventajas de cada uno.

El aceite de oliva parece ser el mejor y el más seguro de todos los aceites comestibles. Al parecer al cuerpo le resulta más fácil manejar su ácido graso predominante, el ácido oleico, que cualquier otro ácido graso. Reemplazar la grasa saturada por aceite de oliva conduce a una reducción del colesterol malo (mientras que reemplazarla por aceites vegetales poliinsaturados reduce también el colesterol bueno). El aceite de oliva es delicioso y durante miles de años se ha usado como aceite comestible. El de mejor calidad, llamado virgen extra, se extrae con prensado suave, sin calor ni disolventes, y se puede comprar en cualquier supermercado por un precio razonable. Los olivos son árboles extraordinariamente longevos y hermosos, que inspiran reverencia en las culturas que los cultivan; se desarrollan y producen bien sin excesiva aplicación de pesticidas ni productos agrícolas químicos. Además, en los países cuya principal grasa para cocinar es el aceite de oliva, los índices de enfermedades cardiovasculares son menores de lo que se podría suponer por la cantidad total de grasa consumida, y los índices de enfermedades degenerativas y de cáncer son también menores que en muchos otros países. El aceite de oliva es el principal elemento de la dieta mediterránea, que ha atraído la atención de los investigadores en los últimos años. Los pueblos mediterráneos comen mucha fruta y verduras, panes de cereales integrales, abundante cantidad de pescado y moderada cantidad de carne animal, pero después de analizar todo esto, es el aceite de oliva el que tiene mayor correlación con una mejor salud.[38]

Como resultado de mis propias investigaciones, he llegado a convertir el aceite de oliva en la grasa principal de mi dieta; lo empleo en todos los platos en que uso grasa, de aderezo para todas las ensaladas, y de vez en cuando para untar el pan (aunque normalmente como pan sin nada). Si no le gusta su sabor, puede comprar las variedades «light», a las que se les han eliminado el olor y sabor característicos; aunque estas variedades, útiles para ciertos platos, por ejemplo para frituras orientales y pastas horneadas, probablemente sean menos sanas porque han sido procesadas. Si el único cambio que hace en su dieta es reemplazar la mantequilla y la margarina por aceite de oliva, habrá dado un enorme paso hacia la mejor salud y la curación.

El aceite de colza* es una versión moderna de un tradicional aceite para cocina de India y sur de China, extraído de la semilla de la colza. La colza es pariente de la mostaza, y su semilla contiene un aceite con muy poca grasa saturada y un elevado porcentaje de ácidos grasos monoinsaturados. También contiene un ácido graso tóxico llamado ácido erúcico. Los cultivadores modernos han reducido el contenido de ácido erúcico del aceite de colza y lo han mejorado de otras maneras; pero a pesar de su actual popularidad (ha reemplazado al aceite de cártamo como favorito de la industria de alimentos dietéticos), me entusiasma menos que el aceite de oliva. No tengo informes epidemiológicos sobre el aceite de colza comparables a los que tengo sobre el aceite de oliva, que sugiera que se goza de mejor salud en los países que lo usan. Todos los aceites de colza que se encuentran en los supermercados han sido extraídos de tal manera que los ácidos grasos se deforman; además, con frecuencia la colza es tratada con pesticidas que probablemente se introducen en el aceite. En las tiendas de productos dietéticos se puede comprar aceite de colza orgánico o biológico, prensado con separadores,

---

* En Estados Unidos llaman *canola* al aceite de colza; el nombre es una contracción de *Canadian oil*, porque el producto comenzó a elaborarse en Canadá. (*N. de la T.*)

a precios bastante elevados, y ese es el único tipo que yo usaría. Tengo una botella en la nevera, para usarlo de vez en cuando en alguna receta que necesita un aceite de sabor perfectamente neutro, pero veo que tardo mucho en gastarlo. En mi opinión el aceite de oliva lo supera con mucho.

El aceite de cacahuete, otrora el aceite preferido de los cocineros chinos, tiene mayor porcentaje de ácidos grasos poliinsaturados que el aceite de oliva, pero también puede contener toxinas, tanto naturales como no naturales. No veo ninguna razón para usarlo. El aceite de aguacate, que sólo se encuentra en tiendas de alimentos dietéticos, es demasiado caro y no tiene nada que lo recomiende para uso culinario. Los aguacates son un interesante añadido a la dieta, pero dado su contenido de grasa deberán consumirse con mucha moderación. Si no consigue renunciar a la idea de untar el pan con algo graso, pruebe con un poco de aguacate molido sazonado; es una buena manera de reemplazar una grasa muy saturada por una monoinsaturada.

Tengo otros tres aceites en mi nevera, que uso en pequeñas cantidades para aderezar: aceite de sésamo [o ajonjolí] tostado (es oscuro), aceite de nueces y aceite de avellanas. Estos son aceites poliinsaturados, y deben conservarse fríos y no usarse con alimentos calentados a temperaturas elevadas. Tienen olores y sabores fuertes que a mí me gustan en las sopas, aderezos de ensaladas y marinadas; en pequeñas cantidades son deliciosos y no son dañinos.

Antes de dejar el tema de las grasas, quiero referirme a otra categoría que parece favorecer la salud y la curación. Estos son los ácidos grasos omega-3, que se encuentran en algunos pescados y en unas pocas plantas. Los ácidos grasos omega-3 son muy insaturados y tienen propiedades especiales.[39] Por lo visto, reducen los cambios inflamatorios del cuerpo, protegen contra la coagulación anormal de la sangre y, posiblemente, contra el cáncer y los cambios degenerativos en células y tejidos. Muchos estudios sugieren que las dietas óptimas deberían incluir fuentes de estos compuestos difíciles de encontrar. He aquí las opciones:

Se puede comer el pescado que contenga ácidos grasos omega-3 en su grasa, sobre todo pescados grasos de las aguas frías del norte: sardina, arenque, anjova, salmón y, en menor grado, albacora (en la siguiente sección de este capítulo tendré algo más que decir sobre el pescado), o puede tomar suplementos de omega-3 en cápsulas de aceites de pescado. Los aceites de colza y de soja contienen pequeñas cantidades, pero dos aceites vegetales menos comunes, el de lino y el de cáñamo, contienen, sobre todo las semillas de estas plantas, grandes concentraciones de omega-3. Ahora ya hay la posibilidad de adquirir semillas de lino (linaza), harina de lino y aceite de linaza en las tiendas de productos dietéticos. Comienza a haber aceite de cáñamo en algunas de estas tiendas. Por último, la verdolaga es una fuente importante de omega-3. En los pueblos mediterráneos se come en sopa y es fácilmente cultivable en el jardín; de hecho, tiende a ser una persistente «mala hierba».

No recomiendo tomar aceites de pescado en cápsulas. Pueden estar contaminados por toxinas y es posible que no produzcan los mismos beneficios que comer el pescado. Mi preferencia personal es comer salmón, sardinas o arenques dos o tres veces a la semana. (La caballa es más difícil de encontrar aquí, la anjova suele estar contaminada por mercurio, y la albacora no contiene mucho omega-3.) Si prefiere no comer pescado, su mejor elección son los aceites de cáñamo o de lino, ya que es difícil encontrar verdolaga. El aceite de cáñamo es verdoso y almendrado, y combina muy bien con el aceite de oliva en las ensaladas. El aceite de lino (linaza) es dulce y almendrado si está fresco, pero se deteriora rápidamente, y cuando llega a la mesa suele tener un sabor desagradable semejante al óleo (por lo cual se usa de base para pintar). Si logra encontrar un aceite de lino de buen sabor y le gusta, úselo sin reparos. En caso contrario, le recomendaría añadir harina de lino a la dieta. Mi sugerencia es comprar semillas de lino enteras, que son bastante baratas, guardarlas en la nevera y moler las que se necesiten para unos cuantos días o una semana en un molinillo de café u otro aparato para moler. Se puede espolvorear harina de lino en los cereales o en la ensalada y añadirla al pan y a los pasteles. Tiene buen sabor. Una cucharada de aceite de cáñamo o de lino al día, o dos cucharadas de harina de lino, le proporcionarán una buena ración de los preciosos ácidos grasos omega-3.

A continuación, mis recomendaciones sobre las grasas en la dieta:

- *Reduzca la cantidad total de grasas*, eliminando las frituras, moderando el consumo de patatas fritas, frutos secos, aguacates, mantequilla, queso y otros alimentos muy ricos en grasa, y aprendiendo a modificar las recetas para reducir la grasa de sus platos favoritos. Lea las etiquetas de los productos que compre, para saber su contenido de grasa, y trate de mantener el consumo de grasa en un promedio del veinte al treinta por ciento del total de calorías.
- *Haga un esfuerzo especial por reducir las grasas saturadas de la dieta*, reduciendo de modo importante la carne, las aves con piel, la leche entera y sus derivados, la mantequilla, la margarina, las mantecas vegetales y todos los productos hechos con aceites tropicales y aceites parcialmente hidrogenados.
- *Elimine de la dieta los aceites vegetales poliinsaturados*, evitando los aceites de cártamo, de girasol, de maíz, de soja, de cacahuete y de algodón, y los productos hechos con ellos.
- *Aprenda a hacer del aceite de oliva su grasa principal*, con preferencia de la clase virgen extra, con todo el sabor.
- *Aprenda a identificar y evitar todas las fuentes de ácidos grasos trans*: margarinas, mantecas vegetales solidificadas, y todos los productos que contienen cualquier tipo de aceite parcialmente hidrogenado.
- *Aumente el consumo de ácidos grasos omega-3* comiendo con regularidad los pescados que lo contienen, aceite de cáñamo o de lino, o harina de lino.

## Fuentes de proteínas

Necesitamos proteínas para producir tejido nuevo, para crecer y para mantener y reparar los tejidos. Las proteínas son moléculas complejas, que se forman a partir de aminoácidos, algunos de los cuales son elementos nutritivos esenciales que el cuerpo no puede fabricar y debe recibirlos de los alimentos. La carencia de proteínas es causa de atrofia en el desarrollo y de gran deterioro de la capacidad sanadora; pero en nuestra sociedad prácticamente no existe la carencia de proteínas. En realidad, la mayoría de la gente consume demasiadas proteínas, lo cual también puede tener un efecto adverso en la salud, y muchos de nosotros obtenemos las proteínas de fuentes muy dudosas.

La mayoría de la gente obtiene las proteínas de alimentos de origen animal: carne, aves, pescado, leche y productos lácteos. Las fuentes vegetales son las legumbres, los cereales y algunos frutos secos. Una diferencia importante entre las fuentes animales y vegetales es que estas últimas son menos concentradas. Por ejemplo, las proteínas presentes en las legumbres están diluidas por féculas comestibles y fibra indigerible, de modo que hay que comer mayor cantidad de proteína vegetal para obtener el equivalente a una porción de alimento de origen animal.

Cuando se consumen más proteínas de lo que necesita el cuerpo para fabricar y reparar tejidos, éstas se usan como fuente de energía, como combustible. Pero las proteínas no son el combustible ideal para el cuerpo. Dado que las moléculas proteicas son grandes y complicadas, su digestión y metabolismo exigen más trabajo que la digestión y metabolismo de los hidratos de carbono y las grasas. Así pues, las proteínas son combustibles menos eficientes: la relación entre el trabajo requerido y la energía producida no es tan favorable como la de otros elementos nutritivos. Una consecuencia práctica es que si se sigue una dieta muy rica en proteínas, el cuerpo tiene muchísimo más trabajo y queda menos energía disponible para la curación.

Hay otro problema en el uso de las proteínas como combustible: no se queman con limpieza. Los hidratos de carbono y las grasas, al estar compuestos solamente por carbono, hidrógeno y oxígeno, se convierten al quemarse en dióxido de carbono y agua. Las proteínas contienen nitrógeno, y en el proceso del metabolismo se degradan y producen residuos nitrogenosos muy tóxicos. La tarea de tratar estos residuos recae en el hígado, que los procesa y convierte en urea, compuesto simple también muy tóxico. Los riñones deben entonces encargarse de eliminar la urea. Cargar el hígado y los riñones con estas tareas reduce la colaboración de estos órganos con el sistema sanador. Además, los productos residuales nitrogenosos del metabolismo de las proteínas pueden también irritar el sistema inmunitario, aumentando el riesgo de alergias y problemas autoinmunes, lo cual representa un trastorno de las defensas del cuerpo. Por todos estos motivos es mejor no consumir demasiadas proteínas. Es necesario darle al cuerpo lo suficiente para su desarrollo, mantenimiento y reparación, pero no tanto que se convierta en una fuente importante de energía metabólica.

¿Qué cantidad de proteínas es excesiva? Cantidades notablemente pequeñas son suficientes para satisfacer las necesidades mínimas de un adulto normal, unos 60 gramos de alimento proteínico al día. En nuestra sociedad son muchas las personas que toman más de esa cantidad en cada comida. Ciertamente 120 gramos es mucho. En general, si hace una comida proteínica al día, es decir, una comida con un plato principal de carne, pollo, pescado, huevos o tofu, probablemente eso sea suficiente. Trate de realizar otras comidas con platos de hidratos de carbono y verduras: verduras salteadas con arroz, o pasta con verduras, o ensaladas con pan. Reducir el consumo de proteínas va a dejarle energía libre, ahorrarle trabajo extra a su sistema digestivo y, sobre todo, al hígado y los riñones, y va a proteger de irritación a su sistema inmunitario.

Además de reflexionar sobre las proteínas en general y cómo reducir su consumo, debería considerar las ventajas y desventajas de las fuentes comunes de proteínas en la alimentación, otro tema que considero importante. La elección del tipo de proteínas que va a consumir puede tener enorme influencia en su salud y capacidad de curación con vistas al futuro.

Un problema es que las dietas ricas en proteínas de origen animal nos ponen muy arriba en la cadena alimentaria, y éste no es un buen lugar para estar. La cadena alimentaria es el modelo por el cual los organismos superiores dependen de organismos inferiores para su obtención de energía. Las plantas obtienen su energía del Sol. Los animales herbívoros obtienen su energía comiendo las plantas. Los animales carnívoros la obtienen de fuentes más alejadas comiendo la carne de los herbívoros. Cuanto más grande y más carnívoro es el organismo, se dice que está más arriba en la cadena alimentaria. Una consecuencia de comer a esa altura en la cadena alimentaria es que se ingieren dosis más elevadas de toxinas, porque las toxinas medioambientales se van concentrando a medida que se va subiendo de nivel. La grasa de los animales de granja suele contener elevadas concentraciones de toxinas, que existen en proporción mucho más baja en los cereales, por ejemplo. Un problema independiente es que los métodos que usamos para criar a estos animales, fuentes de proteínas, los cargan aún más de substancias nocivas.

He aquí un rápido repaso de las fuentes de proteínas:

La *carne* tiene varios puntos en contra. Es fuente importante de grasas saturadas y de formas de proteínas muy concentradas. Al estar muy arriba en la cadena alimentaria, acumula toxinas medioambientales. A no ser que los animales se críen con métodos naturales, también la carne está llena de toxinas añadidas: residuos de hormonas para favorecer el crecimiento, antibióticos y otras substancias químicas que usan los granjeros comerciales. La «carne blanca» no es mejor que la roja, sólo que la ternera tiene menos grasa que el buey, y la grasa de cerdo es al parecer menos peligrosa que la de buey para el sistema cardiovascular humano. Si no se prepara muy cocida, puede transmitir virus y bacterias a los que la comen.

El *pollo* tiene una ventaja principal sobre la carne: su grasa es externa al tejido muscular y se puede eliminar al quitarle piel. De no ser así, el pollo presentaría los mismos riesgos tóxicos que la carne vacuna, ovina y porcina, y es posible que contenga más hormonas añadidas. Bacterias peligrosas, sobre todo la salmonela, suelen contaminar al pollo y ser causa de enfermedad en las personas que lo comen, a no ser que esté bien cocido.

El *pescado* parece ser, y cada vez más, una fuente muy sana de proteínas. Me refiero al pescado con escamas, no a los mariscos. Los países en que se come más pescado tienen los índices más elevados de longevidad y los más bajos de enfermedad; además, en esos países, las personas más sanas son aquellas que comen más pescado. Por qué es bueno para nosotros el pescado es algo que no está claro. Los ácidos grasos omega-3 podrían ser parte de la explicación, pero éstos sólo se encuentran en algunos pescados, y es posible que la respuesta no tenga que ver con ningún componente aislado. ¿Son más sanas las personas que comen pescado debido al pescado que comen o debido a lo que no comen? La mayoría de estas personas comen mucha menos carne, por ejemplo. Actualmente hay muchas prevenciones respecto al pescado. Muchos peces están contaminados por los residuos tóxicos que se han vertido en ríos y océanos. Los peces más grandes y más carnívoros y los que viven en aguas costeras son más peligrosos en este sentido. Yo recomiendo no comer pez espada, aguja de costa (marlín azul) ni tiburón, porque es posible que su carne contenga toxinas. Las piscifactorías se están extendiendo cada vez más por todo el mundo, sobre todo las de salmón, trucha y siluro (o bagre). Es posible que los peces de piscifactoría no sean tan beneficiosos para la salud como sus homólogos criados en libertad (el salmón de piscifactoría tiene menor cantidad de ácidos grasos omega-3), y que contengan residuos de medicamentos de los que se usan para controlar las enfermedades que se producen al vivir en ambientes atestados. Pero aun con estos inconvenientes, el pescado es una buena fuente de proteínas.

Los *mariscos* son mucho menos atractivos, porque hay más

probabilidades de que contengan toxinas. Viven en aguas costeras, y por su alimentación están expuestos a elevadas concentraciones de desechos residuales. Los mariscos crudos pueden
transmitir enfermedades a los seres humanos.

Los *productos lácteos* tienden a contener mucha grasa saturada, a no ser que se hagan de leche semidesnatada o totalmente
descremada. Muchas personas no pueden digerir el azúcar de la
leche (lactosa), y probablemente muchas más experimentan irritación del sistema inmunitario por la proteína de la leche. (Este
es un problema particular de la leche de vaca; la leche de cabra
al parecer no molesta tanto al sistema inmunitario.) Si tiene
alergias, alguna enfermedad autoinmune, problemas de senos
nasales, bronquitis, asma, eccema o problemas gastrointestinales, vale más que elimine totalmente la leche de la dieta, al
menos durante dos meses a ver qué pasa con estos trastornos.
En muchos casos mejorarán espectacularmente. Los productos
lácteos comerciales son otra fuente de toxinas medioambientales, medicamentos y hormonas.

Los *huevos*, al menos las claras, son buenas fuentes de proteína de alta calidad, pero las yemas contienen grasa y colesterol
que la mayoría deberíamos limitar. Los huevos para uso comercial se producen en condiciones lamentables, pueden contener
residuos tóxicos de medicamentos y hormonas, y estar contaminados por salmonela. Evite comer huevos crudos o poco cocidos, y trate de buscar huevos de gallinas criadas con alimentos
orgánicos o biológicos naturales, sin medicamentos ni hormonas.

Los *cereales* y las *legumbres* contienen hidratos de carbono y
fibra además de proteínas, de modo que se pueden comer sin
sufrir sobrecarga proteínica. Dado que suelen tratarse con diversos productos agrícolas químicos, recomiendo buscar variedades producidas biológicamente.

Los *frutos secos* y las *semillas*, como las almendras y las semillas de girasol, son fuentes de proteína vegetal, pero su elevado
contenido de grasa (principalmente poliinsaturada) aconseja
moderación en su consumo.

La *soja* contiene mucha más proteína que las otras legumbres, además de importantes cantidades de grasa poliinsaturada. La proteína de la soja se puede aislar y transformar de formas sorprendentemente diversas, entre ellas algunas imitaciones de alimentos de origen animal. Muchos de estos productos de la soja los encontrará en las cámaras frigoríficas de las tiendas de productos dietéticos, pero también puede encontrarlos en las tiendas orientales. Actualmente se encuentran muchas formas de tofu y tempeh, así como mejores hamburguesas, salchichas vienesas y carnes en lata, entre ellas excelentes modalidades con poca grasa o sin ella. Los beneficios de la soja pueden ser incluso mayores, como está comenzando a salir a la luz. La soja contiene un grupo de substancias químicas llamadas fitoestrógenos, que ofrecen importante protección contra el cáncer de próstata y enfermedades estimuladas por los estrógenos en las mujeres, entre ellas cáncer de mama, endometriosis, fibrosis quística de la mama, fibroma o liomioma uterino, así como las molestias de la menopausia.[40] El bajo índice de estos trastornos entre las japonesas podría deberse a su elevado consumo de alimentos derivados de la soja, sobre todo tofu. Actualmente se están estudiando dos de los más conocidos fitoestrógenos de la soja (el genistein y el daidzein) por su capacidad para regular los desequilibrios hormonales humanos.

Habiendo repasado las principales fuentes de proteínas, le ofrezco ahora mis más sencillas recomendaciones para aprovechar esta información con el objeto de cambiar su dieta y favorecer la curación espontánea:

- *Coma menos proteínas.* Aprenda a reconocer las fuentes de las proteínas que come y redúzcalas. Ejercítese en preparar comidas que no giren alrededor de alimentos proteínicos densos.
- *Comience a reemplazar la proteína de origen animal por proteínas de pescado y de soja.* Al hacer esto va a reducir su exposición a las toxinas y a otros elementos nocivos pre-

sentes en las carnes, aves y leche, a la vez que va a aprovechar los beneficios de los componentes favorecedores de la salud del pescado y de la soja.

## Frutas y verduras

Nuestras madres tenían razón cuando nos decían que nos comiéramos la verdura. Por lo visto, las verduras y las frutas ofrecen importante protección contra el cáncer, las enfermedades cardiacas y otras dolencias comunes, y sobre todo favorecen la inmunidad y la curación. Por lo demás, las frutas maduras y las verduras de buena calidad son algunas de las mayores delicias de la mesa. ¿Hay algo mejor que una aromática tajada de melón, o un jugoso y sabroso melocotón, o un mango maduro y cremoso? ¿Y qué decir de una colorida fuente de ensalada variada aderezada con aceite de oliva y vinagre aromatizado; de los guisantes dulces tiernos muy poco cocidos; o de una perfecta mazorca de maíz dulce tierno? Muchas personas se pierden estos placeres porque los granjeros comerciales cultivan variedades elegidas por su resistencia a los largos viajes más que por su sabor, o porque las frutas y verduras se cosechan antes de que estén en sazón, o porque se han deteriorado camino de las tiendas. Otras personas creen que no les gustan las verduras porque no saben cocinarlas y nunca las han probado bien preparadas. Las frutas y verduras frescas proporcionan más beneficios para la salud que las versiones enlatadas, congeladas o deshidratadas.

Mientras los investigadores identifican más compuestos protectores en las frutas y verduras, existe la tendencia en nuestra sociedad a aislar estos compuestos y tomarlos en forma de suplementos. No estoy seguro de que esto sea conveniente. Pongamos por ejemplo el betacaroteno, que es el precursor hidrosoluble de la vitamina A (es decir, a partir de él el cuerpo fabrica la vitamina A); son millones las personas que toman betacaroteno en cápsulas, porque han oído que es antioxidante y puede prevenir el cáncer. Está demostrado que el betacaroteno previene el cáncer cuando lo tomamos en los alimentos; pero las pruebas de su eficacia como suplemento aislado son mucho menos sólidas. El betacaroteno pertenece a una gran familia de carotenos, que son pigmentos de color amarillo o naranja presentes en muchas frutas (melocotones, melones, mangos) y verduras (batatas o boniatos, calabazas, tomates y verduras de hojas verdes). Otros carotenos, como el alfacaroteno y el licopeno (presentes en los tomates), pueden incluso contribuir de modo más importante al efecto protector de estos alimentos, y actúan sinérgicamente con el betacaroteno. Mientras no aparezca en el mercado un suplemento de carotenos combinados, las personas que comen pocas frutas y verduras pueden hacer bien tomando suplementos de betacaroteno, pero mucho mejor sería que aumentaran su consumo de alimentos ricos en carotenos.

El reduccionismo, es decir, la creencia de que las propiedades del todo se pueden reducir a los efectos de sus componentes aislados, es tendencia común de la ciencia y la medicina occidentales. Cuando encontramos una planta en la naturaleza que tiene efectos biológicos interesantes, deseamos identificar y aislar el «principio activo» de la planta y darlo a los pacientes en su forma pura. Los médicos chinos tradicionales piensan de modo muy diferente. No se oponen al análisis científico de las plantas curativas, pero no son partidarios de usar sus componentes aislados. En su opinión, los efectos deseables de los remedios de hierbas son consecuencia de las interacciones sinérgicas de todos los componentes de cada planta y de todas las plantas que se combinan en una receta típica (que suelen ser doce o más).

Hace poco, los científicos identificaron un compuesto del brécol, el sulforafano, probablemente el responsable en parte del potente efecto anticancerígeno de esa verdura. ¿Hay que comer brécol, o bien esperar a que aparezcan cápsulas de sulforafano en las tiendas de productos dietéticos? Yo digo que hay que comer brécol, porque las partes no equivalen al todo. Si a usted le parece que no le gusta, trate de prepararlo de otra manera. Aquí le explico una sencilla forma de prepararlo, deliciosa y que uno jamás se cansa de comer.

Corte el extremo de un brécol, separe el troncho principal, quítele la piel fibrosa y córtelo en trozos pequeños. Separe la cabeza también en trozos pequeños y pele un poco los tronchos para que queden más tiernos. Lávelo y colóquelo en una olla con 1/4 taza de agua, 1 cucharada de aceite de oliva, sal al gusto y varios dientes de ajo cortados o machacados. Lleve a ebullición, tape bien la olla y deje cocer al vapor no más de cinco minutos, hasta que haya adquirido un bonito color verde vivo y esté tierno pero crujiente. Quite la tapa y que siga hirviendo hasta que se haya reducido la mayor parte del líquido. Sirva inmediatamente. Lo puede presentar acompañado de pasta hervida, aderezado con guindilla (ají) molida y queso parmesano, o se puede comer tal cual. Es muy vistoso, tremendamente exquisito, contiene poca grasa, es rico en vitaminas y minerales, y también está lleno de sulforafano.

Si desea probar una preparación más exótica del brécol, ofrezco una versión modificada de un plato chino con salsa de judías negras, sin la cantidad de grasa (generalmente aceite de algodón) que usan en muchos restaurantes chinos:

Corte y lave la verdura como en la receta anterior. Colóquela en una olla con los siguientes ingredientes: 2 cucharadas de judías negras saladas (se compran en las tiendas de alimentos chinos) previamente lavadas y escurridas; 2 dientes grandes de ajo machacados; 2 cucharaditas de raíz de jengibre recién rallada; 1 cucharada de aceite de sésamo oscuro; 2 cucharadas de salsa de soja; 2 cucharaditas de azúcar; 1 cucharadita de guindilla (ají) molida; 2 cucharaditas de cebolleta picada, y 1/4 taza de jerez seco. Lleve a ebullición, tape y deje cocer al vapor, como en la receta anterior, hasta que el brécol esté tierno y crujiente. Quite la tapa y que siga hirviendo hasta que se evapore la mayor parte del líquido, y remueva para mezclar bien el brécol con la salsa de judías negras antes de servir (sobre arroz si lo desea).

Lógicamente hay que tener cuidado con las frutas y verduras de los supermercados: pueden estar contaminadas con toxinas, puestas no por la naturaleza sino por el agronegocio. En el siguiente capítulo vamos a hablar con detalle sobre este tema y le explicaré cómo protegerse. Es importante tratar de encontrar productos agrícolas cultivados sin substancias químicas y saber qué géneros son los que tienen mayor probabilidad de estar contaminados.

## Fibra

La fibra es el residuo indigerible de las plantas que comemos, compuesta por hidratos de carbono demasiado complejos para nuestro sistema digestivo. La cantidad adecuada de fibra en la dieta favorece la salud digestiva, ya que nos hace tener movimientos de vientre regulares y mejora el ambiente bioquímico del intestino grueso. Algunos tipos de fibra también benefician al sistema cardiovascular al ayudar al cuerpo a eliminar colesterol. En los países donde se consume muy poca fibra hay índices más elevados de cáncer de colon, y viceversa. Si no comemos suficiente fibra, el sistema digestivo no funciona de forma óptima, lo que puede afectar de varias maneras la capacidad curativa.

Las principales fuentes de fibra alimentaria son las frutas, verduras y cereales integrales. La fibra insoluble, como la del salvado de trigo, es un importante regulador del intestino. La fibra soluble, como la del salvado de avena, contribuye a eliminar el colesterol. Algunas personas que necesitan fibra para regular los movimientos intestinales la toman en forma de suplemento, como salvado o zaragatona (semilla cuya cáscara es fibrosa). Pero lo más fácil es comer más fruta y verdura, cereales integrales, copos y pan hecho con cereales integrales, alimentos que además ofrecen otros beneficios.

\* \* \*

He aquí un breve resumen de mis recomendaciones para una dieta curativa:

- *Trate de consumir menos calorías,* eliminando los alimentos muy grasos y reduciendo el contenido de grasa en las recetas de sus platos favoritos. Experimente también con ayunos periódicos o dietas restringidas.
- *Reduzca apreciablemente las grasas saturadas* comiendo menos alimentos de origen animal y ninguno que contenga aceites de palma o de coco, margarina, mantecas vegetales o aceites parcialmente hidrogenados.
- *No use aceites vegetales poliinsaturados para cocinar. Use solamente aceite de oliva de buena calidad.*
- *Aprenda a reconocer y a evitar las fuentes de ácidos grasos trans* (margarina, mantecas vegetales, aceites parcialmente hidrogenados y marcas comunes de aceites vegetales líquidos).
- *Aumente el consumo de ácidos grasos omega-3* comiendo más pescado del tipo que los contiene, o añadiendo a la dieta aceite de cáñamo o productos de semilla de lino.
- *Consuma menos proteínas, de todos los tipos.*
- *Trate de reemplazar las proteínas de origen animal por pescado y productos derivados de la soja.*
- *Coma más frutas y verduras de todo tipo.*
- *Coma más cereales integrales y productos elaborados con ellos.*

Estas recomendaciones son prácticas, sensatas y probablemente usted ya las conoce. También es bastante importante repetirlas porque son los mínimos esenciales de una dieta sana. No exigen convertirse en un maniático de la comida ni renunciar a todo lo que a uno le gusta. Además, basándome en mis conocimientos y experiencia, puedo asegurarle que ayudarán a su sistema sanador a trabajar con más eficacia.

# 10

# Protección contra las toxinas

La curación espontánea depende del funcionamiento eficiente y sin obstáculos de todos los componentes del sistema sanador. Si uno de estos componentes está dañado u ocupado con otras tareas, el proceso de curación se obstaculiza. Uno de los grandes peligros para el sistema es la sobrecarga tóxica de las muchas substancias nocivas presentes en el medio ambiente de hoy en día. La palabra «toxina» deriva de una expresión griega que significa «veneno para emponzoñar las flechas». Un número indecible de flechas envenenadas debieron penetrar en los cuerpos de los guerreros griegos hasta que la palabra adquirió el sentido actual, y las imágenes de la guerra no son en absoluto inapropiadas en este tema porque en cierto sentido nuestros cuerpos están permanentemente bajo ataque.

Los científicos médicos, sobre todo los que trabajan para el Gobierno y la industria, han tardado en reconocer el peligro público para la salud de los residuos tóxicos; en realidad, con frecuencia lo minimizan. La siguiente cita de un artículo sobre alimentos orgánicos o biológicos que apareció en una revista de ciencias de la nutrición es típica de la reacción oficial ante los temores del consumidor sobre las substancias químicas tóxicas que se emplean en el cultivo de las plantas.

Reemplazar los fertilizantes «químicos» por fertilizantes «orgánicos» no produce ningún cambio en las propiedades nutritivas ni químicas de los alimentos. Todos los alimentos están constituidos por «substancias químicas». Según informes recientes, se han encontrado residuos de pesticidas en un 20 a un 30 por ciento de los alimentos tanto «orgánicos» como convencionales. Estos residuos están generalmente dentro de los niveles de tolerancia oficial. Los niveles establecidos son lo suficientemente bajos como para proteger apropiadamente a los consumidores. En realidad, no se ha registrado ningún caso de daño a un consumidor provocado por la aplicación de pesticidas a los cultivos dentro de los niveles permitidos.[41]

No hace mucho, en las revistas nacionales apareció un anuncio a toda página en color de una fábrica de productos químicos agrícolas: una naranja con una gran etiqueta pegada en ella; en la etiqueta estaban impresos cientos de nombres de compuestos químicos. El pie estaba encabezado por la frase «La Madre Naturaleza es afortunada; no necesita etiquetar sus productos», y a continuación se nos informaba de que, como todas las frutas y verduras están compuestas por miríadas de substancias químicas, no hay ninguna razón para preocuparse por que se les añadan unas cuantas más. Recientemente ha comenzado a circular un argumento aún más insidioso, a saber, que las toxinas naturales presentes en muchos cultivos son un peligro mayor para la salud que las fabricadas por el hombre.

Los defensores de estos argumentos suponen que la preocupación principal es una «lesión», una reacción aguda, inmediatamente identificable, al consumo de pesticidas. De hecho sí han ocurrido algunos casos:

*Aldicarb en la sandía, 1985*. El aldicarb es un carbamato pesticida sistémico muy tóxico. Su uso ilegal en las sandías causó la epidemia por envenenamiento con pesticida en los alimentos más comentada por la prensa en Norteamérica. El seguimiento activo de la epidemia determinó 638 casos probables y 344 posibles.

Otros 333 casos probables y 149 posibles se registraron en otros estados y provincias occidentales de Canadá. La enfermedad variaba entre alteraciones gastrointestinales leves y envenenamiento colinérgico grave [efecto similar al del gas nervioso]. La cantidad encontrada en las sandías variaba entre 0,07 y 3 ppm [partes por millón] de sulfóxido de aldicarb. La epidemia acabó cuando se destruyeron las sandías de las cadenas de distribución, se embargó la cosecha y se instituyó un programa de inspección.[42]

Pero mi preocupación por los pesticidas y otras toxinas medioambientales no tiene tanto que ver con la posibilidad de lesiones agudas como con el peligro a largo plazo para el sistema sanador, mayor riesgo de cáncer, mal funcionamiento inmunitario y otras diversas dolencias crónicas (la enfermedad de Parkinson, por ejemplo), en las cuales las relaciones causa-efecto con las toxinas no han sido adecuadamente investigadas. Estos efectos podrían ser consecuencia de exposición acumulativa en el tiempo a toxinas de diversas fuentes.

Evidentemente es una tontería decir que la existencia de compuestos nocivos en la naturaleza excusa de algún modo el añadir más compuestos dañinos al medio ambiente. Es verdad que la pimienta negra, la albahaca, el estragón, los brotes de alfalfa, el apio, los cacahuetes, las patatas, los tomates y los champiñones contienen compuestos tóxicos producidos naturalmente, pero nuestros cuerpos han evolucionado a la par de estas especies, y probablemente tenemos suficiente capacidad para defendernos contra los agentes dañinos que contienen. Además, si nuestro sistema sanador ya está ocupado en neutralizar las toxinas naturales, tendrá menos capacidad para tratar una carga adicional de toxinas artificiales. De igual modo, en ciertas partes de la Tierra hay una elevada radiación de fondo debida a la altitud o a las emisiones de radiactividad por las rocas superficiales, pero esto no significa que debamos exponernos tranquilamente a los rayos X o a los desechos nucleares. Los riesgos de cáncer por radiación están en relación con los totales acumulados durante toda la vida; los efectos nocivos de la exposición a radiación producida por el hombre, añadida a la ya recibida de fuentes naturales, pueden superar fácilmente las capacidades defensivas del cuerpo.

En resumen, no crea a las personas que tratan de disipar sus preocupaciones por la exposición a las toxinas. Estas son una verdadera amenaza, y hay que aprender a tomar medidas defensivas. La capacidad del cuerpo para eliminar substancias no deseadas depende del sano funcionamiento de cuatro sistemas: el urinario, el gastrointestinal, el respiratorio y la piel; el cuerpo puede expulsar desechos por la orina, las heces, el aire espirado y el sudor. El hígado procesa la mayor parte de los compuestos químicos, desintoxicándolos si es posible, o descomponiéndolos en compuestos más simples que puedan salir del cuerpo por una de esas cuatro vías. Para mantener la capacidad eliminadora, estos cuatro sistemas deben estar en buen funcionamiento. Esto se asegura bebiendo mucha agua para que los riñones mantengan una buena expulsión de orina, comiendo suficiente fibra para ayudar a un regular funcionamiento del vientre, ejercitando con regularidad el sistema respiratorio, y aumentando periódicamente la sudoración con ejercicios aeróbicos o exposición al calor (saunas o baños de vapor).

Algunas personas están muy expuestas a toxinas en su lugar de trabajo. Si en su ocupación está expuesto a substancias químicas peligrosas (fábrica de plásticos, goma, cuero, textiles, tintes, venenos o papel, o en una mina o instalación para lavado en seco, o en una granja en que se usan productos químicos agrícolas), infórmese sobre los peligros de los productos con que entra en contacto (comunicándose por ejemplo con una agencia de protección medioambiental o con grupos de consumidores interesados en las toxinas medioambientales), y tome todas las precauciones posibles para reducir al mínimo la exposición. El resto, probablemente, tenemos contacto con toxinas presentes en el aire que respiramos, en el agua que bebemos y en los alimentos que comemos, así como en otras cuantas fuentes. Permítame repasarlas y darle algunos consejos para defenderse.

## Contaminación atmosférica

El aire verdaderamente limpio se ha convertido en una rareza al final de este siglo xx. Incluso en el Ártico la atmósfera está oscurecida por la niebla de la contaminación industrial, y muchos hemos tenido la experiencia de ver cómo con el tiempo se ha ido deteriorando el aire en los lugares en que vivimos. En los años 1968 y 1969, cuando trabajaba de médico interno en San Francisco, jamás vi niebla en la ciudad. Desde mi apartamento situado en una colina veía una niebla en Oakland, al otro lado de la bahía, mantenida allí por los vientos predominantes del oeste. Diez años más tarde, la contaminación aumentó hasta el punto de cargar la atmósfera de toda la región, y actualmente es corriente ver una densa y oscura niebla en San Francisco. En algunos lugares la contaminación es algo tan normal que los criterios sobre la calidad del aire han cambiado. No hace mucho estuve en Los Ángeles al día siguiente de una gran ventolera que bajó los niveles de contaminación, y escuché comentar por la radio que el estado de la atmósfera era «totalmente limpio».

Cierta parte de la contaminación atmosférica proviene de los volcanes, incendios forestales y tormentas de polvo, pero a eso la actividad humana ha añadido una inmensa cantidad de residuos industriales y gases emitidos por los tubos de escape de los coches. Muchos de los compuestos de la niebla tóxica irritan los conductos respiratorios; no me cabe la menor duda de que el aumento de la contaminación atmosférica es la causa principal del mayor número de casos de asma y bronquitis en todo el mundo y un factor causal de la creciente incidencia de sinusitis crónica, alergias respiratorias, enfisema y cáncer de pulmón. Se sabe que algunos componentes de la niebla tóxica son cancerígenos, mientras que otros probablemente dañan las membranas celulares y demás estructuras que componen el sistema sanador del cuerpo. Los investigadores están muy ocupados documentando los riesgos para la salud del humo de tabaco en los fumadores pasivos, que es un problema importante en las oficinas, tiendas, trenes, aviones y restaurantes.

Es más difícil protegerse de las substancias contaminantes del aire que de los alimentos y el agua contaminados. Si uno vive en una ciudad sometida a esta niebla nociva, trasladarse a otra parte parece ser un remedio demasiado drástico; sin embargo, es posible hacerlo a un distrito menos contaminado de la misma ciudad, ya que por lo general en cualquier región hay variaciones microclimáticas que hacen que la niebla tóxica se concentre más en unos lugares que en otros. En las ciudades más pobladas del mundo (de las que la ciudad de México es el ejemplo más extremo), es frecuente que las personas sufran de dolor de pecho y dificultad para respirar los días peores, y que las autoridades locales suspendan las clases en los colegios y recomienden que los niños y ancianos permanezcan en sus casas. Esto es un anticipo muy inquietante del futuro de nuestras grandes ciudades; pero aun viviendo en una gran ciudad con aire contaminado es posible protegerse de alguna forma haciendo frecuentes visitas a los parques y bosquecillos. Los árboles tienen una capacidad maravillosa para purificar el aire, y esto se puede apreciar incluso en medio de las peores extensiones urbanas. Cuando voy a Japón, cosa que hago con frecuencia, suelo tener que pasar unos días en Tokio; siempre busco refugio en el santuario Meiji, que es un oasis forestal en medio de un desierto de acero y hormigón. A los pocos momentos de entrar en el gran *torii*, las puertas de madera que marcan el límite del recinto sagrado, noto un cambio en el aire: lo siento más puro, más sano, más respirable, y aunque sólo sea una hora de paseo por el parque me recarga y me capacita para enfrentarme a la irritante niebla tóxica de Tokio. Recuerde esta estrategia si se encuentra atrapado en una ciudad durante un periodo de mucha contaminación: busque parques y árboles.

Dentro de casa se ha de hacer todo lo posible por eliminar fuentes de contaminación; por ejemplo, todos los productos químicos que emiten vapores o humos póngalos fuera de la casa. Los aparatos de gas, como estufas y cocinillas, pueden contribuir a la contaminación dentro de casa (las estufas de gas más nuevas tienen encendedores de chispa automáticos que eliminan la llama piloto y reducen este peligro), como también los aerosoles. La medicina está reconociendo cada vez más enfermedades medioambientales, como el «síndrome del edificio hermético», o «síndrome del edificio enfermo», en que las personas que trabajan en edificios cerrados con aire reutilizado sufren síntomas muy diversos, debidos posiblemente a toxinas inhaladas. Un culpable muy corriente son las moquetas nuevas; los productos químicos que se usan en los adhesivos de moquetas pueden desencadenar la inmunodepresión en algunas personas sensibles. Las líneas aéreas comerciales también ofrecen un ambiente cerrado insano, sobre todo ahora que las compañías añaden menos aire fresco a la cabina para ahorrar combustible (y la mayoría de las compañías internacionales aún permiten fumar).

Es posible protegerse de las partículas contaminantes del aire con filtros instalados en el sistema de ventilación de la casa o colocados en la habitación donde se pasa la mayor parte del tiempo. Es fácil encontrar filtros de macropartículas de gran eficiencia y a precios bastante asequibles; pida información en las empresas de calefacción y ventilación. Dado que pueden hacer maravillas para las personas con problemas respiratorios, los recomiendo con mucha frecuencia a los pacientes. Ciertamente debe comprarse uno si vive en una zona muy contaminada o está obligado a convivir con personas que fuman.

También se puede ayudar al cuerpo a neutralizar las substancias contaminantes inhaladas tomando antioxidantes protectores, que son elementos nutritivos que protegen los tejidos bloqueando las reacciones químicas por las que muchas toxinas causan daño. La manera más sencilla de hacer esto es consumir frutas y verduras frescas. También se pueden tomar antioxidantes en forma de suplementos; los más eficaces y sin riesgos son la vitamina C, la vitamina E, el selenio y el betacaroteno.

He aquí una sencilla fórmula antioxidante para tomar diariamente que yo uso y recomiendo a mis pacientes:

Tome entre 1.000 y 2.000 mg de vitamina C dos o tres veces
al día. El cuerpo absorbe más fácilmente esta vitamina en forma
de polvo soluble que en forma de tableta grande y comprimida.
Yo tomo una dosis de vitamina C con el desayuno, otra con la
comida principal [en Estados Unidos, cena muy temprana] y, si
me acuerdo, otra antes de acostarme. Sé que es más difícil
tomarla tres veces al día que dos, de modo que no insisto en la
dosis antes de acostarse, pero le aconsejo tomar vitamina C más
de una vez al día. (Si sólo la toma dos veces, tome dosis
más elevadas). El ácido ascórbico sólo irrita un estómago irrita-
do, por consiguiente hay que tomarla con alimentos o buscar
una forma tamponada [alcalinizada] o no ácida. Si le produce
flatulencia o heces acuosas, tome menos cantidad; varía muchísimo la tolerancia intestinal de la vitamina C según las personas.
Comer muchas frutas y verduras frescas satisface las necesidades
básicas de esta importante vitamina; sin embargo, dosis mayores
le darán protección añadida contra las sobrecargas tóxicas, y
dado que el ácido ascórbico no es tóxico, hay motivos de sobra
para complementar la dieta con él. Para las personas que no
pueden comer buenas cantidades de fruta y verdura fresca, la
vitamina C en suplemento es esencial.

La vitamina E es el segundo antioxidante no tóxico. Si bien
está presente en los cereales y semillas, es imposible obtener de
los alimentos las cantidades suficientes para la protección necesaria contra las toxinas que respiramos y contra las que nos
entran en el cuerpo de otras maneras. Las personas menores de
cuarenta años deberían tomar 400 UI diarias de vitamina E; las
personas mayores de cuarenta, 800 UI diarias. Dado que la vitamina E es liposoluble, debe tomarse con una comida para asimi-
larla. Además, la vitamina E natural (d-alfa-tocoferol) es mucho
mejor que la sintética (dl-alfa-tocoferol), sobre todo cuando está
combinada con los otros tocoferoles normalmente presentes en
las fuentes vegetales. En las tiendas de productos dietéticos es

fácil encontrar vitamina E con tocoferoles combinados. Por lo general yo tomo este suplemento con el almuerzo.

El selenio es un oligoelemento con propiedades antioxidantes y anticancerígenas. El selenio y la vitamina E se facilitan mutuamente la absorción, de modo que deben tomarse juntos, mientras que la vitamina C puede obstaculizar la absorción de algunas formas de selenio y se ha de tomar por separado. (Este es el problema de muchas fórmulas antioxidantes que he visto en farmacias y tiendas de alimentos dietéticos, que combinan selenio con vitaminas C y E en la misma cápsula.) Yo solía recomendar dosis diarias de 50-100 mcg (microgramos) de selenio, pero las continuadas investigaciones sobre sus valores protectores contra el cáncer sugieren que dosis mayores son más eficaces. Ahora recomiendo 200-300 mcg diarios de selenio, y una cantidad mayor para personas con un mayor riesgo de contraer cáncer. Dosis mayores de 400 mcg podrían ser dañinas. En cualquier farmacia se puede encontrar suplemento de selenio. Yo tomo mi dosis con la vitamina E al almuerzo.

En el capítulo anterior hablé del betacaroteno al tratar las posibles diferencias entre consumir elementos nutritivos protectores en forma de alimentos completos y tomarlos en forma de suplementos aislados. Espero que pronto podamos comprar suplementos de carotenos naturales combinados, ya que probablemente éstos funcionarán mucho mejor que el betacaroteno aislado. Mientras tanto, trate de añadir a la dieta muchas frutas y verduras de color amarillo y naranja, tomates y verduras de hoja verde oscuro. También tomo 25.000 UI de betacaroteno en forma de suplemento en el desayuno. Recomiendo una forma natural, como la que se obtiene de las algas marinas, con preferencia a las formas sintéticas; es posible que también lo encuentre en tiendas de productos dietéticos.

En resumen, he aquí una sencilla fórmula que no le acarreará muchos problemas ni le costará mucho dinero y ciertamente ayudará a su cuerpo a neutralizar los dañinos efectos de las toxinas, sea cual sea la manera en que las ingiera:

- Al desayuno: Tome 1.000-2.000 mg de vitamina C, y 25.000 UI de betacaroteno natural.
- En la comida de mediodía: Tome 400-800 UI de vitamina E natural, y 200-300 mcg de selenio
- En la cena (temprana): Tome 1.000-2.000 mg de vitamina C.
- A la hora de acostarse (si le va bien): tome otros 1.000-2.000 mg de vitamina C.

## Agua contaminada

Ejercemos mucho más control sobre el agua que bebemos que sobre el aire que respiramos; en todas partes podemos encontrar agua embotellada y filtros baratos para el agua de la casa. Las agencias de salud pública se limitan a desinfectar el agua para protegernos de enfermedades infecciosas; pasan por alto el problema de las substancias contaminantes tóxicas, entre las cuales se cuenta el propio cloro que se usa para desinfectarla. Las toxinas llegan al agua desde muchas fuentes, entre ellas los residuos vertidos por la industria, la lluvia ácida, vertido de lejías y productos químicos en la capa freática, y la disolución de metales y plásticos de las tuberías. Es importante saber de dónde procede el agua que se bebe y qué podría contener. Es posible que tenga que hacer analizar el agua para obtener esta información, pero tal vez tenga que acudir para esto a un laboratorio privado, puesto que los laboratorios gubernamentales sólo analizan el contenido bacteriano, y algunas de las toxinas inorgánicas importantes como plomo y arsénico.

El agua embotellada puede ser mejor que el agua del grifo, pero no siempre, según su lugar de procedencia y su manipulación. Si va a comprar agua embotellada, exija ver un análisis de ella y no use marcas cuyo sabor no sea agradable. Sólo compre agua en botellas de vidrio o de plástico duro transparente; las botellas de plástico blando y translúcido por lo general dejan su sabor en el agua, que no es más que el plástico disuelto.

El agua filtrada es mucho más económica que el agua embotellada, porque se puede instalar un sistema de filtrado por un precio razonable. El mejor método, con mucho, es el de destilación al vapor, pero algunos destiladores caseros son caros y sólo funcionan con electricidad. El segundo es el de ósmosis inversa, en el cual se obliga a pasar el agua a través de una membrana semipermeable que actúa a modo de barrera para las moléculas contaminantes. Los sistemas de ósmosis inversa tienen un precio equivalente a un quinto del de los destiladores; eliminan más substancias extrañas del agua potable que los filtros de carbono activo, pero requieren una buena presión de agua y producen bastantes pérdidas. Se pueden instalar bajo el fregadero o en el contador. Cuando vaya a comprar un sistema de ósmosis inversa, averigüe con qué frecuencia hay que cambiar los filtros, y qué facilidades y qué precio supone cambiarlos.

Los filtros de carbono activo eliminan los olores, colores y sabores desagradables, pero no los minerales disueltos. Van bien para la eliminación del cloro, que yo considero un importante peligro para la salud. Al ser un potente agente oxidante, el cloro es un reactivo que tiende a combinarse con las substancias orgánicas contaminantes del agua para formar cancerígenos. El cloro del agua potable puede contribuir a las enfermedades cardiacas y, a largo plazo, al perjuicio de los componentes del sistema sanador. Trate de evitar beber agua que tenga un gusto inequívoco a cloro. Compre filtros de carbono baratos y portátiles cuando viaje. Yo los uso en los hoteles y restaurantes para filtrar el agua clorada vaso a vaso.

Mis consejos respecto al agua para beber son sencillos y concisos:

- *Infórmese acerca de la fuente de procedencia del agua para beber* y sobre qué substancias contaminantes podría contener.

- *Instale en la cocina un sistema de filtro por ósmosis inversa.*
- *Si consume agua embotellada*, solamente compre marcas que se presentan en botellas de vidrio o plástico duro transparente, y proporcionen un análisis o estén dispuestas a proporcionar un certificado de pureza.
- *No beba agua con sabor a cloro.* Cuando viaje, pida agua embotellada o lleve consigo un filtro de carbono portátil.

No hay que ponerse paranoico con el agua contaminada, pero es necesario tomar precauciones sensatas. Tenga presente también que si come frutas y verduras, si toma suplementos antioxidantes y mantiene en buen funcionamiento sus sistemas de eliminación, podrá neutralizar o expulsar las toxinas que consuma.

## Toxinas en los alimentos

Conseguir alimentos libres de contaminación tóxica es mucho más difícil que conseguir agua pura, debido a nuestras prácticas agrícolas. En este caso tampoco pretendo infundirle miedos irracionales. Comer es una importante fuente de placer en la vida y ha de hacerse sin angustia. Pero sí deseo que esté informado de los verdaderos riesgos y sepa qué pasos puede dar para protegerse.

Repetiré mi advertencia del capítulo anterior en cuanto a que comer muy arriba en la cadena alimentaria nos expone a mayores riesgos de dosis concentradas de toxinas medioambientales. Si come carne o aves, compre marcas que certifiquen que están libres de aditivos medicamentosos y hormonales. Si come pescado, trate de evitar las especies muy grandes y carnívoras (pez espada, aguja) y las especies que viven la mayor parte del tiempo cerca de las aguas residuales de la costa (los mariscos, por ejemplo). A continuación expongo un aspecto del problema:

*DDT en pescados, 1985.* Los descubrimientos de DDT en peces marinos del sur de California son un ejemplo de las implicaciones futuras del uso de pesticidas permanentes. Durante varios años, una fábrica local de DDT había usado el desagüe del sanitario para verter algunos de sus residuos industriales que contenían DDT. Unos cuantos millones de kilos de DDT estaban depositados en el fondo del mar alrededor de la desembocadura del alcantarillado. Este vertido de residuos se detuvo hace muchos años, pero análisis recientes de peces de esa zona han dado elevados niveles de DDT (más de 1 ppm [parte por millón]) en los peces comestibles. Además, no poco DDT también se ha arrojado en el océano por barcos de vertido, pero no se conoce el lugar exacto. Las pruebas indican que los niveles de DDT han ido disminuyendo con los años, pero los niveles encontrados plantean una preocupación para la salud, puesto que el DDT está considerado como un potencial cancerígeno humano. La permisión de la FDA [Administración de Alimentos y Medicamentos] de 5 ppm para el pescado fue establecida hace mucho tiempo y no tomó en consideración el riesgo cancerígeno asociado a la exposición al DDT.[43]

Cuando se toman alimentos que ocupan un lugar más bajo en la cadena alimentaria, se disminuyen estos riesgos, pero de todos modos hay que preocuparse de las toxinas presentes en las verduras. Ya he hablado de las toxinas que se producen naturalmente. La mejor defensa contra esta clase de compuestos es reducir el consumo de los alimentos que las contienen en mayor cantidad (pimienta negra, cacahuetes, apio, brotes de alfalfa, por ejemplo) a la vez que tener una dieta muy variada. La dieta variada ofrece dos ventajas: asegura la obtención de todos los elementos nutritivos que se necesitan y reduce el riesgo de comer demasiado de un elemento dañino.

Las toxinas fabricadas por el hombre son otra historia. Las frutas y las verduras se tratan con una enorme variedad de productos agroquímicos: pesticidas, fungicidas, agentes de maduración, fumigación, etc., todo dentro de las directrices para niveles «aceptables» de residuos. Muchos de estos productos químicos no se pueden eliminar lavando las frutas o verduras, porque se adhieren fuertemente al tejido vegetal o porque se aplican de tal forma que se introducen dentro de los productos. Es imposible pecar de exceso al insistir en que los residuos de substancias químicas tóxicas en los alimentos que comemos son un grave peligro para la salud, aunque la ciencia médica actual y las normas gubernamentales no suelan reconocerlo. Permítame que le cuente una historia que ilustra mi preocupación.

En mis viajes a Japón me ha sorprendido siempre el-elevado número de casos de dermatitis atópica, o eccema constitucional. Más o menos el 50 por ciento de los bebés japoneses están afectados de esta enfermedad, y los casos entre adolescentes y adultos jóvenes son mucho más graves y están más extendidos que en nuestro país. El eccema es una enfermedad desagradable que nos afecta tanto física como emocionalmente, ya que produce escozor y erupciones rojas en la piel, con frecuencia en la cara y en las manos. En Japón veo corrientemente pacientes con eccema en la mayor parte del cuerpo. El tratamiento médico convencional es inapropiado, por decirlo lo más suavemente posible, ya que se basa en corticosteroides tópicos y sistémicos para suprimir la dermatitis sin curarla, y los pacientes se hacen adictos al medicamento con toda la toxicidad que lleva asociada. La epidemia de dermatitis atópica en Japón es un fenómeno reciente. ¿Qué ha cambiado en la población japonesa que pueda explicarlo? Ciertamente no un cambio genético. El eccema tiene un componente hereditario, suele darse en una misma familia, pero no es posible que haya ocurrido un cambio genético significativo entre los japoneses en los cincuenta últimos años. Lo que ha cambiado es la dieta. Ahora los japoneses comen mucha más carne y productos lácteos que en el pasado. Estos alimentos de proteína animal pueden irritar directamente el sistema inmunitario, generando una predisposición a las reacciones alérgicas como el eccema. También contienen más aditivos tóxicos que los alimentos de origen vegetal o el pescado. Además, el uso de productos agroquímicos en el cultivo y de aditivos en los alimentos procesados ha aumentado enormemente en el Japón de la posguerra. Una amiga japonesa internista ha visto espectaculares curas del eccema en personas que han optado por los alimentos biológicos; cuenta que algunos de sus pacientes finalmente pueden dejar el tratamiento con esteroides. A mí esto me sugiere que la alergia, como otros tipos de mal funcionamiento inmunitario, puede ser consecuencia de la sobrecarga tóxica producida por comer alimentos químicamente contaminados.

Una joven paciente mía que sufre de asma grave, sinusitis crónica y alergias múltiples por inhalación y alimentos, también ha descubierto el cambio producido al comer alimentos sin productos químicos. Es tan sensible y tan consciente de las reacciones de su cuerpo que muchas veces, unas horas después de haber comido, sabe qué alimentos le han producido dificultades respiratorias y cuáles no. Ha comprendido que comprar frutas y verduras cultivadas biológicamente es necesario para su salud.

Dado que las frutas y verduras biológicas son más caras y no se encuentran con la misma facilidad que las producidas convencionalmente, vale la pena saber cuáles tienen más probabilidades de contener residuos de compuestos dañinos. Por ejemplo, las manzanas están en primer lugar en la lista de alimentos más contaminados; sabiendo eso, ya no las compro a no ser que procedan de productores que certifiquen que sus cultivos son biológicos. Los siguientes en la lista de frutas más peligrosas son los melocotones, las uvas (y las pasas y vinos hechos con ellas), las naranjas y las fresas. Entre los cereales, verduras y tubérculos más contaminados se cuentan las patatas, las zanahorias, la lechuga, las judías tiernas, los cacahuetes y el trigo.[*] Le recomiendo encarecidamente buscar las versiones con certificado de biológicas de estos alimentos y los productos hechos con ellos (también de los productos que llevan harina de trigo).

La buena nueva es que el movimiento de agricultura biológica ya ha florecido, y eso ha llevado al rápido desarrollo de mercados para productos biológicos a medida que los consumidores están más informados sobre las toxinas en los alimentos. No hace mucho tiempo los expertos en agricultura insistían en que no era factible usar métodos orgánicos a escala comercial; sostenían que uno podía hacerlo en las huertas familiares pero no en las industriales. Ahora, estimulados por la demanda del mercado, los productores cultivan orgánicamente frutas y verduras a gran escala; además, pueden hacerlo con más beneficios de lo que se habían imaginado jamás, tanto porque no tienen que comprar los caros productos químicos para la agricultura como porque los productos con certificado de biológicos permiten precios más elevados. La mitad del total de productores de California se han convertido o están en proceso de convertirse a los métodos orgánicos de cultivo, en beneficio de los consumidores y también de la tierra. En un futuro próximo será más fácil encontrar productos biológicos en las tiendas de alimentación normales, y el precio será más competitivo. Esta es una tendencia impulsada por los consumidores; todos podemos contribuir a acelerarla haciendo saber a los tenderos lo que deseamos.

Los aditivos usados en los alimentos procesados comprenden otra categoría de toxinas. Los dos tipos que yo recomiendo evitar son los colorantes químicos (que en las etiquetas aparecen como «color certificado», «colorantes artificiales» o con un nombre concreto, como «rojo n.º 3», por ejemplo) y los edulcorantes artificiales, entre ellos la sacarina y el aspartame. En general, los alimentos procesados contienen más grasa y más sal que lo que uno consume normalmente, y también conservantes, potenciadores del sabor y otros aditivos que sin duda obstaculizan la curación espontánea. Por lo tanto, es prudente reducir en la dieta el porcentaje de alimentos procesados y elegir solamente productos sin aditivos artificiales.

En resumen, estas son mis sugerencias para reducir al mínimo la exposición a las toxinas en los alimentos:

- *Reduzca el consumo de productos de origen animal y compre solamente carne y aves con certificado de estar libres de medicamentos y hormonas.*

- *Disminuya el consumo de alimentos que se sabe que contienen toxinas naturales*, como la pimienta negra, el apio, los brotes de alfalfa, los cacahuetes y los champiñones.
- *Coma una dieta variada* en lugar de comer las mismas cosas todos los días.
- *Siempre lave las frutas y las verduras* (aunque eso no elimine muchas substancias contaminantes).
- *Pele las frutas y las verduras si es posible*, sobre todo si no están producidas biológicamente.
- *Los siguientes alimentos procure comprarlos sólo producidos biológicamente:* manzanas, melocotones, uvas, pasas, naranjas, fresas, lechuga, apio, zanahorias, judías tiernas, patatas y harina de trigo.
- *Busque fuentes de productos biológicos, hágase socio de cooperativas o clubes de compra que los distribuyan, y haga saber a los tenderos que los desea.*
- *Reduzca el consumo de alimentos procesados y procure evitar aquellos que contienen colorantes químicos y edulcorantes artificiales.*

## Medicamentos, drogas, cosméticos y otras fuentes de toxinas

Considero que la toxicidad por drogas y fármacos es una subcategoría de la contaminación química. Las personas toman medicamentos por motivos médicos, y drogas por motivos sociales y recreativos, comprándolos con receta, sin receta o ilegalmente. Es importante comprender que, aparte de la dosis, no existe ninguna diferencia fundamental entre fármacos y venenos. Todos los fármacos son tóxicos en cierta dosis, y algunos venenos se convierten en útiles fármacos en dosis bajas adecuadas. No tengo ninguna objeción contra el uso de medicamentos cuando son los mejores tratamientos para las enfermedades, pero también animo tanto a médicos como a pacientes a explo-

rar tratamientos alternativos que reduzcan o eliminen la posibilidad de toxicidad por fármacos, que es el pecado por comisión
más común de la medicina convencional actual. Los remedios
de hierbas son formas diluidas de drogas naturales. Al estar
diluidos sueltan dosis más bajas de potenciales toxinas, pero de
todos modos no han de tomarse despreocupadamente ni sin
una buena razón. Sea cual fuere la forma en que se tomen los
medicamentos, y sean cuales fueren los motivos, se aumenta el
trabajo del hígado, ya que la tarea del hígado es metabolizar la
mayor parte de las substancias extrañas. También se puede ayudar al hígado a tratar otras toxinas no recargándolo de medicamentos.

Respecto al consumo de drogas recreativas en nuestra sociedad, las bebidas alcohólicas y el tabaco son las más tóxicas. El
alcohol es directamente tóxico para el hígado y las neuronas; es
además un fuerte irritante del revestimiento del tracto digestivo
superior. También tiene efectos beneficiosos, en particular como
relajante (y promotor del intercambio social), como tónico para
el sistema cardiovascular y como estimulante de la producción
del colesterol (bueno) LAD o HDL (lipoproteínas de alta densidad). La evaluación de la influencia del alcohol en la salud debe,
por lo tanto, suponer un análisis del riesgo y del beneficio de los
hábitos de cada persona. Para las personas que tienen hígado,
estómago y sistema nervioso sanos, el consumo *moderado* de
bebidas alcohólicas puede favorecer la salud y la curación. Para
las personas que tienen órganos débiles, incluso el consumo
moderado puede ser dañino; y para cualquier persona, el consumo excesivo es incompatible con una salud óptima.

El caso del tabaco es menos equívoco. Si bien puede decirse
que facilita la concentración y la relajación, la nicotina crea
adicción, sobre todo cuando se aspira profundamente; también
es un fuerte estimulante que constriñe las arterias de todo el
cuerpo, obstaculizando la circulación de la sangre y por lo tanto
la curación. Además, la adicción a la nicotina expone al usuario
a los dañinos efectos de otros elementos presentes en el humo

del tabaco, muchos de los cuales son compuestos cancerígenos. Inspirar el humo compromete la respiración, que, como he dicho, es uno de los componentes funcionales principales del sistema sanador. Si es usted una de esas personas afortunadas que puede fumar sin depender del tabaco, no voy a tratar de convencerlo de que lo deje, mientras no me eche a mí su humo. Si no, le instaría a que haga todos los esfuerzos posibles para dejarlo.

Los medicamentos, además de sus componentes principales, suelen estar teñidos con los mismos colorantes sintéticos que se usan para colorear los alimentos. Si consume una buena cantidad de comprimidos y cápsulas coloreadas, éstas pueden ser fuente importante de esas substancias químicas que no pueden hacerle ningún bien; este es otro motivo para buscar tratamientos alternativos. Otra fuente, en la que normalmente se piensa menos, son los cosméticos, sobre todo los champús, los acondicionadores para el cabello y las lociones que pueden ser absorbidas por la piel. Recomiendo evitar todos los productos cosméticos que contengan colorantes químicos (¡etiquetas rojas!); no es muy difícil encontrar marcas sin colorantes, blancos o teñidos con extractos vegetales, aunque tal vez deba buscarlos en institutos de belleza o en tiendas de productos dietéticos.

Los venenos de todo tipo, sobre todo pesticidas y herbicidas, se cuentan entre las toxinas más peligrosas del medio ambiente. Procure no manipular estas materias, no tenerlas en casa, y tratar de no usarlas dentro ni alrededor de la casa. Tenga igual cuidado con todos los tintes, disolventes y otros productos químicos que desprendan gas o humo y tengan olores fuertes. Si se expone a cualquiera de esas substancias, lávese bien, respire mucho aire fresco y beba mucha agua, haga sauna o dése un baño de vapor, y ¡no olvide tomar sus antioxidantes!

\* \* \*

## Formas tóxicas de energía

Es evidente que la vida en la Tierra se desarrolló a pesar de ciertas radiaciones que dañan el ADN. A la radiación natural que nos bombardea desde el espacio exterior, del Sol y de la Tierra misma, la actividad humana ha añadido una gran cantidad de contaminación electromagnética cuyos efectos biológicos a largo plazo no se conocen bien. A pesar de la falta de información, vale la pena tomar precauciones sensatas.

Un extremo del espectro electromagnético comprende las formas de radiación de onda corta (energía elevada), como la energía nuclear y los rayos X, cuyos electrones salen de su órbita alrededor del núcleo atómico creando partículas cargadas (iones). Los peligros de la radiación ionizante son bien conocidos: en dosis elevadas llegan a matar y, al causar mutaciones en el ADN, favorecen el deterioro del sistema inmunitario y el desarrollo del cáncer, que es posible que sólo se manifieste años después de la exposición a la radiación. Podemos protegernos de la radiación ionizante no trabajando en empleos que exponen a ella (minas de uranio, plantas de mantenimiento de energía nuclear, radiología); no viviendo cerca de sus fuentes, ya sean naturales o hechas por el hombre (depósitos de residuos nucleares, por ejemplo), y no permitiendo a los médicos o dentistas que nos hagan radiografías sin un buen motivo. Hay que tener presente que no existe ninguna dosis segura de radiación ionizante, ya que se va acumulando, y poquito a poco se va sumando el total recibido durante toda la vida, y es ese total acumulado el que tiene correlación con el daño al ADN. Otra buena razón para comer frutas y verduras y tomar suplementos antioxidantes es que éstos pueden bloquear las reacciones químicas mediante las cuales la radiación daña los genes.

Los rayos ultravioleta (UV) del Sol no son ionizantes; sus ondas son largas y menos energéticas, sólo un poco más que la forma más energética (violeta) de la energía electromagnética que podemos ver como luz visible. De todos modos, la radiación ultravioleta es lo suficientemente potente como para dañar el ADN de las células de la piel, lo cual la convierte en la principal causa del cáncer de piel, cuya incidencia está aumentando a velocidad alarmante. Un motivo posible de este aumento es el debilitamiento de la capa protectora de ozono a consecuencia de la contaminación atmosférica, lo cual es causa de que la intensidad de la radiación solar que llega a la superficie de la Tierra sea mayor ahora que en el pasado reciente. Esto es, por lo tanto, un motivo más para protegernos, no exponiéndonos al sol cuando más calienta, usando ropa adecuada y cremas protectoras, y no cometer el error de ir a broncearnos a los salones de belleza creyendo que allí sólo nos dan «la variedad de rayos ultravioleta que son bronceadores sanos». *Todos* los rayos ultravioleta son peligrosos; además de dañar la piel, favorecen el desarrollo de cataratas y degeneración macular, que son dos causas comunes de la pérdida de visión en las personas mayores. Es posible protegerse de este riesgo usando gafas protectoras de rayos ultravioleta cuando se está al sol y tomando antioxidantes.

Más allá del otro extremo (rojo) del espectro de la luz visible hay formas de ondas más largas, como las microondas y la radiación de baja frecuencia, muy usada para las comunicaciones militares. Las microondas agitan las moléculas del tejido vegetal y animal generando calor, lo cual es la base de los hornos microondas; pero aparte del peligro de ser cocinado si se está en medio de un rayo concentrado, no se han considerado peligrosas las radiaciones de microondas ni de baja frecuencia. Ahora está cambiando esa opinión, ya que hay un buen número de científicos que advierten que esas formas de energía alteran delicados sistemas de control biológico que comprenden pequeñas corrientes eléctricas y campos eléctricos débiles.[45] Anteriormente expliqué el papel de estos sistemas en la curación de las heridas y fracturas de huesos (véase página 112); ellos podrían ser la base de la mayoría de las formas de curación compleja de tejidos y órganos.

Los hornos de microondas no son un problema, ya que rara

vez dejan salir radiaciones a no ser que estén estropeados. (Sí pueden, sin embargo, alterar la química de los alimentos proteínicos cocinados en ellos durante largo rato, y también pueden introducir moléculas extrañas en los alimentos envueltos en plástico o cocinados en fuentes o recipientes de plástico. Nunca use fuentes ni recipientes que no sean de vidrio o cerámica para cocinar en estos hornos, ni jamás los cubra con envolturas de plástico durante la cocción. Use este electrodoméstico para descongelar o calentar rápidamente los alimentos, no para cocción larga de platos principales.) Pero no es sano vivir cerca de un transmisor de microondas o en medio del paso de microondas entre equipos de comunicaciones militares.

Dentro del hogar, un buen número de electrodomésticos y aparatos de uso común generan riesgos electromagnéticos que también pueden obstaculizar la curación espontánea. Han de evitarse las mantas eléctricas y las esterillas calentadoras, ya que generan grandes campos eléctricos y se usan en contacto con el cuerpo. Los radiorrelojes eléctricos son peligrosos por el mismo motivo. No tenga uno cerca de la cabeza mientras duerme. Si trabaja frente a una pantalla de ordenador, vale la pena gastarse algo más en una pantalla adicional que elimine transmisiones y campos electromagnéticos; la puede comprar en una tienda de ordenadores.

Aunque todo esto parece desalentador, me temo que también es realista. Las toxinas, sean químicas o energéticas, son cada vez más una realidad de la vida en nuestro mundo industrial, y es necesario conocer sus peligros. Mis sugerencias para protegerse son razonables y prácticas; aun en el caso de que sólo aplique algunas de ellas, protegerá su sistema sanador. Afortunadamente, la Naturaleza nos proporciona productos que pueden reforzar nuestra capacidad sanadora y hacer nuestros cuerpos más resistentes y capaces de recuperarse. De este tema más simpático y alentador hablaremos en el capítulo siguiente.

# 11

# Tónicos

Cualquier cosa que aumente la eficiencia del sistema sanador o contribuya a neutralizar las influencias dañinas aumenta las probabilidades de curación espontánea. Los tónicos son productos naturales que hacen precisamente eso, y son uno de mis preferidos. En el sentido de una medicina fortalecedora o vigorizadora, la voz «tónico» deriva de una palabra griega que significa «estirar, tensar». Los tónicos estiran o tonifican nuestro organismo del mismo modo que el ejercicio físico tonifica nuestros músculos. Hacer trabajar el cuerpo, es decir, someterlo a tensión graduada seguida de relajación, aumenta la elasticidad natural, que es una cualidad esencial de la salud, porque determina nuestra sensibilidad a la tensión medioambiental. Cuanto más elásticos somos, mayor es nuestra capacidad de recuperarnos de cualquier tipo de estrés o de lesión.

Actualmente los remedios tónicos gozan de escasa fama entre la mayoría de los practicantes de la medicina occidental convencional. Evocan imágenes de vendedores de aceite de serpiente que pregonan panaceas desde carromatos pintarrajeados, y anuncios antiguos de específicos que contenían opio y alcohol. Los médicos de hoy en día prefieren las píldoras mágicas, fármacos que producen efectos concretos en enfermedades concretas mediante mecanismos bioquímicos conocidos. No les gustan las panaceas, que son remedios con efectos muy generales recomendados para cualquier dolencia y cuyos mecanismos de acción son, en el mejor de los casos, oscuros. Las actitudes son muy diferentes entre los practicantes de la medicina en Oriente, donde los tónicos gozan de gran estimación y donde médicos y pacientes por igual están dispuestos a pagar grandes sumas de dinero por productos naturales que se cree aumentan la elasticidad y resistencia internas.

Un ejemplo notable de este tipo de producto es el ginsén, que se obtiene de especies del género *Panax*, cuyo nombre deriva de la misma raíz griega que «panacea», es decir, «curalotodo». (Por cierto, Panacea era otra hija de Asclepio, el dios de la medicina en la mitología griega.) La demanda de ginsén ha sido siempre superior a la oferta, con el agravante de que salen al mercado muchos productos adulterados y de imitación, mientras los precios del producto auténtico son sensacionalmente elevados. Muchos asiáticos consideran al ginsén un tónico vigorizante; algunos opinan que debería reservarse para la vejez. Tomado con regularidad aumenta la energía, la vitalidad y el vigor sexual, mejora la piel y tonifica los músculos, y confiere resistencia al estrés de toda clase. Dado que generalmente no es tóxico, satisface todos los requisitos de un tónico útil. Yo suelo recomendarlo a los enfermos crónicos y a los pacientes que están debilitados o faltos de vitalidad.

También tomo y recomiendo un buen número de otros tónicos, unos más conocidos que otros. Aquí explicaré los que recomiendo con más frecuencia, seleccionados por su eficacia, por no presentar riesgos y por su facilidad para encontrarlos. Aun en el caso de no tener ninguna enfermedad crónica, ni estar debilitado ni falto de vitalidad, puede ser conveniente experimentar con esta interesante categoría de remedios naturales. No causan ningún daño y, dada la amenaza de la toxicidad ambiental procedente de tantas fuentes, vale la pena estar informado acerca de substancias que pueden estimular y favorecer la inmunidad y resistencia, que son funciones esenciales para la eficiente actividad del sistema sanador. Comienzo con los conocidos, y después paso a los muy raros.

## Ajo

El ajo (*Allium sativum*) es el miembro más picante de la familia de las liliáceas y uno de los condimentos más esenciales de muchas cocinas del mundo. En muchas culturas es igualmente apreciado como planta medicinal, y estudios recientes han documentado las propiedades curativas que le atribuye la medicina popular. El ajo es una rica fuente de compuestos sulfurosos con actividad biológica; aunque un buen número de experimentos controlados demuestran los beneficios de esta planta, aún no se sabe exactamente cuáles son los componentes responsables. Los efectos del ajo son numerosos y variados e influyen en muchos sistemas del cuerpo que participan en la curación; en mi opinión, la amplia variedad de los efectos del ajo justifica clasificarlo como verdadero tónico.

Algunos de sus efectos más espectaculares se producen en el sistema cardiovascular. Baja la presión arterial mediante más de un mecanismo, imitando a algunos de los más recientes medicamentos antihipertensores sin su tendencia a causar impotencia, dolores de cabeza y otros efectos tóxicos.[46] He conocido a personas que han controlado una hipertensión moderada con sólo comer ajo cada día. Además, el ajo baja el nivel de colesterol y de grasas (triglicéridos) en la sangre, a la vez que aumenta la parte protectora (LAD, lipoproteínas de alta densidad) del colesterol total y reduce la propensión a oxidarse del colesterol LBD (lipoproteínas de baja densidad).[47] (La oxidación del colesterol LBD es el primer paso del proceso por el cual este colesterol daña las paredes arteriales.) Finalmente, el ajo disminuye la tendencia de la sangre a formar coágulos o trombos, inhibiendo la disposición de las plaquetas a agregarse, es decir, a agruparse.

La agregación de plaquetas sobre las ásperas paredes de las arterias dañadas por la aterosclerosis inicia la formación de trombos que conducen a ataques al corazón y apoplejía. Por todas estas razones, el ajo parece ofrecer importante protección contra las enfermedades cardiacas. (Los epidemiólogos creen que su consumo rutinario en regiones de España e Italia podría contribuir a la incidencia más baja de lo esperado de enfermedades aterosclerósicas en esas regiones.)

En una actividad no relacionada con la anterior, el ajo también actúa como potente antiséptico y antibiótico, contrarrestando el desarrollo de muchas clases de bacterias y hongos causantes de enfermedades en los seres humanos. Además, estimula la actividad del sistema inmunitario, aumentando el número de los fagocitos naturales que controlan el desarrollo del cáncer.[48] Varios estudios demuestran que el ajo es un agente anticancerígeno, lo cual sugiere también varios y diferentes mecanismos. Además de estimular la actividad inmunitaria, impide al parecer la formación de ciertos cancerígenos en los intestinos y protege al ADN del daño de otros. Entre los diversos efectos del ajo, están los de proteger de cambios degenerativos a las células del hígado y del cerebro (probablemente debido a su contenido en compuestos antioxidantes) y de bajar el nivel de azúcar en la sangre.

Todos estos beneficios se pueden obtener simplemente añadiendo ajo a la comida de cualquier forma. También en diversos suplementos: cápsulas con aceite de ajo, cápsulas de aceite de ajo desodorizado, o en comprimidos. Está claro que el uso del ajo como condimento culinario no presenta ningún riesgo, pero no tenemos informes sobre la seguridad a largo plazo del uso de extractos concentrados. Una advertencia es que podría causar problemas hemorrágicos a las personas que están en tratamiento con medicamentos anticoagulantes, incluyendo la aspirina. También se desconoce la eficacia de los suplementos de ajo; los fabricantes le atribuyen muchas cosas tratando de denigrar los productos de la competencia, pero en realidad ni siquiera sabemos cuántos beneficios del ajo dependen de sus componentes odoríferos, de modo que es difícil saber si los productos desodorizados funcionan bien o no.

Mi recomendación personal es comer más ajo fresco. Póngalo crudo y machacado en el aderezo para ensaladas, sofríalo ligeramente en aceite de oliva para condimentar la pasta y, en general, añádalo al final de la cocción para disfrutar de su sabor. Yo cultivo ajo en mi jardín; lo planto en septiembre, y en mayo cosecho grandes cabezas que duran muchos meses. No me puedo imaginar la vida sin ajo, y lo considero uno de los mejores tónicos generales para el sistema sanador.

## Jengibre

Igual que el ajo, el jengibre (*Zingiber officinale*) es un condimento culinario conocido que desde hace mucho tiempo ha gozado de sólida reputación como planta medicinal. (El adjetivo *officinale* en el nombre botánico indica el uso oficial de la planta en la medicina del pasado.) Desde muy antiguo los médicos de China e India lo consideraban un medicamento superior, y lo añadían a las fórmulas de remedios por sus propiedades tonificantes y estimulantes de la espiritualidad. Actualmente en muchas partes del mundo es valorado por su efecto calorífico y su capacidad para estimular la digestión, mejorar trastornos gástricos y aliviar dolores y achaques. En estos últimos años muchísimos estudios médicos, gran parte de ellos en Japón y Europa, han documentado los extraordinarios efectos terapéuticos del jengibre y sus componentes. Los médicos estadounidenses tienden a no hacer caso de estos estudios. La composición química del jengibre es muy compleja: posee más de 400 componentes, los cuales se sabe que contribuyen a la fragancia, sabor y actividad biológica de la planta. Gran parte de la investigación se ha centrado en dos grupos de estos compuestos, los gingeroles y los shogaoles, que dan al jengibre su sabor picante.

Además, la raíz (que es en realidad un rizoma) contiene enzimas y antioxidantes que, probablemente, son también sus componentes claves.

Los efectos tónicos del jengibre sobre el sistema digestivo son evidentes:[49] mejora la digestión de las proteínas, es un eficaz tratamiento para las náuseas y mareos por movimiento, fortalece el revestimiento mucoso del tracto gastrointestinal superior de una manera que protege contra la formación de úlceras, y tiene una amplia esfera de acción contra los parásitos intestinales. Los cocineros chinos usan jengibre fresco en muchos platos porque creen que neutraliza las cualidades indeseables de otros ingredientes, sobre todo del pescado y la carne, que podrían producir indigestión.

Otras acciones del jengibre, bien estudiadas, influyen en la producción y despliegue de un grupo de moderadores de reacciones biológicas llamados eicosanoides, que median en la curación y en la inmunidad. El cuerpo sintetiza estos importantes compuestos a partir de los aceites grasos esenciales y los usa para regular funciones celulares vitales. En las noticias aparecen tres categorías principales de eicosanoides como temas de continuada investigación: las prostaglandinas, los tromboxanos y los leucotrienos. Los desequilibrios en la síntesis y liberación de los eicosanoides están en la raíz de muchas enfermedades comunes, desde la artritis y la úlcera péptica a la mayor agregación de plaquetas, que pueden desencadenar ataques al corazón y de apoplejía. El jengibre modula este sistema de forma que reduce la inflamación anormal[50] y la formación de coágulos o trombos. Puede ser tan eficaz como los fármacos antiinflamatorios no esteroides que están tan de actualidad, pero es mucho menos tóxico porque protege el revestimiento del estómago en lugar de dañarlo. En su calidad de modulador de la síntesis eicosanoide, el jengibre es muy útil para el sistema sanador.

Además, el jengibre tonifica el sistema circulatorio y tiene efectos anticancerígenos, al bloquear la tendencia de ciertos cancerígenos a producir mutaciones en el ADN.

El jengibre se puede tomar en forma de rizoma fresco, en rodajas acarameladas, en jarabes con miel o en extractos en cápsulas. Una preparación sencilla y deliciosa es la infusión de jengibre: para una ración, ponga media cucharadita de rizoma recién rallado en una taza de agua hirviendo, cúbrala y deje remojar entre 10 y 15 minutos; cuele, añada miel al gusto y bébalo caliente o frío. Se pueden comprar jarabes de jengibre con base de miel en las tiendas de productos dietéticos, y añadirles agua caliente o fría para tener una bebida instantánea. También se puede preparar uno su propio jarabe mezclando una parte de jengibre recién rallado con tres partes de miel sin refinar; guárdelo en la nevera.

Cuando el jengibre se seca, cambia su composición química; en particular los gingeroles, que son abundantes en el rizoma fresco, se convierten en shogaoles, más picantes. Estas dos clases de compuestos pueden tener diferentes propiedades; los shogaoles tienen efectos antiinflamatorios y analgésicos más potentes. Por lo tanto, podría ser conveniente tomar más de una forma de jengibre, y las personas que sufren de artritis u otros trastornos inflamatorios podrían obtener un mayor beneficio tomando cápsulas de jengibre seco en polvo, que se encuentran en las tiendas de productos dietéticos. El jengibre no es tóxico, pero es posible experimentar pirosis gástrica si se toma en grandes dosis con el estómago vacío. Sugiero tomarlo con la comida.

## Té verde

El té verde, bebida nacional de Japón, se prepara con las hojas no fermentadas de la planta del té, *Camellia sinensis*. Cuando se prepara el té negro, más conocido, las hojas se apilan en montones y allí «sudan»; este es un proceso natural de fermentación que oscurece las hojas y cambia su aroma y sabor. Recientemente los investigadores médicos descubrieron un buen número de beneficios para la salud en el té verde[51], beneficios que tienen que ver con su contenido en catecuinas, grupo de compuestos que en su mayor parte se destruyen en el proceso de conversión a té negro. (El té oolong, o semifermentado, está en un punto medio. Se lo hace sudar brevemente, lo cual le da un color, sabor y contenido en catecuinas intermedio entre el té verde y el té negro.) Las catecuinas reducen el colesterol y en general mejoran el metabolismo de los lípidos. También tienen importantes efectos anticancerígenos y antibacterianos.

Todos los tés contienen teofilina, pariente cercano de la cafeína; en dosis elevada el té puede ser bastante estimulante y es posible que cree adicción, igual como crea adicción el café. Bebido con moderación, el té verde es un agradable y sano complemento de la dieta, con su sabor amargo y delicado aroma. Es mi bebida cafeinada favorita, y yo la asocio con la relajación y la buena compañía. A mí me parece un despropósito tomar el té verde en forma de suplemento, pero en las tiendas dietéticas he visto muchos comprimidos y productos que contienen extractos de té verde, todos tratando de aprovechar la publicidad sobre los efectos protectores de las catecuinas contra las enfermedades cardiacas y el cáncer. Incluso hay desodorantes de té verde que aprovechan las propiedades antibacterianas de esta hierba.

Una de mis variedades favoritas de té verde es el *matcha*, que es un polvo verde vivo que se usa en Japón para la ceremonia del té y también se sirve informalmente como una atención. Se prepara de hojas de té muy jóvenes y seleccionadas que se ponen al vapor, se secan y se muelen. Para preparar una bebida con él, se pone una cucharadita de polvo en una tetera de cerámica, se añade un poco de agua hirviendo y se remueve con un palito de bambú hasta que haga espuma. Normalmente *matcha* se bebe acompañado de pequeños dulces. Es ciertamente estimulante, y los monjes zen lo beben para mantenerse despiertos y alerta durante los largos periodos de meditación. En las tiendas de comestibles japonesas se puede comprar *matcha* y té verde normal, llamado *sencha*; este también se encuentra en bolsitas en los supermercados.

Si actualmente es usted bebedor de café, té negro o bebidas con cafeínas, podría considerar la posibilidad de cambiarse al té verde. No sólo es una forma relativamente benigna de cafeína sino que también ofrece impresionantes beneficios como tónico general.

## Cardo mariano

Una hierba tónica muy interesante en la tradición de la medicina popular europea es el cardo mariano (*Silybum marianum*). Las semillas de esta planta producen un extracto (llamado *silymarin* en inglés) que favorece el metabolismo de las células hepáticas y las protege de daños tóxicos.[52] Aunque la industria farmacéutica ha producido muchos fármacos que dañan el hígado, no ofrece ninguno que tenga el efecto protector del cardo mariano, que no es tóxico.

Cualquier persona que beba mucho alcohol debería tomar cardo mariano regularmente, y lo mismo deberían hacer los que toman medicamentos que hacen daño al hígado, entre ellos los enfermos de cáncer que están en tratamiento quimioterapéutico. Recomiendo esta hierba a todos los pacientes de hepatitis crónica y funcionamiento anormal del hígado; he visto casos de normalización del funcionamiento hepático en personas que lo tomaron cada día durante varios meses y también se esforzaron por mejorar su dieta y su estilo de vida. Si usted trabaja con substancias químicas tóxicas o cree haber estado expuesto a substancias tóxicas de cualquier fuente, tome cardo mariano. Ayudará a su cuerpo a recuperarse de cualquier daño que haya podido sufrir.

En todas las tiendas de alimentos dietéticos se puede encontrar cardo mariano. Yo prefiero los extractos estandarizados en tabletas o cápsulas. Siga la dosis recomendada en el producto que compre o tome dos tabletas o cápsulas dos veces al día. Puede tomar cardo mariano indefinidamente.

## Astrágalo

Si es usted chino, va a reconocer esta hierba tónica inmediatamente. Con el nombre de *huangqi* se vende en todas partes, solo y en muchas fórmulas combinadas, para el tratamiento de resfriados y gripes. El astrágalo es un género de plantas de la familia de las leguminosas que comprende muchas especies, algunas de las cuales son tóxicas para el ganado. Pero las toxinas sólo están en las partes que quedan encima del suelo, nunca en las raíces, y es la raíz de una especie china no tóxica, *Astragalus membranaceus*, la que se emplea como hierba medicinal. La planta es una hierba perenne de raíces largas y fibrosas, autóctona del norte de China y del interior de Mongolia. Tanto las plantas silvestres como las cultivadas son fuentes del astrágalo comercial, que se vende en paquetes de rodajas delgadas, parecidas a las paletas de madera que se usan para bajar la lengua, y tienen un sabor dulce. Los herbolarios chinos recomiendan añadir estas rodajas a la sopa, y quitarlas antes de servir porque son demasiado duras para masticarlas. Se puede comprar astrágalo seco en las herboristerías chinas, o en forma de extractos y cápsulas en las tiendas de productos dietéticos. En estas últimas también se pueden encontrar muchos productos chinos elaborados con hierbas que contienen astrágalo como ingrediente principal.

Los médicos chinos tradicionales consideran esta planta un verdadero tónico que fortalece a los pacientes debilitados y que, en general, aumenta la resistencia a la enfermedad. También la usan para ayudar a la acción de otras hierbas conocidas por sus propiedades para aumentar la energía, favorecer la digestión y estimular la producción de sangre y su circulación. En la medicina china contemporánea el astrágalo es también un componente principal de la terapia *fu zheng*,[53] que es una combinación de hierbas para restablecer la función inmunitaria en los enfermos de cáncer que están en tratamiento quimio y radioterapéutico. Estudios realizados en China han demostrado un aumento de supervivencia entre los pacientes que reciben las terapias herbolaria y occidental, y también la disminución de los efectos inmunosupresores de esta última.

Estudios farmacológicos realizados en Occidente confirman que el astrágalo mejora la función inmunitaria.[54] Aumenta la actividad de varios tipos de glóbulos blancos así como la producción de anticuerpos e interferón. Estas propiedades tienen que ver con el contenido de polisacáridos en la raíz, que son moléculas largas compuestas de cadenas de subunidades de azúcar. Los polisacáridos son componentes estructurales de muchos organismos; hasta hace poco tiempo no despertaban mucho interés entre los farmacólogos occidentales, porque no son el tipo de moléculas que actúan a modo de píldoras mágicas y porque la sabiduría convencional sostiene que ni siquiera puede absorberlos el tracto digestivo. Pero los polisacáridos son un rasgo común de muchos remedios herbolarios que estimulan la inmunidad, de modo que tal vez aún no comprendemos sus propiedades.

Yo recomiendo astrágalo a muchos pacientes, ya que lo encuentro eficaz y sin riesgos. En particular, lo recomiendo a personas que sufren enfermedades infecciosas crónicas, como bronquitis, sinusitis y sida. También lo recomiendo a muchos enfermos de cáncer, tanto a los que están en tratamiento convencional como a los que lo han terminado. Y creo que tomar astrágalo regularmente es beneficioso para personas debilitadas, que sufren de falta de energía o vitalidad, o se sienten vulnerables al estrés. Es fácil encontrar productos de astrágalo en las tiendas de productos dietéticos; siga las dosis especificadas en las etiquetas.

* * *

## Ginsén siberiano o eleuterococo
## (ginsén espinoso, ginsén eleutero)

La raíz de un arbusto grande y espinoso propio del norte de China y Siberia, el ginsén siberiano (*Eleutherococcus senticosus*) es actualmente una de las hierbas tónicas más usadas en todo el mundo; es tal la demanda que resulta difícil obtener el auténtico. *Eleutherococcus* es un género de la familia del ginsén, diferente del *Panax*, que es el verdadero. Los científicos soviéticos descubrieron las notables propiedades «adaptogénicas» (protectoras del estrés) de esta especie cuando buscaban sustitutos del ginsén, y al propagarse la noticia de sus beneficios, muchos atletas y militares soviéticos comenzaron a tomarlo para aumentar su rendimiento y resistencia física.

Muchos estudios realizados con animales y personas han demostrado el efecto protector del ginsén siberiano, así como su capacidad para estimular y mejorar la función inmunitaria.[55] Entre sus componentes activos hay polisacáridos, y un grupo distintivo de compuestos llamados eleuterósidos. Cuando compre ginsén siberiano, busque extractos en alcohol o extractos secos (en tabletas o cápsulas) cuyo contenido de eleuterósidos esté estandarizado; esa es la única seguridad de que se compra el auténtico.

A diferencia de la mayoría de las hierbas tónicas que menciono en este capítulo, el ginsén siberiano no tiene una larga historia como remedio popular; es un descubrimiento reciente. Los médicos chinos modernos se han interesado muchísimo por él y ahora lo prescriben, normalmente como único remedio, para muchas enfermedades crónicas. Es un tónico fiable con efectos generales reconstituyentes, útil en particular para las personas que sufren de falta de energía y vitalidad, y se puede tomar sin riesgo durante largos periodos de tiempo. Tome dos cápsulas o tabletas dos veces al día, a no ser que el producto que compre especifique otra cosa.

## Ginsén

Dos especies de *Panax* son la fuente de este apreciadísimo y famosísimo tónico: *Panax ginseng*, propio del nordeste de China, y *Panax quinquefolium*, propio del nordeste de Norteamérica. En la actualidad ambas especies se cultivan en todo el mundo para su comercialización, y ambas tienen propiedades reconstituyentes similares, pero el ginsén oriental es más estimulante y vigorizador sexual, mientras que el ginsén norteamericano podría ser más potente como «adaptógeno». Las plantas son de crecimiento muy lento, y se cree que las raíces más viejas tienen mayores beneficios terapéuticos que las más jóvenes. Los entusiastas del ginsén pagan precios altos por las raíces viejas de ginsén silvestre, y menos por las raíces jóvenes de las plantas cultivadas. En el mercado se encuentran muchas formas de ginsén, desde raíces secas a licores, vinos, infusiones y caramelos, así como una multitud de extractos en tabletas o cápsulas. Tenga cuidado: algunos de esos productos contienen muy poco de ginsén, o nada. Siempre que una planta medicinal es escasa y cara, aparecen productos adulterados o de imitación. El *Panax ginseng* debe sus efectos beneficiosos a un insólito grupo de compuestos llamados ginsenósidos, que no se encuentran en ningún otro género. Si los productos de ginsén son auténticos, contienen ginsenósidos, cuantos más mejor, de modo que a menos que compre las raíces enteras (inconfundibles una vez que uno las ha visto), acepté sólo productos cuyo contenido de ginsenósidos esté regulado.

Entre los chinos y los coreanos, el ginsén se valora especialmente como tónico para personas mayores, porque mejora el apetito y la digestión, tonifica la piel y los músculos y restablece la energía sexual agotada. Los chinos dicen que no es remedio para mujeres, pero esto podría deberse simplemente a que los hombres no quieren compartir una provisión tan limitada; sin embargo, es posible que el ginsén tenga una actividad estrogénica que no recomendaría su uso por mujeres que tienen desequilibrios hormonales o enfermedades dependientes del estrógeno como fibroides uterinos, fibrosis quística de la mama y cáncer de mama. Un chino me aconsejó que no desperdiciara el ginsén tomándolo mientras aún era joven, sino que lo reservara para la vejez; «entonces verá el bien que puede hacerle», me dijo.

En general el ginsén no presenta riesgos, pero la variedad oriental puede hacer subir la presión arterial en algunas personas y provocar irritabilidad. Las personas que experimentan estos efectos secundarios deben reducir las dosis o tomar la variedad norteamericana (que es la preferida por muchos orientales). Con frecuencia recomiendo ginsén a personas que tienen poca vitalidad o están debilitadas por una enfermedad crónica o la vejez. Muchas de las que lo toman me dicen que están muy contentas con sus efectos y piensan seguir tomándolo. El extracto de ginsén estandarizado, preparado con un método suizo, se puede encontrar actualmente en las tiendas de productos dietéticos de todo el mundo.

## Dong quai (tang kuei)

La raíz del dong quai (*Angelica sinensis*), planta de la familia de las zanahorias, es conocida en la medicina tradicional china como fortalecedor de la sangre y que mejora la circulación. En este siglo se ha comenzado a usar corrientemente en Occidente como tónico general para la mujeres; muchos herbolarios y naturópatas occidentales la recetan para trastornos del sistema reproductor femenino, sobre todo para menstruaciones irregulares o difíciles. Los médicos chinos reconocen su capacidad para tonificar el útero y equilibrar la química hormonal femenina, pero la consideran beneficiosa para ambos sexos y suelen añadirla a las fórmulas tónicas para hombres, combinándola con ginsén y ho shou wu (véase a continuación). En los hombres se supone que fortalece los músculos y la sangre.

El dong quai no es tóxico ni tiene actividad estrogénica, aunque muchas personas creen que sí. Con frecuencia lo recomiendo, y con buenos resultados, a mujeres que tienen problemas menstruales o síntomas menopáusicos y a las que se sienten sin energía. Se encuentra fácilmente en las tiendas de productos dietéticos en forma de extractos y cápsulas; dado que no es una hierba escasa ni cara, la mayoría de los productos hechos con ella son de buena calidad. Si desea experimentar con dong quai, pruebe a tomar dos cápsulas de la raíz dos veces al día, o ponga un cuentagotas lleno del extracto en un litro de agua para beber dos veces al día. Pruébelo durante seis a ocho semanas y vea cómo le sienta.

## Ho shou wu

El nombre de esta hierba tónica significa «El señor Ho tiene pelo negro», aludiendo a su poder rejuvenecedor y conservador de la juventud. La raíz de ho shou wu (*Polygonum multiflorum*) es un famoso tónico chino para la sangre; se cree que la limpia y aumenta la energía, además de nutrir el cabello y los dientes. En todas partes se lo considera un potente tónico sexual si se toma regularmente, capaz de aumentar la producción de espermatozoides en los hombres y la fertilidad en las mujeres. Estudios realizados en China han demostrado que reduce el exceso de colesterol; en Occidente no se han realizado estudios sobre esta hierba, y normalmente sólo se encuentra en herboristerías de remedios chinos.

Una manera de experimentar los beneficios de esta hierba es tomarla en una fórmula líquida llamada shou wu chih, o Súper Shou Wu, que la combina con otras hierbas y sabores. Es un líquido oscuro de agradable sabor aromático. Deben disolverse dos cucharadas en una taza de agua fría o caliente. Beba esta cantidad una o dos veces al día para ver si le aumenta la energía y el vigor sexual. (Para volver negro el pelo cano probablemente tendría que tomarla diariamente durante años, y me gustaría ver las fotos de antes y después.)

* * *

## Maitake

Este es el nombre japonés de una seta comestible deliciosa, la *Grifola frondosa*, llamada «gallina de los bosques» en Estados Unidos, porque crece al pie de los árboles y de los postes, formando grandes grupos que se parecen a las plumas erizadas de una gallina clueca empollando sus huevos. El nombre en japonés significa «seta bailarina», posiblemente debido a que la gente baila de alegría cuando encuentra esta especie tan escasa y beneficiosa. Una «gallina de los bosques» grande (algunas alcanzan hasta los 45 kg) es realmente causa de celebración, no sólo porque es una exquisita seta silvestre sino también porque es muy lucrativa (no baja de los 40 dólares el kilogramo). A los italianos les encanta prepararla en forma de salsas para la pasta, o encurtirla en marinada de aceite de oliva y vinagre después de sancocharla. Lamentablemente el maitake silvestre es poco común, aunque crece durante muchos años en el mismo sitio.

En 1965 un maestro japonés buscador de setas escribió: «Los buscadores de setas de primera categoría son los que buscan maitake. Van a sus lugares secretos y pasan varios días buscándola, soñando con hacer una fortuna de golpe. El buscador de maitake no permite que otros conozcan su lugar secreto. Si encuentra un sitio donde se producen más de 10 kg, ha encontrado una «isla del tesoro». Jamás le revelará a nadie su ubicación secreta hasta la hora de su muerte. Sólo va a dejar indicado el lugar en su testamento, para su hijo mayor, poco antes de morir. Algunos buscadores de maitake están dispuestos incluso a morir sin revelarlo a sus hijos ni familiares. [...]».[56]

Todo esto cambió a comienzo de los ochenta, cuando unos científicos japoneses descubrieron la forma de cultivar maitake en serrín; la forma cultivada se vende actualmente en supermercados a precios razonables en todo Japón. Los cultivadores de setas de este país están sólo comenzando a experimentar con maitake. El maitake cultivado parece un ramo, de color entre gris claro y castaño, pero no formado por flores sino por muchas cabezas de setas sobrepuestas en forma de abanico. La parte inferior es blanca, y en lugar de láminas tiene poros diminutos. La *Grifola* pertenece a una familia de hongos llamada poliporáceas, que se caracteriza por ese tipo de tejido con esporas. En general las poliporáceas no son tóxicas, pero sólo unas pocas son comestibles; la mayoría son duras y leñosas, y se desarrollan a modo de repisas en los árboles y tocones. En Occidente, los hongos poliporáceos han interesado particularmente a los patólogos forestales, ya que son causa de la putrefacción en el interior de los árboles y tienen una importante función en la descomposición de los árboles muertos o a punto de morir; pero en el Lejano Oriente, muchos son muy apreciados como hierbas medicinales, sobre todo en la clase de remedios superiores, los tónicos y panaceas que aumentan la resistencia y favorecen la longevidad.

Los médicos chinos tradicionales no usan maitake pero sí otras muchas plantas afines, entre ellas una de una familia muy cercana llamada zhu ling (*Polyporus umbellatus*). Pruebas recientes han demostrado que el zhu ling posee propiedades anticancerígenas y estimulantes inmunitarios, gracias a su contenido en polisacáridos. Los investigadores japoneses han experimentado con maitake en busca de efectos similares, con impresionantes resultados. De hecho, los extractos de maitake resultan ser agentes anticancerígenos y estimulantes inmunitarios más potentes que cualquiera de las otras setas medicinales probadas hasta el momento.[57] Combinado con el tratamiento quimioterapéutico, aumenta la eficacia de dosis bajas de medicamentos occidentales, a la vez que protege de la toxicidad al sistema inmunitario. Posiblemente los médicos chinos van a comenzar a incorporar esta seta en su terapia fu zheng. Los extractos de maitake también han demostrado actividad contra el virus del sida y el de la hepatitis, además de un efecto antihipertensor.

Mientras no tengamos maitake cultivado aquí, lo cual es una perspectiva probable puesto que es fácil de cultivar, conserva muy bien su frescura y tiene firme consistencia y buen sabor, habrá que comprar extracto de maitake en comprimidos y cápsulas en las tiendas de productos dietéticos. Actualmente hay varias empresas que lo comercializan con material importado de Japón. Los precios son elevados, pero seguro que bajarán una vez que comience a cultivarse aquí.

Yo recomiendo suplementos de maitake a personas enfermas de cáncer, de sida y con otros problemas del sistema inmunitario, así como a las personas con el síndrome de cansancio crónico, hepatitis crónica y enfermedades medioambientales que pueden ser consecuencia de sobrecarga de toxinas. Tan pronto se pueda encontrar maitake fresco lo incorporaré como parte regular de mi dieta.

## Córdiceps

Acabo mi lista de tónicos naturales con otro hongo, más desconocido aún que el maitake. El *Cordyceps sinensis* no se desarrolla en los árboles sino en el cuerpo vivo de ciertas larvas de mariposa. El organismo del hongo, en forma de finos hilos, penetra la larva y finalmente la mata y momifica. Entonces yergue su cuerpo frutoso, que es un delgado tallo con una hinchazón o cabeza que libera esporas. El córdiceps se produce en las regiones montañosas de China y Tíbet; actualmente también se cultiva porque hay una gran demanda de él como supertónico que fortalece la energía física y mental y la potencia sexual. Los médicos chinos dicen que es al mismo tiempo energizante y tranquilizante, a la vez que prolonga la vida. Los chinos suelen comprarlo entero y seco, es decir, la larva momificada con el hongo pegado a ella, y lo ponen en la sopa y en los guisos de pato y pollo. Además, incorporan extracto de córdiceps a muchas fórmulas de compuestos tónicos. El córdiceps se considera sano y suave, y está indicado para hombres y mujeres de cualquier edad y estado de salud, incluso para los muy débiles o enfermos.

Este exótico remedio atrajo la atención mundial después

de los Juegos Nacionales de China de 1993, cuando un equipo de nueve corredoras batieron nueve récords mundiales, uno sin precedentes por 42 segundos. Naturalmente, se acusó a las atletas de tomar esteroides; pero en una conferencia de prensa el entrenador negó estas acusaciones y enseñó una caja de hierbas chinas que según él eran las causantes del rendimiento de su equipo; un informe de laboratorio afirmaba que estas hierbas eran naturales y no presentaban ningún riesgo. El principal ingrediente de estas hierbas era el córdiceps. El mundo de los corredores no quedó convencido; un corredor estadounidense de larga distancia llamó «trágicos» a estos récords, y otro comentó que las corredoras chinas habían estado muy por detrás durante años. Cito el texto de un comentarista:

La sospecha era comprensible. El rendimiento de las corredoras chinas ocurrió repentinamente y de forma sensacional. La nueva ostentadora del récord de los 1500 metros había ocupado el puesto 73 en la misma distancia el año anterior, y superar por 42 segundos a la segunda clasificada en la carrera de 10.000 metros parecía increíble. Además, como bien sabían los periodistas y corredores, un buen número de entrenadores de Alemania Oriental se habían trasladado a China después de la caída del muro de Berlín; Alemania Oriental había estado relacionada con el uso de esteroides desde hacía mucho tiempo. Más aún, el éxito chino sólo se produjo entre corredoras, y las mujeres tienen más tendencia a beneficiarse de los esteroides.

Pero había pruebas fehacientes de que los récords eran limpios. Las corredoras chinas habían pasado las pruebas de dopaje y no mostraban ningún signo externo de uso de esteroides, como acné, voz más ronca o musculatura muy definida. Además, no cabe la menor duda de que, si bien no están solas en esto, los chinos entrenan con mucho rigor a sus atletas. [...]*[58]

---

* La controversia no ha acabado. Es posible que las corredoras chinas tomaran esteroides además de córdiceps.

En cualquier caso, el interés por el córdiceps y las ventas aumentaron repentinamente. Si no le hace gracia poner en la sopa de pollo larvas momificadas e infectadas por hongos, también se encuentra córdiceps en forma de tinturas y extractos, ya sea solo o combinado con otras hierbas chinas. Puede encontrar estos productos en las tiendas de productos dietéticos. Cuando sienta una debilidad general, tómelo una vez al día, ateniéndose a la dosis aconsejada en la etiqueta. Para el mantenimiento de la salud, en ausencia de problemas concretos, tómelo una vez a la semana.

Mi intención no ha sido abrumar al lector con información sino más bien darle a conocer substancias que pueden ayudarle a resistir los efectos de las toxinas, del estrés y del envejecimiento sobre el sistema inmunitario. En lugar de desesperarse por todas las influencias nocivas que existen, sepa que puede protegerse y aumentar su capacidad de curación mediante el uso de productos eficaces y sin riesgo. Permítame resumir rápidamente la información de este capítulo:

- Coma más ajo y jengibre; saben bien, y la lista de sus beneficiosos efectos continúa creciendo.
- Si toma cafeína, cámbiese al té verde, siempre o de vez en cuando, ya que es la más saludable de las bebidas cafeinadas.
- Si está preocupado por la exposición a toxinas o le parece que está sobrecargado de substancias tóxicas, tome cardo mariano para ayudar a su cuerpo a recuperarse.
- Si se siente débil en general o le falta energía y vitalidad, experimente tomando ginsén siberiano o córdiceps.
- Si sufre de inmunodepresión y le parece que coge todos los gérmenes presentes en el entorno, hágase un tratamiento con astrágalo o maitake.
- Si se siente débil a consecuencia de la edad y le falta ener-

gía sexual, pruebe con ginsén y ho shou wu. El ginsén es un buen tónico general para los hombres, y el dong quai, un buen tónico general para las mujeres.

Las hierbas tónicas siempre han sido enormemente populares en muchos países del mundo. Mi pronóstico es que a medida que los investigadores médicos documenten su eficacia así como su no toxicidad, los médicos de aquí comenzarán a recetarlas más.

# 12

# Actividad y descanso

Se pueden aumentar las posibilidades de experimentar curación espontánea proporcionando al cuerpo ejercicios apropiados y descanso suficiente.

El ejercicio físico beneficia al sistema sanador de muchas maneras diferentes. Mejora la circulación, hace bombear con más eficiencia al corazón y mantiene la elasticidad de las arterias. Al mismo tiempo tonifica el sistema respiratorio, al aumentar el intercambio de oxígeno y dióxido de carbono, lo cual ayuda al cuerpo a eliminar los desechos metabólicos. Contribuye aún más a la eliminación al favorecer el flujo de sudor y el movimiento del vientre. Como estimula la liberación de endorfinas en el cerebro, combate la depresión y mejora el ánimo. Regula el metabolismo y la economía energética del cuerpo. Neutraliza el estrés, lo que permite más relajación y un sueño más profundo. Estimula incluso el funcionamiento inmunitario. Cualquier programa para mejorar la capacidad sanadora del cuerpo ha de incluir ejercicio regular.

Pero ¿cuál es la mejor manera y la más sencilla de obtener estos beneficios? A muchísimas personas de nuestra sociedad, jóvenes y mayores, no les gusta hacer ejercicio. Otras son fanáticas de él, se pasan horas y horas en clases de aerobic y en aparatos gimnásticos, generalmente con el fin de controlar el peso. Algunas se hacen adictas al ejercicio fuerte porque éste les produce «euforia», probablemente a consecuencia de la liberación de endorfinas. Los fisiólogos del ejercicio y los médicos especialistas en deportes han complicado muchísimo el tema del ejercicio. A mí me parece que todas estas personas, las perezosas, las fanáticas, las adictas y las expertas, olvidan algo.

Siempre que vuelvo a casa después de visitar culturas tradicionales de América, África o Asia, me sorprende la rareza de nuestros hábitos de ejercicio. En las sociedades no industriales, las exigencias de la vida diaria dan a los cuerpos todo el trabajo que necesitan. Los músculos están bien tonificados porque las personas levantan y transportan cargas, y andan constantemente. Van caminando a buscar el agua y la leña, van caminando a sus campos, van caminando a los mercados, van caminando a visitar a sus amistades y parientes. De todos los inventos tecnológicos que han cambiado nuestros hábitos de actividad para peor, el automóvil se lleva la palma. Creo que ha puesto en peligro nuestra salud de modo importante, no sólo porque ha ennegrecido el aire de nuestras ciudades con las emisiones del tubo de escape, sino sobre todo porque nos ha privado de las oportunidades de caminar.

Los seres humanos estamos hechos para caminar. Somos bípedos, organismos erectos con cuerpos diseñados para la locomoción. Caminar es un comportamiento complejo que precisa de la integración funcional de una enorme experiencia sensorial y motora; ejercita nuestro cerebro y nuestro sistema musculoesquelético. Consideremos el equilibrio, que es sólo un componente del acto de caminar. El cerebro necesita muchísima información para mantener el equilibrio del cuerpo inconscientemente y sin esfuerzo cuando cambia de postura o se mueve por superficies irregulares en un campo gravitatorio. Depende en parte de un mecanismo del oído interno responsable del sentido de la orientación en un espacio tridimensional; si este mecanismo falla, la persona no puede mantener el equilibrio.

Pero además de esta información del oído, el cerebro depende de la percepción visual y de la información proporcionada por otros sentidos para mantenernos equilibrados; depende de los receptores táctiles que le hacen saber qué parte del cuerpo está en contacto con la tierra, y de los propioceptores de los músculos, tendones y articulaciones, que lo mantienen continuamente informado de la posición exacta de cada parte del cuerpo en el espacio. La obstrucción de cualquiera de estos canales provoca tambaleos, inseguridad o caída. Toda esta información es procesada en el cerebro por el cerebelo, que la usa para coordinar las reacciones musculares a las siempre cambiantes exigencias de la locomoción.

Cuando caminamos, el movimiento de las extremidades tiene forma cruzada: movemos al mismo tiempo la pierna derecha y el brazo izquierdo, después la pierna izquierda y el brazo derecho. Este tipo de movimiento genera en el cerebro una actividad eléctrica que tiene una influencia armonizadora en todo el sistema nervioso central, lo cual es un beneficio especial de caminar que no se obtiene necesariamente de otros tipos de ejercicio. El doctor Fulford, el anciano osteópata que fue el primero en enseñarme los principios básicos de la curación, creía que este movimiento cruzado es necesario para el desarrollo normal y el funcionamiento óptimo del sistema nervioso. Cuando los bebés comienzan a gatear, este movimiento les estimula aún más el desarrollo del cerebro. Muchas veces oí al doctor Fulford decirles a los pacientes adultos que gatearan para acelerar la recuperación de sus lesiones. «Vuelva a ese sencillo movimiento y ayudará al sistema nervioso a superar cualquier bloqueo», solía decir. El doctor Fulford, resplandeciente ejemplo de salud a sus noventa y tantos años, no va a clases de aeróbic ni hace ejercicios en aparatos; camina.

Muchas de las personas más sanas que he conocido son entusiastas caminantes. Shin Terayama, el hombre que se recuperó totalmente de un cáncer renal metastásico, hace una caminata diaria antes del desayuno siempre que puede, con paso enérgico y, si es posible, incluyendo un terreno en subida. En un seminario que dirigí recientemente en Montana me impresionó muchísimo la energía de una mujer de 76 años en las excursiones por las montañas. Gozaba de excelente salud y representaba muchos años menos. Me impresionó más aún saber que sus padres murieron cincuentones y que ella había tenido mala salud a su edad madura hasta que comenzó a caminar. También había mejorado su dieta, dejó de tomar medicamentos y comenzó a tomar vitaminas pero, en su opinión, su dedicación a caminar fue el factor esencial en su mejoría. Aprovechaba todas las oportunidades para caminar, y se unía a excursiones a pie en vacaciones. Cuando estábamos en la cima de la sierra Continental [2.800 metros] de la cuenca Great Divide, me comentó que eso era su vida, y yo le creí.

Así pues, mis consejos y mis comentarios sobre el ejercicio los voy a reducir a una palabra: ¡Camine! En mi opinión, caminar es la forma de actividad física más saludable, la que tiene la mayor capacidad para mantener en buen funcionamiento el sistema sanador y aumentar la probabilidad de curación espontánea en caso de enfermedad.

Son numerosas las ventajas de caminar sobre todas las otras formas de ejercicio. No es necesario aprender a hacerlo; no requiere ningún equipo fuera de un cómodo par de zapatos; es gratis, y se puede hacer en cualquier parte: en las ciudades, en los parques, e incluso bajo techo en los centros comerciales si el tiempo es desapacible. La posibilidad de lesionarse es remota, lo cual está en gran contraste con la carrera y los deportes competitivos. Es muchísimo menos aburrido que pedalear en una bicicleta fija o correr por una cinta deslizante. Se puede caminar al aire libre y disfrutar de la belleza de la naturaleza. Se puede caminar con amigos y disfrutar de su compañía.

Caminar satisface todas las necesidades de ejercicio aeróbico que tiene el cuerpo, si se hace de manera que aumente suficientemente los ritmos cardiaco y respiratorio. Para un ejercicio aeróbico ideal, las caminatas deben durar 45 minutos y recorrer

4,5 kilómetros durante ese tiempo. Si no se aceleran los ritmos cardiaco y respiratorio al final de los 45 minutos, trate de caminar más rápido una parte del tiempo o busque pendientes largas y graduales para subir. Pero tenga presente que no camina sólo para hacer ejercicio aeróbico; también lo hace por los beneficios neurológicos del movimiento cruzado de las extremidades combinado con los estímulos visuales, táctiles y propioceptivos. Durante el día se pueden obtener estos beneficios con caminatas cortas, como también con caminatas aeróbicas largas, y se pueden aumentar estos beneficios acentuando el balanceo de los brazos de tanto en tanto. Trate también de coordinar el balanceo de los brazos con la respiración.

En mi vida he experimentado con muchas formas de ejercicio, y siempre vuelvo a la caminata, a la que considero la mejor. Cuando me haga mayor creo que este será el ejercicio en que confiaré para mantener en buena forma mi cuerpo, mi mente y mi sistema sanador.

La actividad debe estar equilibrada con el descanso. Todo el mundo ha experimentado los adversos efectos del cansancio y la falta de sueño; la falta de un buen descanso es una de las causas más comunes de propensión a la enfermedad, y una buena noche de sueño reparador es una eficaz técnica curativa que detiene el desarrollo de muchas enfermedades incipientes. Por lo tanto, mejorar la calidad del descanso y del sueño debe ser otra prioridad en un programa destinado a mejorar la capacidad sanadora.

Consideremos los impedimentos comunes para el descanso. Muchas personas no pueden dormir porque están sobreestimuladas, muchas veces por drogas que han ingerido durante el día. Otras no pueden dormir debido a ruidos, achaques y dolores. Y otras no pueden desconectar la mente. Pero existen remedios sencillos para todos estos problemas.

Entre las drogas que obstaculizan un buen sueño están el

café, el té, las bebidas gaseosas y otras bebidas cafeinadas; la efedrina, que es el principal ingrediente de muchos productos dietéticos y energéticos que se venden sin receta en farmacias y tiendas de productos dietéticos; la seudoefedrina, presente en remedios para el resfriado que se venden sin receta, y la fenilpropanolamina, que se usa comúnmente en los supresores del apetito. Aunque estos productos se tomen a una hora temprana del día, pueden obstaculizar el sueño de la noche. Si tiene dificultad para tener un sueño reparador, trate de eliminar de su vida todas estas substancias.

Centrándonos en el tema de las drogas, permítanme decir que en mi opinión no se ha de depender de sedantes, a no ser durante cortos periodos en caso de estrés no habitual. Si ha habido una muerte en su familia o acaba de perder el trabajo, podría ser conveniente tomar remedios sedantes durante unas cuantas noches consecutivas para dormir, pero no es prudente tomarlos todas las noches. Todos los sedantes deprimen el funcionamiento del sistema nervioso central, todos son adictivos y todos suprimen el sueño REM (movimiento rápido de ojos), que es la fase en que se producen los sueños. Soñar es necesario para la salud y bienestar del cerebro y la mente; si no sueña quiere decir que no duerme bien, aunque el tiempo que duerma parezca suficiente.

El sedante con menor riesgo que conozco es la valeriana, remedio natural que se obtiene de la *Valeriana officinalis*. En las tiendas de alimentos dietéticos se pueden comprar extractos de raíz de valeriana; la dosis normal es una cucharadita en un poco de agua caliente a la hora de acostarse. De todos modos, este producto es depresivo y no se ha de tomar durante periodos largos.

Hace muy poco que apareció en el mercado un regulador de los ciclos del sueño que no es adictivo ni depresivo: la melatonina, que es la hormona secretada por la glándula pineal, la cual regula el reloj biológico, sobre todo en relación a los ciclos día-noche. La melatonina se comercializa en tabletas de uno o tres miligramos y se vende en las tiendas de productos dietéticos; la dosis es de 1-2 mg al acostarse. (Evite las formas de origen animal, que pueden contener substancias contaminantes peligrosas; tome solamente formas sintéticas.) Los viajeros de los vuelos internacionales dicen que la melatonina es el primer tratamiento realmente eficaz para el desfase horario, sobre todo para los viajes de oeste a este, que son los que la mayoría de las personas encuentran más duros. La melatonina también parece ser eficaz y sin riesgos para regular los relojes biológicos caprichosos. Si está cansado hasta la médula de los huesos a las siete de la tarde y después está totalmente desvelado a la hora de acostarse a las diez o a las once, la melatonina podría regularle los ciclos de cansancio y desvelo de la manera apropiada para permitirle gozar de periodos completos de sueño reparador.

Si no logra conciliar el sueño o permanece despierto debido a malestar físico, tengo varias sugerencias. Una es probar un colchón nuevo, dado que los hay de muchas clases diferentes, entre ellas colchonetas y colchones neumáticos cuya firmeza se puede graduar con sólo apretar un botón. Otra es hacer una o dos sesiones con un médico osteópata especializado en manipulación (o un buen quiromasajista). Este tipo de terapia le puede servir para encontrar posiciones más cómodas para dormir. Pruebe también a darse un baño tibio antes de irse a la cama, y tomar lúpulo, una hierba relajante muscular que se encuentra en las tiendas de productos dietéticos: dos cápsulas antes de acostarse es la dosis habitual.

Yo creo que el ruido es el principal obstáculo para dormir bien, cualquier ruido, desde los ladridos de un perro en el campo hasta el ruido del tráfico en la ciudad. Una solución sencilla, mejor que los tapones para los oídos, es comprarse un generador de sonido blanco, un aparato electrónico que produce un sonido relajante. El sonido blanco contiene una mezcla de muchas frecuencias diferentes de ondas sonoras, igual como la luz contiene todas las frecuencias de la luz visible. Suena como agua que cae de una ducha, y la mayoría de los equipos tienen controles variables que permiten cambiar el sonido básico de la caída de agua hasta el rítmico de las olas del mar. El sonido blanco es tranquilizante y enmascara los ruidos molestos. Una tecnología más impresionante, que estará pronto en el mercado, elimina realmente el ruido analizando las ondas de los ruidos molestos y produciendo ondas sonoras reflejas que las anulan. Ya se encuentran aparatos portátiles de este tipo en forma de auriculares para usarlos en los aviones y eliminar el ruido del motor.

Por muy cómoda que sea mi cama y silenciosa mi habitación, cuando mi mente está excesivamente activa, por lo general no puedo conciliar el sueño y es posible que me despierte durante la noche. Por la mañana noto muy bien que no he tenido el reposo que necesito. Aprender a olvidar las preocupaciones del día no es tan fácil como tomar un comprimido o conectar un aparato de sonido, pero es una de las habilidades más útiles que se pueden adquirir. Muchas veces leo para quedarme dormido; no escasean los libros inductores de sueño, y leerlos me ayuda a dejar de pensar en las cosas inútilmente. También hago un sencillo ejercicio de respiración que explicaré en el próximo capítulo, porque creo que centrar la atención en la respiración es una manera eficaz de quitar la atención de los pensamientos. Otra posibilidad es salir de la mente para atender al cuerpo, por ejemplo tensando y relajando grupos de músculos. He aquí un ejercicio sencillo que puede servir para conciliar el sueño cuando no pueda dominar su mente: Tiéndase de espalda con los brazos pegados a los costados, cierre los ojos y haga cinco respiraciones lentas y profundas. Apriete los ojos cerrándolos más y tense los músculos de la frente durante unos segundos. Relájelos durante unos cuantos segundos más. Después tense los músculos de la cara y relájelos de la misma manera, después los músculos del mentón y el cuello, y continúe así hacia abajo, por los brazos y parte delantera del cuerpo, hasta que flexione los pies y los dedos de los pies. Vuelva entonces a la cabeza y vaya tensando los músculos por la parte de atrás del cuerpo, también hasta llegar a los pies, esta vez estirándolos. Finalmente relájese por completo y haga cinco respiraciones lentas y profundas. El ejercicio total no le llevará más de unos minutos. Es una eficiente técnica de relajación, útil sobre todo cuando el alboroto de la mente amenaza con impedir conciliar el sueño.

Y por cierto, una fuente principal de alboroto mental para mí son las noticias. El porcentaje de noticias que me hacen sentir bien es muy pequeño; el porcentaje de noticias que me ponen nervioso o me indignan es muy grande y va en aumento, ya que los medios de comunicación se centran cada vez más en asesinatos, violencia y desgracias. Es fácil olvidarse que tenemos la opción de permitir o no que esta información entre en nuestra mente y en nuestros pensamientos. Encuentro tan útil desentenderme de las noticias, que recomiendo «ayunos de noticias» como parte del programa de ocho semanas para un sistema sanador más eficiente. Creo que va a descubrir que estos ayunos le permiten descansar y dormir mejor.

Para resumir este capítulo: Dé a su sistema sanador una caminata por la mañana y una buena noche de descanso, y estará preparado para cualquier desafío que pueda surgir.

# 13

# Mente y espíritu

El emblema del Colegio de Médicos Holistas de Estados Unidos es una vara con una serpiente enrollada en ella, sobre la cual están sobrepuestos tres círculos enlazados. La vara con la serpiente es la vara de Asclepio, el símbolo de la profesión médica, y los círculos entrelazados simbolizan el cuerpo, la mente y el espíritu, los tres componentes de la persona. Es creencia común entre los médicos holistas que la medicina convencional sólo atiende el cuerpo físico, descuidando la mente y el espíritu. He escrito que la mente suele tener la llave para abrir la curación espontánea, y he aludido a creencias culturales sobre causas espirituales de la enfermedad, pero cuando se trata de los detalles de estas interacciones, nuestra ignorancia es suprema. Sabemos poco de la mente y de las maneras como afecta al cuerpo físico, y menos del espíritu, si es que es cognoscible en el sentido habitual de la palabra. La ciencia, con su sesgo materialista, no sirve de mucho, porque niega la posibilidad de causa no física a acontecimientos físicos. Está muy bien compartir una filosofía holista de la salud y la medicina, pero ¿qué consejo práctico puede dar un médico holista a los pacientes para mejorar al máximo las capacidades curativas mediante métodos mentales y espirituales?

## La mente

Me gustaría que considerara cuatro actividades de la mente y la forma como interaccionan con el sistema sanador. Estas son: fe, pensamiento, imágenes mentales y emociones.

### Fe

La fe en los sanadores, santuarios y remedios milagrosos es evidentemente la base de la reacción placebo, que yo considero un ejemplo clásico de curación espontánea. La fe también influye poderosamente en la percepción, determinando lo que vemos y lo que no vemos en nuestros movimientos por el mundo. Hace unos años conocí a una mujer que era capaz de encontrar tréboles de cuatro hojas en cualquier sitio donde crecieran tréboles. Le gustaba hacer apuestas de que en un minuto desde que le dijeran que comenzara a buscar podía encontrar un trébol de cuatro hojas, y siempre ganaba las apuestas. Yo, que jamás había encontrado ninguno, me quedé absolutamente atónito ante esa capacidad. Siempre que buscaba un trébol de cuatro hojas, buscaba y buscaba sin éxito hasta que se me nublaba la vista, y siempre que creía ver cuatro hojas en un tallo resultaba que una hoja pertenecía a otro tallo. Pero después de conocer a esta mujer y observar cómo lo hacía, algo cambió para mí. Comprendí que la clave de su éxito era su fe en que en cualquier sitio donde crecieran tréboles había uno de cuatro hojas a la espera de ser encontrado. Con esa fe, existe la posibilidad de encontrarlo; sin ella no hay ninguna. Después de conocerla reanudé mis búsquedas y pronto comencé a encontrar tréboles de cuatro hojas. A veces encontraba varios en un mismo sitio, e incluso tréboles de cinco y de seis hojas (aunque no sé si éstos dan una suerte extra).

Recientemente estaba dando clases en un centro de retiro en Montana, un antiguo refugio de caza con una enorme extensión de césped llena de tréboles. Una tarde en que no tenía nada que hacer se me ocurrió ver qué podía encontrar.

Así pues, me agaché y comencé a buscar. Una mujer de la clase se me acercó.

–¿Se le ha perdido algo? –me preguntó–. ¿Quiere que le ayude a buscar?

–Busco tréboles de cuatro hojas –le contesté.

–¿De veras? Yo siempre he creído que son puro cuento. ¿No será que le pegan una hoja extra a los que vienen sellados en plástico?

–No, de verdad que existen –le dije–. Estoy seguro de que aquí hay uno.

Ella se agachó también y los dos comenzamos a buscar.

–Se necesita algo de concentración –le expliqué–, pero es un buen entrenamiento para los ojos y para el cerebro; además, hay maneras peores de perder el tiempo.

Cinco minutos después encontré uno de seis hojas y después uno de cuatro. Ella estaba atónita.

–Delante de casa tengo un césped cargado de tréboles –me dijo–. Voy a ponerme a buscar tan pronto como llegue a casa.

Es posible que haya comenzado a encontrar tréboles de cuatro hojas ahora que cree que existen; antes ni siquiera los había buscado.

La curación espontánea es algo similar al trébol de cuatro hojas: afortunada, misteriosa y a veces esquiva. Si uno no cree que puede ocurrir, las posibilidades de experimentarla serán pocas. Me interesa lo que se puede hacer para aumentar la fe en la curación. Una técnica, recomendada por muchos terapeutas de la Nueva Era, es repetir afirmaciones, por ejemplo: «Mi cuerpo sabe sanarse», o «Estoy lleno de energía curativa», o «Mi cálculo biliar se está volviendo cada vez más pequeño». Yo no recomiendo esta técnica porque no tengo ninguna prueba de que funcione. Supone que la repetición verbal puede producir un cambio en la estructura de creencias, pero mi experiencia es que el tipo de fe que configura la percepción e influye en el sistema sanador, la fe visceral, si se quiere, suele estar reñida con lo que la gente se dice a sí misma y dice a los demás. No creo que yo hubiera descubierto mi capacidad para encontrar tréboles de cuatro hojas repitiendo una y otra vez la frase: «Creo en los tréboles de cuatro hojas». Este descubrimiento se produjo repentinamente cuando vi la realidad de diferente modo a través de los ojos de otra persona. Ahora puedo comunicar esa experiencia a los demás, como lo hice con la mujer en el césped de Montana. Por lo tanto, la estrategia que recomiendo es buscar personas que hayan experimentado la curación, para que su realidad se convierta en realidad para uno.

Recuerdo a una paciente que vino a verme con un enorme tumor fibroide uterino, casi del tamaño de un pomelo. Tenía 49 años y era la esposa de un ginecólogo. Su marido apoyaba la opinión del ginecólogo que la atendía (colega suyo), el cual le había dicho que tendría que hacerse una histerectomía. El fibroma le producía muchas molestias, reglas dolorosas y bastante hemorragia menstrual. No quería que le extirparan el útero, y vino a verme con la esperanza de que yo la pusiera al tanto de una alternativa a la cirugía. Le dije que dado que estaba cerca de la menopausia, sencillamente podía esperar a que bajaran los niveles de estrógeno; los fibromas (o liomiomas) uterinos se alimentan de estrógeno y por lo general se reducen con la menopausia, a veces completamente. Le recomendé tomar caulofilina (*Caulophyllum thallictroides*), hacer algunos cambios en la dieta para reducir al mínimo el consumo de alimentos con actividad estrogénica, ejercicios aeróbicos para bajar los niveles de estrógeno, y una terapia de visualización para influir mentalmente en el tumor. Se mostró dispuesta a probar este programa, pero yo vi que su fe en la posibilidad de que se redujera el tumor no era suficiente para resistir el mensaje que recibía de la profesión médica, a saber: que no había manera de evitar la histerectomía.

Entonces me acordé de que la próxima visita programada era con una mujer que hacía unos años había conseguido reducir un fibroma aún más grande, del tamaño de un melón. Feliz, me había confesado que había logrado demostrar a su médico que estaba equivocado, había evitado la histerectomía y, pasada la menopausia, en esos momentos no tenía problemas. Pensé que esta señora estaría dispuesta a contarle su historia a la esposa del ginecólogo. Con el consentimiento de las dos, las presenté, y resultó que ya se conocían pues eran vecinas. Mi segunda paciente, con su sola presencia, logró mejor que yo convencer a la primera a que se negara a la intervención quirúrgica. Se negó, en efecto, a que la operaran, siguió las recomendaciones que le di para controlar los síntomas y al año siguiente le vino la menopausia. Ahora no tiene ningún síntoma.

No se me ocurre ninguna manera mejor para cambiar las creencias, para facilitar y no obstruir la curación, que buscar la compañía de personas que hayan pasado por lo mismo. Los tréboles de cuatro hojas no existieron en mi realidad hasta que conocí a una persona para quien eran un acontecimiento diario. Mi mundo es ahora más rico por su presencia. Cuantas más personas lleguen a creer en la curación espontánea, más personas la experimentarán y eso nos beneficiará a todos.

## Pensamiento

En la psicología budista la adicción al pensamiento se considera un obstáculo importante para la iluminación, porque cuando nuestra atención está centrada en el pensamiento, no podemos experimentar la realidad. El pensamiento nos saca del aquí y el ahora del momento presente y nos mete en el pasado, en el futuro y en la fantasía, todos dominios irreales. En el plano práctico, los pensamientos son la principal fuente de ansiedad, culpa, miedo y tristeza, emociones que probablemente obstaculizan la curación y que ciertamente nos causan muchísima angustia. No es posible parar el pensamiento, a excepción tal vez de los casos de grados muy avanzados de entrenamiento mental (de ahí tal vez el chiste sobre el método seguro para hacer oro: eche tales y tales ingredientes en una olla, póngala al fuego y remueva durante treinta minutos sin pensar ni una sola vez en la palabra «cocodrilo»), pero sí es posible retirar la atención del pensamiento. Una manera de hacerlo es centrarse en las sensaciones del cuerpo. Tener cuerpo es una gran ventaja, según las enseñanzas budistas, porque el cuerpo está anclado en el aquí y el ahora, mientras que la mente se inclina hacia el pasado o hacia el futuro. Siempre que prestamos atención a las sensaciones del cuerpo, la atención está en la realidad presente. En el capítulo anterior sugerí un sencillo ejercicio de relajación antes de dormir, que consiste en tensar y relajar alternativamente grupos de músculos de todo el cuerpo. El motivo de que funcione y favorezca el sueño cuando la mente está hiperactiva es que retira la atención del pensamiento y la centra en el aquí y el ahora.

Otro centro útil de atención es la respiración. En la última parte de este capítulo diré más sobre la respiración. Aquí simplemente señalaré que la respiración es el objeto más natural de la meditación y en general un foco para la atención mucho más seguro que el pensamiento. Si le ocurre que tiene pensamientos perturbadores, en lugar de intentar detenerlos, sencillamente trate de desviar la atención hacia la respiración.

Antes de retirar la atención del pensamiento en general, hay otra estrategia para controlar los pensamientos indeseados: prestar atención a sus opuestos. Si lo acosan pensamientos recurrentes y terribles de enfermar de cáncer, piense en su sistema inmunitario que está constantemente eliminando células anormales, o cuando coma brécol, beba té verde o tome suplementos de antioxidantes, piense en cómo le refuerzan las defensas contra el cáncer. Los pensamientos opuestos se anulan entre sí, del mismo modo que las ondas sonoras reflejas se anulan mutuamente en la nueva tecnología de la eliminación de ruidos.

La meditación es una técnica para romper la adicción al pensamiento; en esencia, es concentración dirigida. Al estar sentado y tratar de mantener el foco de concentración en algún objeto –que puede ser la respiración, las sensaciones corporales o una imagen visual–, se aprende a controlar la atención y a mantenerla a raya. La práctica de la meditación es a la vez sencilla y difícil: sencilla porque el método no es otra cosa que mantener centrada la atención, y difícil porque exige cambiar el hábito de toda la vida de dejar vagar la mente adonde quiere, sobre todo a los pensamientos. Aun cuando uno aprenda a estar sentado quieto durante media hora y a mantener la mayor parte del tiempo la atención centrada en el objeto de meditación elegido, es posible no ser capaz de extender esa serenidad y concentración logradas al resto de la vida. El verdadero objetivo de la práctica de la meditación es hacerla constantemente, es practicarla cuando uno se mueve por el mundo. Aun en el caso de que usted no esté dispuesto o preparado para entregarse a ese tipo de entrenamiento, puede comenzar por desviar la atención hacia su cuerpo o respiración siempre que se acuerde de hacerlo, sobre todo cuando note que su mente se ha alejado del aquí y el ahora por el interminable y fascinante proceso del pensamiento.

### Imágenes mentales

La imaginación tiene una relación especial con el sistema sanador. Una gran parte de la corteza cerebral está dedicada a la visión. Situada en la parte posterior de la cabeza, esta zona del cerebro se ocupa principalmente de procesar la información que entra por las retinas de los ojos, pero cuando se retira de esa tarea y se vuelve hacia dentro, tenemos a nuestra disposición uno de los canales más importantes para la comunicación mente-cuerpo.

Todos pasamos algún tiempo abstraídos en imaginaciones, pero pocos hemos sido formados en este proceso, por ejemplo para hacer las imágenes más nítidas, más luminosas, más exactas en los detalles, y la sociedad no le da ningún valor. Cuando soñamos despiertos, atendemos principalmente a imágenes visuales interiores. Nuestra cultura orientada hacia fuera considera un escape el soñar despierto: a los niños sorprendidos soñando despiertos en la escuela se les ordena prestar atención. (De hecho están prestando atención, sólo que a su realidad visual interior y no a la realidad exterior consensual.) Una maestra de enseñanza básica me pidió consejo una vez sobre un niño que tenía en su clase, un niño que era el «peor» soñador despierto que había conocido.

–La mayor parte del tiempo simplemente no está en clase –me dijo–. Pero si le insto demasiado para que preste atención, se le sube la temperatura y tengo que enviarlo a la enfermería de la escuela, y de allí generalmente lo mandan a su casa aunque no esté enfermo.

Esta profesora no había conectado los hechos de que el peor soñador despierto que había conocido era también el único niño que había conocido que tenía control voluntario sobre su temperatura corporal y podía crearse fiebre a voluntad. Mi interpretación es que esos talentos van juntos y le sugerí que lo llamara el «mejor» soñador despierto que había conocido, no el peor. Cuando no está ocupada procesando la información que le llega por los ojos, la corteza visual puede conectar la mente y la voluntad con los controles del sistema nervioso autónomo. También puede inducir la curación espontánea.

Otra ocasión para concentrarse en imágenes mentales es la fantasía sexual, otro poderoso canal hacia el sistema nervioso autónomo. La fantasía sexual supone una interacción de imágenes, emociones muy cargadas y reacciones corporales. Si tiene alguna duda sobre el poder de la mente para afectar al cuerpo, preste atención a lo que le ocurre a su cuerpo cuando se entrega a esta experiencia. Para la mayoría de las personas, el contenido gráfico de la fantasía sexual es tremendamente privado; incluso amantes de mucho tiempo guardan para sí mismos los detalles de esta experiencia. Otra característica es que es bastante fija y resistente al cambio: una y otra vez pasan las mismas películas, y es muy difícil modificar el contenido. Estoy seguro de que si pudiéramos controlar más este proceso y poner la misma intensidad de carga emocional a las imágenes de la curación, podríamos activar el sistema sanador y tal vez acceder a las capacidades regeneradoras que están latentes en nuestros genes.

Puesto que la mayor parte del tiempo vemos imágenes mentales inconscientemente y sin finalidad, creo que es útil trabajar con un terapeuta cuando se quiere aprovechar el gran poder latente para inducir la curación espontánea, al menos al principio. Los hipnoterapeutas, los terapeutas de visualización y los de imágenes guiadas pueden enseñarnos métodos para aprovechar la conexión mente-cuerpo por intermedio de la imaginación visual. Una vez que se domina la técnica, se puede practicar solo. Mi experiencia es que las imágenes con carga emocional funcionan mejor, como ocurre en la fantasía sexual. Un buen terapeuta de visualización explora con un cliente una gama de imágenes posibles para descubrir cuáles inducen las reacciones emocionales más fuertes.

He conocido a muchas personas que se han librado de verrugas visualizando su desaparición de una u otra manera. (Los niños son mejores para esto que los adultos; hay elevados índices de remisión espontánea de verrugas en ellos.) Un hombre vino a verme con una gran verruga en la mano izquierda. Los médicos se la habían cauterizado más de una vez, pero siempre había vuelto a crecer. Le dije que intentara rodearla de una luz blanca durante unos minutos cada día, una vez antes de dormirse y otra al despertarse. Lo hizo fielmente durante un mes sin que la verruga experimentara ningún cambio. Entonces lo envié a una terapeuta de visualización que en la primera entrevista descubrió que a él le fascinaban las palas mecánicas a vapor. Las palas mecánicas y otros equipos para mover tierra lo habían fascinado desde que era pequeño. La terapeuta le sugirió que, por la mañana y por la noche, visualizara una pala mecánica que le quitaba la verruga. Así lo hizo, y en una semana obtuvo resultados satisfactorios. Al cabo de dos semanas la verruga se había reducido casi por completo, y en poco tiempo desapareció para no volver jamás.

En la primera parte de este libro (pág. 142) conté el caso de un hombre cuyo sistema inmunitario le estaba destruyendo los glóbulos rojos y las plaquetas. Llevaba años con una terapia supresora con prednisona y otros medicamentos inmunosupresores, y le habían practicado una esplenectomía para controlar los síntomas, todo sin éxito. Yo le ayudé a que se programara un estilo de vida sano y lo orienté hacia intervenciones naturales que finalmente consiguieron apaciguar su inmunidad. Una de estas intervenciones fue terapia de visualización con una terapeuta experimentada, pero al principio él no mejoró.

–Me cae bien –me dijo cuando me llamó desde otra ciudad–, pero me sugiere imágenes violentas con las que tengo problemas, como decirme que use rayos láser contra los glóbulos blancos que causan estas reacciones. Yo creo que mi cuerpo ya ha recibido suficiente violencia médica y necesito una imagen más pacífica.

Finalmente encontró una que le iba bien: se imaginó que otros glóbulos blancos (los linfocitos T supresores) iban como policías en moto llevando por el torrente sanguíneo a sus glóbulos rojos y plaquetas en sidecar, escoltándolos, para protegerlos de los glóbulos blancos agresivos. Este ejercicio de visualización le funcionó maravillosamente y se convirtió en la parte central de un programa que puso su enfermedad en remisión a largo plazo.

Usted puede practicar el uso de imágenes mentales para influir en su cuerpo soñando despierto más conscientemente y con finalidad y prestando atención a las reacciones emocionales que inducen esas imágenes. Pruebe a usar visualizaciones para acelerar la curación de heridas, irritación de garganta y otras dolencias comunes. Después, si alguna vez necesita activar sus recursos sanadores para controlar una enfermedad grave, podrá hacerlo teniendo una buena ventaja.

### Emociones

Muchos terapeutas y defensores de la meditación aconsejan conquistar el control de las emociones, allanar los altibajos de los estados de ánimo cambiantes y cultivar la serenidad o la ecuanimidad. Ese consejo puede ser útil para algunas personas. Cuando veo pacientes cuyas vidas parecen desequilibradas, cuyos niveles de energía fluctúan sin ton ni son, que comen de forma irregular y tienen relaciones inestables, suelo recomendarles ejercicios de respiración y meditación, como métodos para restablecer el equilibrio. Pero cuando considero el papel que tienen las emociones al facilitar la curación espontánea, pienso que podría ser más útil animar a las personas enfermas a cultivar la pasión. Ya he hablado de reacciones de curación que ocurren después de enamorarse o de expresar cierta rabia. Al parecer no importa si la emoción que se siente es positiva o negativa; es más bien la intensidad del sentimiento lo que le da poder para afectar al funcionamiento del cuerpo. Más que los sentimientos negativos, podría ser la apatía el principal obstáculo emocional para la curación espontánea.

¿Y qué decir de la depresión, que actualmente es una epidemia en nuestra cultura? Yo experimento la depresión como un estado de elevada energía potencial encerrada y vuelta hacia sí misma. Si se puede acceder a esa energía y moverla, puede ser activadora de la curación espontánea. Los psiquiatras tratan la depresión casi exclusivamente con medicamentos, sobre todo con una nueva clase de antidepresivos llamados inhibidores de la recaptación de serotonina, de los cuales el Prozac es un prototipo. La industria farmacéutica comercializa estos fármacos con dinamismo y éxito, en parte convenciendo a la gente de que no podemos conocer todo nuestro potencial humano a menos que los tomemos. Hace poco una amiga mía, de algo más de cincuenta años, fue a ver a su ginecóloga para un reconocimiento rutinario. Después de examinarla, la ginecóloga le preguntó:

—Bueno, ¿quiere que le haga una receta de Prozac?

—¿Y para qué voy a tomar Prozac? —contestó mi amiga—. No estoy deprimida.

—¿Cómo lo sabe? —le preguntó la doctora.

Las personas que toman Prozac suelen decir que simplemente lo sienten todo con menos intensidad, incluida su depresión. El tratamiento con medicamentos tiene su lugar como opción para tratar perturbaciones graves del ánimo, pero me inquieta ese entusiasmo por medicamentos que amortiguan la pasión, porque considero que la intensidad de los sentimientos es la clave para activar al sistema sanador. Además, nuestra capacidad para sentir alegría puede ser igual que nuestra capacidad para sentir desesperación, de modo que una persona deprimida podría ser más capaz de experimentar el éxtasis que una persona que siempre está equilibrada o que toma Prozac. Una técnica para controlar los periodos bajos es simular que se siente lo contrario. El rabino Nachman de Bratislava, gran místico judío de fines del siglo XVIII y comienzos del XIX, que regularmente experimentaba éxtasis en paseos solitarios por los bosques, hacía las siguientes recomendaciones a sus seguidores:

> «Siempre has de estar alegre, te sientas como te sientas –enseñaba–. Con felicidad puedes dar vida a una persona.» Todos los días, insistía, debemos inducir deliberadamente en nosotros una actitud optimista y exuberante hacia la vida; de esta manera poco a poco vamos a hacernos receptivos a los sutiles misterios que nos rodean. Y si no nos vienen momentos inspirados, de todas maneras debemos actuar como si los tuviéramos, aconsejaba. «Si no tienes nada de entusiasmo, pon la fachada. Actúa como si estuvieras entusiasmado, y el sentimiento se hará auténtico.»[39]

## El espíritu

¿Se ha preguntado por qué a las bebidas alcohólicas destiladas se las llama «espirituosas»? El origen de la palabra está en la frase «espíritu de vino», que es el nombre antiguo del brandy («brandy», por «brandywine», viene de una palabra holandesa que significa vino quemado o calentado; ese fue el primer licor destilado). En el brandy se ha concentrado la esencia alcohólica que da su poder embriagador al zumo de uva fermentado, y que tiene como resultado una bebida mucho más fuerte. La idea original de los destiladores holandeses fue reducir el volumen del vino para hacer más fácil su transporte a las colonias en otros continentes: se podía sellar el brandy en barricas y después diluirlo con agua al final del viaje marítimo para recuperar su volumen inicial. Evidentemente, cuando la gente probó el contenido de las barricas, fueron pocos los que se molestaron en añadirle agua, y así vino a invadir el mundo una nueva y más potente forma de alcohol. En el antiguo nombre de este producto y en el constante uso del adjetivo «espirituoso» para referirse a todos los licores hay una pista hacia la naturaleza de la realidad espiritual y de su relación con la materia.

Lo que está concentrado en el brandy es la esencia vital del vino, lo que le da su poder de alterar la conciencia. Si calienta una copa de brandy y la sostiene en la mano, puede inhalar (y a veces sentir el efecto de) las esencias volátiles que emanan de la copa. En esta forma concentrada la esencia del vino se comporta al mismo tiempo como gas y como líquido; es decir, es menos densa y más activa que en la forma de vino, y también más potente. El espíritu es la fuente de vida y poder, sin el cual las formas materiales son cáscaras sin vida. Penetra la materia, pero en sí mismo es inmaterial.

Muchos místicos han mirado en su interior y han identificado el aliento como la prueba de que hay espíritu en el cuerpo. El aliento es inmaterial, o al menos está a caballo entre la realidad material y la inmaterial. Tiene movimiento y ritmo inherentes, y es la fuente de vida y vitalidad. Muchos idiomas tienen una misma palabra para llamar al espíritu y al aliento o aire que respiramos: *prana* en sánscrito; *pneuma* en griego; *ruach* en hebreo; *spiritus* en latín. Y en muchas culturas se cree que la vida comienza con el primer aliento y acaba con el último. Mientras no comienza el ciclo de la respiración, el espíritu y el cuerpo no están conectados; el feto y el bebé recién nacido tienen vida vegetativa, pero no están investidos de espíritu. En algunas culturas se cree que Dios adjudica a cada persona cierto número de respiraciones y que la vida de la persona acaba cuando ese número se agota, argumento para aprender a respirar con más lentitud.

Hace unos años escribí:

En el centro mismo de nuestro ser hay movimiento rítmico, una expansión y una contracción cíclicas, que a la vez está dentro de nuestro cuerpo y fuera de él, que a la vez está en nuestra mente y nuestro cuerpo, que a la vez está y no está en nuestra conciencia. La respiración es la esencia del ser, y en todos los aspectos del Universo podemos ver la misma forma rítmica de expansión y contracción, ya sea en los ciclos del día y la noche, de la vigilia y el sueño, de las mareas altas y bajas, de las estaciones de crecimiento y declive. La oscilación entre dos fases existe en todos los planos de la realidad, incluso a escala del propio Universo observable, que actualmente está en expansión pero que seguramente en algún momento se contraerá hasta el punto original e inimaginable que es todo y nada, completando una respiración cósmica.[60]

Si la respiración es el movimiento del espíritu en el cuerpo, misterio central que nos conecta con toda la creación, entonces trabajar con la respiración es una forma de práctica espiritual. Es también una práctica que tiene efectos en la salud y en la curación, porque nuestra forma de respirar refleja el estado del sistema nervioso al mismo tiempo que influye en él. Se puede aprender a regular el ritmo cardiaco, la presión arterial, la circulación y la digestión cambiando conscientemente el ritmo y la profundidad de la respiración. Se puede fortalecer el sistema sanador de la misma manera. A continuación sugiero algunas técnicas sencillas para hacer este tipo de trabajo. Aunque cada una la puede hacer en muy pocos minutos, no va a comprobar su poder potencial si no las practica con regularidad, de preferencia todos los días.

1. *Observar la respiración.* Siéntese en posición cómoda con los ojos cerrados y suéltese cualquier ropa que lleve ceñida. Centre la atención en su respiración sin tratar de influir en ella de ninguna manera. Siga los contornos del ciclo inspiración y espiración, y vea si logra percibir los

puntos en los cuales una fase pasa a la otra. Haga esto durante unos minutos por lo menos. El objetivo es sencillamente mantener la atención en el ciclo y observarlo. No importa cómo cambia la respiración; aunque los ejercicios respiratorios sean muy cortos, continúe haciéndolos. Esta es una forma básica de meditación, un método de relajación y una manera de armonizar cuerpo, mente y espíritu.

2. *Comenzar por la espiración*. Respirar es un continuo, sin principio ni final, pero tendemos a pensar en una respiración como si comenzara con una inspiración y terminara con una espiración. Quiero que intente invertir esta percepción en el siguiente ejercicio, que puede hacer sentado o acostado. Nuevamente centre la atención en la espiración y déjela salir espontáneamente, sin tratar de cambiarla, pero ahora perciba la espiración como el comienzo de cada nuevo ciclo. La razón para hacer esto es que tenemos más control sobre la espiración, porque podemos usar los músculos voluntarios situados entre las costillas (músculos intercostales) para expulsar el aire de los pulmones, y estos músculos son mucho más poderosos que los que nos sirven para inspirar el aire. Cuando se expulsa más aire, automáticamente se inspira más. Es conveniente hacer más profunda la respiración; la manera más fácil de hacerlo es considerar la espiración la primera parte del ciclo y no preocuparse de la inspiración.

3. *Dejarse ser respirado*. Este ejercicio se hace mejor echado de espaldas, de modo que podría convenirle hacerlo mientras se queda dormido o al despertar. Cierre los ojos, deje reposar los brazos pegados a los costados y centre la atención en la respiración sin tratar de influir en ella. Ahora imagínese que con cada inspiración el Universo le sopla aire hacia dentro, y con cada espiración lo

retira. Usted es el receptor pasivo de la respiración. Cuando el Universo le sopla aire, sienta el soplo que penetra hasta todas las partes de su cuerpo, hasta las puntas de los dedos de los pies. Trate de mantener esta percepción durante diez ciclos de espiración e inspiración.

Puede hacer estos tres primeros ejercicios con toda la frecuencia y durante todo el tiempo que quiera, hasta un máximo de diez minutos, pero hágalos todos los días.

Los dos ejercicios siguientes son técnicas formales de respiración del *pranayama*, la antigua ciencia india del control de la respiración, que constituye una parte del yoga. *Prana* significa energía universal, de la cual el aire que respiramos es la expresión corporal, y la práctica del *pranayama* tiene por objeto armonizar las energías corporales y sintonizarlas con la energía cósmica. Estos dos ejercicios son muy útiles y no presentan ningún riesgo. También ocupan poco tiempo, pero, repito, para determinar lo que pueden hacer por uno y su capacidad sanadora, hay que practicarlos con regularidad.

4. *Respiración estimulante*. Siéntese cómodamente con la espalda recta y los ojos cerrados. Coloque la lengua en posición yóguica: la punta de la lengua toca la parte posterior de los dientes frontales superiores, y se desliza hacia arriba hasta detenerse sobre el borde alveolar, que es el tejido blando que queda entre los dientes y el paladar. Mantenga ahí la lengua durante todo el ejercicio. (La filosofía yoga dice que este contacto cierra un circuito energético del cuerpo, impidiendo que se disipe el *prana* durante la práctica de la respiración.) Ahora inspire y espire rápidamente por la nariz, con la boca ligeramente cerrada. Las inspiraciones y espiraciones han de ser iguales y cortas, y se ha de sentir el esfuerzo muscular en la base del cuello, encima de las clavículas, y en el diafragma (colóquese las manos en esos lugares para sentir el

movimiento). La acción del pecho debe ser rápida y mecánica, como fuelles bombeando aire; de hecho el nombre de este ejercicio en sánscrito significa «respiración fuelle». La respiración ha de ser audible, tanto al inspirar como al espirar, a una velocidad de tres ciclos o respiraciones completas por segundo, si puede hacerlo cómodamente.

La primera vez que realice este ejercicio, hágalo durante 15 segundos y después respire con normalidad. Cada vez vaya aumentando progresivamente el tiempo de cinco en cinco segundos hasta llegar a un minuto entero. Este es un verdadero ejercicio y sentirá el cansancio de los músculos que ejercite. También comenzará a sentir otra cosa: un movimiento sutil pero claro de energía por el cuerpo cuando vuelva a la respiración normal. Yo la siento como una vibración u hormigueo, sobre todo en los brazos, junto con una mayor viveza y desaparición del cansancio. Esto no es hiperventilación (que produce cambios fisiológicos a consecuencia de expulsar excesivo dióxido de carbono) sino una manera de activar el sistema nervioso central. Una vez que haga la respiración fuelle durante un minuto entero, trate de hacerlo en lugar de tomar cafeína para darse energía por la tarde. A mí me resulta particularmente útil si comienzo a sentir sueño cuando conduzco por una autopista. Cuanto más lo haga, más notará la energía que genera.

5. *Respiración relajadora*. Este ejercicio lo puede hacer sentado con la espalda recta, echado de espaldas, e incluso de pie o caminando. Coloque la lengua en posición yóguica y manténgala así durante todo el ejercicio. Expulse totalmente el aire por la boca haciendo un sonido audible. Después cierre la boca e inspire silenciosamente por la nariz mientras cuenta (en silencio) hasta cuatro. Retenga el aliento y cuente hasta siete. Luego espire audiblemente

por la boca mientras cuenta hasta ocho. Repita cuatro ciclos completos y después respire normalmente. Si tiene dificultad para espirar con la lengua en ese lugar, pruebe a estirar los labios (haciendo un morro); pronto le cogerá el tranquillo. Fíjese que la velocidad con que hace el ejercicio no es importante. Lo que importa es la proporción 4 : 7 : 8, correspondientes a la inspiración, retención y espiración. Se verá limitado por el tiempo que pueda retener el aliento cómodamente, de modo que adapte la cuenta a eso. A medida que practique esta respiración, irá siendo capaz de hacerla más lenta, y eso es lo deseable. Hágalo dos veces al día. Al cabo de un mes, si le va bien, aumente a ocho ciclos dos veces al día.

Yo hago estas respiraciones relajadoras por la mañana antes de meditar, y por la noche cuando estoy en la cama, antes de quedarme dormido. También procuro recordar hacerlo siempre que me siento nervioso o experimento alguna perturbación emocional. Se lo enseño a todos los pacientes que veo, y éstos me informan de notables beneficios: cura los problemas digestivos, disminuye la arritmia cardiaca, combate la ansiedad y el insomnio, y otros más. Yo lo considero un tónico para el sistema nervioso, un tónico espiritual más que material, y todo lo que haga por recomendarlo es poco.

Estos cinco ejercicios lo iniciarán en un programa de usar la respiración para mejorar al máximo su sistema sanador. Como he dicho antes, esta es una verdadera práctica espiritual, no un simple método para mejorar la salud. La ciencia de la respiración consciente no se enseña en las Facultades de Medicina. A lo largo de la historia ha sido un tema esotérico, transmitido principalmente como tradición oral, e incluso hoy en día son poquísimos los libros que hay sobre el tema.[61]

La energía que sienta en el cuerpo después de hacer la respiración fuelle es la energía que los médicos chinos llaman qi (chi), el nombre que dan a la energía vital universal. La mayoría de las personas la experimentan en forma de calor, de hormigueo o de sutil vibración. Con la práctica aprenderá a sentirla más, a moverla por el cuerpo, e incluso a transmitirla a otra persona. Muchos sistemas sanadores tanto de Oriente como de Occidente hacen uso de la transmisión de energía, normalmente a través de las manos, con o sin contacto táctil entre dador y receptor. De China y Japón proceden sistemas como el reiki, el jin shin jyutsu y el johrei; de nuestra cultura procede el toque terapéutico, forma de curación energética principalmente enseñada y practicada por enfermeras. Es útil tratar de sentir, enviar y recibir esta energía sutil. Dicha práctica no sólo alivia el dolor y acelera la curación; también dirige la atención hacia el polo espiritual de la existencia, desviándola del polo material. Cuanto más pueda experimentarse uno mismo como energía, más fácil es no identificarse con el cuerpo físico.

Los místicos y adeptos espirituales enseñan que es posible elevar la energía espiritual, aumentar su velocidad de vibración. Una manera de hacer esto es ponerse en la cercanía de personas, lugares o cosas que tengan gran energía espiritual. En todo el mundo son millones las personas que hacen peregrinajes a lugares sagrados (montañas, bosques, santuarios y templos) donde se sienten elevadas, renovadas, recargadas. Usted puede unirse a ellas, o buscar en su territorio lugares donde se sienta bien, donde sus pensamientos se vuelvan hacia fines más elevados y lo saquen de sí mismo. También puede leer los escritos o biografías de hombres y mujeres de elevadas consecuciones espirituales, y contemplar grandes obras de arte u objetos de especial belleza, o escuchar grandes obras musicales, porque la belleza, en cualquier forma, tiene un efecto saludable en el espíritu. Una forma sencilla de obtener este beneficio es tener flores en la vivienda, ya que la mayoría de las personas encuentran estimulante su belleza natural.

Finalmente, puede prestar atención a cómo se siente en presencia de diversos amigos y conocidos. ¿Hay algunas personas que hacen que usted se sienta más feliz, mejor y más positivo? Si es así, pase más tiempo en su compañía y menos en la compañía de aquellas que tienen un efecto contrario en usted. En cierto modo, nuestro yo espiritual resuena con los demás; si la interacción es positiva, el contacto humano es un sanador muy potente, capaz de neutralizar muchas influencias nocivas del plano material.

Un ejemplo, al que se dio mucha publicidad, es el caso de los estadounidenses italianos de Roseto (Pennsylvania), entre los cuales la incidencia de enfermedades coronarias era inferior a la que se podía prever.[62] La ciudad fue poblada por inmigrantes de dos pueblos del norte de Italia, que llegaron a Estados Unidos en los años treinta en busca de mejor vida. Formaron una comunidad muy unida compuesta por familias numerosas con estrechos lazos sociales entre sí. Sus comidas eran hipercalóricas, con mucha carne y grasa, y muchos fumaban; sin embargo entre ellos había muy pocos ataques al corazón. Pero sus hijos, que ahora rondan los cincuenta y los sesenta años, y comen las mismas dietas, tienen la misma incidencia de enfermedades cardiacas que el resto de los estadounidenses. ¿Qué ha cambiado de la primera a la segunda generación? Según los investigadores que estudiaron a estas personas, la diferencia más significativa fue la pérdida de la extensa familia unida y la comunidad; la generación más joven vive en el típico núcleo familiar con todo el aislamiento social característico de la vida moderna. De alguna manera, el elevado nivel de conexión de la primera generación de inmigrantes los protegía de los malos efectos de dietas ricas en grasa y el tabaco. Ese tipo de interacción beneficiosa entre los seres humanos yo lo clasifico como fenómeno espiritual, algo que falta en la vida de muchas personas enfermas a las que atiendo como pacientes.

# 14

# Programa de ocho semanas para un poder sanador óptimo

He cogido la información de los capítulos anteriores y la he organizado en forma de sugerencias semana a semana para ayudarle a cambiar el estilo de vida de manera que favorezca la curación espontánea. Las sugerencias para cada semana se añaden a lo que haya hecho la semana anterior; al cabo de dos meses habrá construido los cimientos de un estilo de vida sanador. Lea el programa y fíjese una fecha para comenzar. Cuando acabe, decida cuántos cambios desea incorporar a su estilo de vida regularmente. Si le parece que el programa avanza demasiado rápido para usted, hágalo más lento y vaya a su ritmo.

## Primera semana

### *Tareas*

- Revise su despensa y refrigerador y quite todos los aceites que no sean de oliva. Líbrese de las margarinas, mantecas vegetales sólidas y productos hechos con ellas. Lea las etiquetas de todos los productos alimenticios y tire los que contengan aceites parcialmente hidrogenados. Si no tiene aceite de oliva virgen extra a mano, compre una botella y comience a usarlo. Tal vez le convenga comprar también una botella pequeña de aceite de colza biológico prensado con separadores.

### Dieta

- Comience esta semana a comer brécol fresco. Si no tiene una manera favorita de prepararlo, pruebe una de las recetas que le ofrezco en la página 212.
- Coma salmón, sardinas o arenques, por lo menos una vez esta semana. Si no le gusta el pescado, compre semillas de lino en una tienda de alimentos dietéticos, muélalas y espolvoréelas en la comida.

### Suplementos

- Comience a tomar vitamina C si es que no lo hace ya; de 1.000 a 2.000 miligramos con el desayuno, otra dosis con la comida principal o cena temprana, y una tercera antes de acostarse si le va bien.

### Ejercicio

- Procure caminar diez minutos al día durante cinco días esta semana. Si ya sigue otro programa de ejercicio aeróbico que no sea caminar, añádale una caminata.

### Mental-espiritual

- Piense en sus experiencias de curación. Haga una lista de las enfermedades, lesiones o problemas de los que se ha recuperado en los dos últimos años. Anote lo que hizo para acelerar el proceso de curación.

- Practique la observación de la respiración (pág. 282) durante cinco minutos al día.
- Compre flores para la casa y colóquelas en un lugar donde pueda disfrutar de ellas.

## Segunda semana

### *Tareas*

- Averigüe, si no lo sabe, de dónde procede el agua que bebe y qué impurezas podría contener. Deje de beber agua clorada. Infórmese sobre algún sistema de purificación del agua del grifo, en caso de que no lo tenga ya instalado. Mientras tanto, compre agua embotellada.

### *Dieta*

- Coma pescado por lo menos una vez esta semana.
- Vaya a una tienda de productos dietéticos y mire la sección de productos congelados y refrigerados para familiarizarse con los diferentes productos hechos de soja. Elija uno y pruébelo.
- Compre té verde japonés y pruébelo. Si bebe café o té negro, procure reemplazarlo por té verde algunas o todas las veces en que bebe habitualmente.

### *Suplementos*

- Comience a tomar betacaroteno, 25.000 UI al día, con el desayuno.

## Ejercicio

- Aumente a 15 minutos su caminata diaria y procure hacerla cinco días a la semana.

## Mental-espiritual

- Preste atención a sus imágenes mentales y tome notas sobre el tipo de imágenes que tienen en usted un fuerte efecto emocional. Piense en cómo podría adaptarlas para usarlas en visualizaciones sanadoras.
- Visite un parque u otro espacio natural que sea de su agrado. Pase allí el mayor tiempo que pueda, sin hacer nada en particular, solamente sintiendo la energía del lugar.
- Pruebe a hacer un día de «ayuno de noticias». Ni lea, ni mire ni escuche ninguna noticia durante un día y compruebe cómo se siente.
- Comience a hacer todos los ejercicios de respiración explicados en las páginas 282-286.

# Tercera semana

## Tareas

- Averigüe dónde puede comprar alimentos biológicos. Pregunte en las tiendas de comestibles y en las tiendas de productos dietéticos. Comprométase a comprar frutas y verduras cultivadas biológicamente, sobre todo las mencionadas en la página 229.
- Si usa manta eléctrica, deje de usarla. Deshágase de ella. Quite los radiorrelojes que haya cerca de su cama. Compre una pantalla protectora de radiación para la pantalla

de su ordenador. Cómprese gafas de sol protectoras de rayos ultravioleta si no tiene.

### Dieta

- Haga un esfuerzo consciente para comer una ración extra de frutas y verduras al menos en una comida esta semana.
- Esta semana coma pescado al menos dos veces.
- Reemplace por lo menos una ración de carne por un producto de soja de su elección.

### Suplementos

- Tome 400-800 UI de vitamina E y 200-300 microgramos de selenio con el almuerzo de mediodía.

### Ejercicio

- Aumente a 20 minutos la caminata diaria, cinco días a la semana. Si practica otro ejercicio aeróbico, vea si puede reducirlo a dos o tres días y reemplazarlo por una caminata aeróbica los otros días.

### Mental-espiritual

- Haga una lista de libros inspiradores que le gustaría leer sobre los temas de espiritualidad, religión, autoayuda, poesía, biografía o de cualquier otra categoría, y elija uno que comenzará a leer esta semana.
- Haga una lista de los amigos o conocidos en cuya compañía se siente más vital, más feliz y más optimista. Elija uno para pasar un rato esta semana.
- Compre más flores.

* * *

## Cuarta semana

### Tareas

- Revise su cama, colchón y habitación donde duerme. ¿Es la cama por incómoda, o el dormitorio por los ruidos lo que le impide un sueño reparador? Si es así, propóngase hacer cambios, como los que se sugieren en las páginas 265-266.
- Vea dónde puede adquirir un filtro de aire para su casa o dormitorio si vive en una zona contaminada.

### Dieta

- Comience a comer ajo esta semana, en la forma que le resulte más agradable.
- Pruebe a reemplazar otra comida de proteínas de origen animal por proteínas de soja.

### Ejercicio

- Aumente a 25 minutos su caminata aeróbica, cinco días a la semana.

### Mental-espiritual

- Trate de hacer dos días de ayuno de noticias esta semana.
- Continúe con la práctica de los ejercicios de respiración. No olvide hacer la respiración relajadora dos veces al día.
- Contacte con quien usted sepa que ha experimentado curación o recuperación de enfermedad o lesión. Pregúntele detalles del proceso.

## Quinta semana

### *Tareas*

- Localice un baño de vapor o una sauna. Úsela durante 20 minutos un día. Deberá ser lo suficientemente caliente para que le haga sudar profusamente; después beba mucha agua pura para reemplazar el líquido perdido.

### *Dieta*

- Procure hacer un día de ayuno tomando sólo fruta; coma toda la fruta fresca que quiera pero nada más, fuera de agua e infusiones de hierbas. Tome vitamina C y sáltese todos los demás suplementos.
- Compre una raíz de jengibre fresco y prepárese una infusión de jengibre, como se explica en la página 243. También pruebe un poco de jengibre escarchado para ver si le gusta.

### *Ejercicio*

- Aumente a 30 minutos su caminata aeróbica, cinco días a la semana.

### *Mental-espiritual*

- Vea si esta semana puede aumentar a tres los días de ayuno de noticias.
- Practique los ejercicios de respiración todos los días.
- Escuche una música que le resulte inspiradora.
- Traiga más flores a su casa.

## Sexta semana

### *Tareas*

- Lea la información sobre tónicos de las páginas 237-256. Decida cuál es el que más le conviene y averigüe dónde comprarlo.
- Vea si puede descubrir otras historias de curación en su círculo de amigos, conocidos y colegas o compañeros de trabajo.
- Esta semana vaya dos veces a una sauna o baño de vapor.

### *Dieta*

- Pruebe a hacer un día de ayuno tomando tan sólo zumos de fruta: beba toda la cantidad que quiera de zumos de frutas y verdura, más agua e infusiones de hierbas. Tómese la vitamina C y sáltese los demás suplementos.
- Continúe comiendo pescado y productos de soja dos veces a la semana.
- Continúe comiendo brécol dos veces a la semana por lo menos.

### *Ejercicio*

- Esta semana aumente a 35 minutos su caminata aeróbica, cinco días.

### *Mental-espiritual*

- Aumente a cuatro sus días de ayuno de noticias.
- Visite un museo de arte o trate de contemplar alguna obra

de arte, escultura o arquitectura que encuentre hermosa e inspiradora.
• Continúe haciendo todos los días los ejercicios de respiración.

## Séptima semana

### *Tareas*

• Piense en un tipo de trabajo de servicio que pueda hacer esta semana, por ejemplo ofrecerse de voluntario durante unas horas en un hospital o institución benéfica, o ayudar a una persona conocida con discapacidad o confinada; es decir, cualquier actividad en que pueda dar algo de su tiempo y energía para ayudar a otros.
• Continúe con los baños de vapor o saunas, tres veces a la semana si es posible.

### *Dieta*

• En su día de ayuno de esta semana beba solamente zumo de frutas, agua e infusión de hierbas. Tome vitamina C y sáltese los demás suplementos.
• Los demás días continúe comiendo como los días anteriores: al menos dos comidas de pescado y dos de proteínas de soja, generosas raciones de fruta, verdura, cereales integrales, jengibre y ajo.

### *Ejercicio*

• Aumente a 40 minutos su caminata aeróbica, cinco días a la semana.

## Mental-espiritual

- Dé un paso para reanudar la comunicación con alguien de quien está distanciado.
- Búsquese un rato para disfrutar de flores, música y arte.
- Aumente a ocho ciclos el ejercicio de respiración relajadora, dos veces al día.

## Octava semana

### Tareas

- Revise los cambios que ha hecho en su estilo de vida durante las semanas pasadas y reflexione sobre cuántos desea que sean permanentes. Elabore un plan realista que pueda seguir fielmente durante las próximas ocho semanas.

### Dieta

- Esta semana pruebe a hacer un día de ayuno bebiendo sólo agua. Puede tomar infusión de hierbas con limón si lo desea, pero nada calórico. Si esto le resulta demasiado difícil, beba zumo de fruta diluido con agua. Tome vitamina C pero sáltese los demás suplementos.
- Piense de qué manera puede continuar con los cambios alimenticios de este programa en las semanas venideras.

### Suplementos

- Comience a tomar su tónico. Comprométase a hacer la prueba con él durante dos meses para ver qué hace por su nivel de energía, resistencia y aspecto.

### Ejercicio

- Alcance su objetivo de 45 minutos de caminata, cinco días a la semana.

### Mental-espiritual

- Continúe con los ejercicios de respiración. Comience a hacer el de respiración relajadora siempre que se sienta nervioso, agobiado o alterado, y no olvide hacerlo al menos dos veces al día.
- Trate de extender el ayuno de noticias a toda la semana. Al final reflexione sobre cuántas noticias desea hacer volver a su vida en las semanas siguientes.
- Piense en las personas que le han hecho daño o le han hecho enfadar. Trate de comprender sus actos y perdonarlas. ¿Puede expresar su perdón al menos a una de ellas?
- Para completar el programa, prémiese con un precioso ramo de flores y compre otro para alguna persona.

¡Felicitaciones! Le he pedido hacer muchas cosas estos dos meses pasados, algunas de ellas desconocidas y difíciles. Sepa que se ha portado muy bien consigo mismo y con su sistema sanador. A consecuencia de los cambios que ha hecho, tiene mayores posibilidades de experimentar la curación espontánea si surge la necesidad. De ahora en adelante procure incorporar a su vida los pasos que pueda.

TERCERA PARTE

En caso de enfermedad

# 15

# Las decisiones correctas

Cuando uno enferma ha de decidir qué medidas quiere tomar para recuperar la salud. Si no acepta esa responsabilidad, otras personas decidirán por usted, y sus decisiones no van a ser necesariamente las mejores. La decisión más importante es si las visitas a profesionales de la salud ayudarán u obstaculizarán el propio sistema sanador. Será necesario entender la naturaleza de la enfermedad y saber si la medicina convencional puede hacer algo sin reducir las posibilidades de curación espontánea. También convendrá saber si existen tratamientos alternativos que puedan ser beneficiosos.

Un buen punto de partida será hacer un repaso de lo que la medicina convencional puede y no puede hacer con eficacia. Por ejemplo, es muy eficaz para tratar los traumatismos, de modo que si yo tuviera un accidente automovilístico grave me convendría ir inmediatamente al servicio de urgencias de un hospital moderno, no a un chamán, terapeuta de imágenes guiadas o acupuntor. (Una vez fuera de peligro, aprovecharía otros recursos para acelerar el proceso natural de curación.) La medicina convencional es también muy buena para diagnosticar y tratar crisis de todo tipo: hemorragias, infartos, edema pulmonar, insuficiencia cardiaca congestiva aguda, infecciones bacterianas agudas, apendicitis aguda, etc. Es preciso saber reconocer los síntomas de trastornos potencialmente graves, para no perder tiempo antes de buscar el tratamiento necesario. En general, *los síntomas excepcionalmente graves, persistentes o fuera del ámbito de la experiencia normal exigen investigación inmediata.*

## Caso ejemplo 1: Una urgencia médica

Frederick R., sacerdote de 65 años, lleva un estilo de vida bastante sano y es fiel devoto de la medicina natural. Vino a verme aquejado de «dolor digestivo de un año de duración que va empeorando». Me dijo que deseaba remedios naturales porque no creía en la medicina alopática. El dolor era episódico, comenzaba en el estómago e iba subiendo hacia el pecho, el brazo izquierdo y las mandíbulas, bajando luego por la espalda. Los episodios se hacían más frecuentes y habían comenzado a despertarlo por la noche. Incapaz de controlar el dolor, consultó a un gastroenterólogo. Éste le hizo varios exámenes, sin que faltara una endoscopia (introducirle un tubo en el estómago para ver el revestimiento). Las pruebas revelaron una hernia hiatal, y un pequeño cálculo biliar que probablemente no causaba ningún problema. El médico le recetó un medicamento para suprimir la producción de ácidos gástricos; Frederick lo tomó durante varios meses sin conseguir ningún alivio. Entonces consultó a un naturópata, que le recetó hierbas y cambios en la dieta, y tampoco consiguió nada. En esos momentos visitaba a un médico homeópata, pero después de probar con varios remedios homeopáticos no halló mejoría. Me dijo que el dolor empeoraba al hacer esfuerzos y cuando estaba acostado, y disminuía al sentarse. No tenía ninguna relación con lo que comía o bebía.

Un dolor fuerte en el pecho que aumenta al estar acostado y disminuye al sentarse es típico de la hernia hiatal (en la cual una parte del estómago sobresale a través del anillo muscular del hiato esofágico y se puede inflamar a causa del exceso de acidez), pero ni el dolor de la hernia hiatal ni el dolor digestivo en general empeoran por el esfuerzo o el ejercicio. Interrogué detenidamente a Frederick sobre esa relación y me explicó con mucha claridad lo del dolor del pecho con el esfuerzo, lo cual sugería enfermedad cardiaca coronaria, no un problema gástrico. Le pregunté si el gastroenterólogo u otro médico le habían hecho un cardiograma. No, nadie se lo había hecho. La mera narración de la historia me convenció de que este paciente estaba experimentando una angina de pecho inestable, que es una urgencia médica, y le dije que sólo trabajaría con él si iba inmediatamente a un cardiólogo para que le hiciera la prueba de esfuerzo en la cinta deslizante. Le di el nombre de un cardiólogo cercano y concertó hora para el día siguiente. Durante la prueba, el corazón comenzó a latirle a un ritmo peligrosamente irregular, confirmando la sospecha de que sufría una grave falta de sangre. El cardiólogo detuvo la prueba y le dijo que no quería ser legalmente responsable de él si lo dejaba salir de la consulta; lo envió directamente a un hospital a que le practicaran de urgencia una anastomosis por *bypass* de la arteria coronaria. La operación fue bien y en la actualidad Frederick goza de buena salud y se preocupa de llevar un estilo de vida que favorezca su ritmo cardiaco.

*Comentario:* El caso de Frederick ilustra el peligro de no prestar la suficiente atención a un síntoma no usual y persistente que debería haber alarmado a él y a los especialistas de la salud que consultó. Cualquier dolor de pecho que despierta del sueño a una persona o se produce al realizar algún esfuerzo ha de ser investigado alopáticamente. Tanto los pacientes como los médicos deberían saber que es más probable que el dolor de pecho por esfuerzo provenga del corazón que del sistema digestivo. Sin una intervención médica y quirúrgica correcta, probablemente Frederick habría tenido un ataque al corazón de fatales consecuencias.

El sentido común y la intuición pueden servir para analizar los síntomas y decidir si son graves o no. Si alguien se ve aquejado de dolores de cabeza, por ejemplo, deberá buscar ayuda si antes nunca los ha sentido; también si el dolor es más intenso que cualquier dolor de cabeza experimentado con anterioridad, si dura más tiempo que otros dolores de cabeza, si se experimenta con regularidad durante un periodo más largo que cualquiera que se haya tenido antes, o si se presenta acompañado de otros nuevos síntomas (vómitos o trastornos visuales). Cuanta mayor percepción se tiene de la gama normal de cambios que se producen en el cuerpo, más probabilidades hay de prestar atención y buscar ayuda de un profesional para que diagnostique un síntoma que queda fuera de esa gama y que puede indicar un problema que requiere tratamiento médico convencional.

Aprovechar la ventaja de la capacidad para realizar diagnósticos de la medicina estándar no compromete a aceptar sus tratamientos. De uno depende informarse de los índices de éxito de los tratamientos convencionales y determinar sus riesgos. Si son supresores o tóxicos, o si la medicina no tiene nada que ofrecer, entonces es apropiado buscar ayuda en otra parte. Recuerde también que siempre que visite a médicos convencionales, aunque sólo sea para una evaluación o diagnóstico, debe estar en guardia respecto a una visión pesimista sobre la curación.

## Caso ejemplo 2: Los médicos no tenían ni la menor idea

Mary K., de 40 años, enfermera de cuidados intensivos en un hospital universitario, creía que gozaba de buena salud hasta que se ofreció como voluntaria para el estudio de un medicamento y tuvo que someterse a exámenes físicos y análisis de sangre. Los análisis de sangre revelaron elevada cantidad de enzimas hepáticas y elevados niveles de hierro y ferritina, que es la proteína asociada con el almacenamiento de hierro en el cuerpo. Accedió a que le hicieran una biopsia del hígado, la cual reveló una cirrosis prematura y aumento de hierro, pero los médicos fueron incapaces de determinar un diagnóstico. Mary les dijo que había tenido hepatitis hacía veinte años, después de un periodo de tratamiento con un medicamento intravenoso. Desde entonces no había tomado ningún tipo de medicamento ni droga alguna, no había vuelto a tener hepatitis, y se había cuidado bien.

Como trabajaba en un centro médico universitario, pudo acudir a destacados especialistas alopáticos, no faltando quien se interesó por ella como un caso digno de estudio. Le hicieron más pruebas, evaluaron los resultados y concluyeron que la cirrosis era de origen desconocido. No le encontraron ninguna explicación al elevado nivel de hierro y no se les ocurrió ningún tratamiento que ofrecerle.

Siendo como era una persona inteligente y con preparación médica, Mary sí que tuvo algunas ideas; se le ocurrió, por ejemplo, que extraerse sangre de una vena (flebotomía) para reducir el exceso de hierro en su organismo, podría irle bien, pero los médicos no vieron ninguna utilidad en ello.

«De los cuatro especialistas que vi al principio —escribe—, ninguno me dio ninguna opción sobre las medidas a tomar ni tampoco ningún tratamiento. Ni siquiera me dijeron que hubiera manipulaciones dietéticas que pudieran servir para reducir la carga de hierro en mi cuerpo. ¿Dónde, pues, encontrar motivos de esperanza?»

Lo que sí le dieron fueron motivos de preocupación y miedo.

«"Sé que usted está pensando en el cáncer", me dijo uno de ellos durante una consulta, y yo recuerdo que pensé: "La idea del cáncer no se me había pasado jamás por la cabeza hasta que usted la ha mencionado". A lo más, los médicos se mostraron tolerantes con mis ideas, pero no las apoyaron. Mostraron falta de sentido común, falta de disposición a confiar en la intuición, y falta de capacidad de ser creativos. Al final lo tomé como una descortesía.»

Mary vino a verme dos años después de los primeros análisis de sangre anormales. Durante ese tiempo había evitado comer carne roja y otros alimentos ricos en hierro y había continuado con sus buenos hábitos de salud. Continuaba sintiéndose bien, pero estaba preocupada por su hígado y su metabolismo del hierro. Comencé por recordarle que el hígado tiene una extraordinaria capacidad de regeneración, sobre todo en una persona joven y por lo demás sana. La animé a experimentar y le dije que valdría la pena probar con la flebotomía. Además le sugerí más cosas sobre dieta y vitaminas y le receté dos hierbas medicinales para el hígado: cardo mariano (pág. 245) y schizandra (fruto de la *Schisandra sinensis*), remedio chino que ayuda al cuerpo a curar la hepatitis.[63] Mi impresión fue que el problema primario de Mary era una hepatitis crónica de grado bajo que hacía que el hígado tuviese propensión a sufrir daño por acumulación de hierro. Me dijo que conocía a un médico de cabecera de la universidad que estaba dispuesto a supervisar las sangrías. Durante unas cuantas semanas le extrajeron un buen número de unidades de sangre, y se alegró muchísimo al comprobar que sus niveles de hierro bajaban y se mantenían dentro de la normalidad. A lo largo del año siguiente el funcionamiento del hígado volvió a estabilizarse y así ha continuado, de modo que ahora no sólo se ve y se siente tan sana como antes, sino que además tiene la certeza de su salud por los resultados de sus análisis médicos. Ya no le preocupa el cáncer ni otras terribles posibilidades.

Hace poco me escribió:

Usted y los demás médicos que me ayudaron, me escucharon, me apoyaron en mi deseo de experimentar, tuvieron sentido común y se mostraron abiertos a otras terapias. Usted comprendió que yo deseaba curarme yo misma, en lugar de ser curada. Creo que mi curación sólo comenzó cuando pude seguir mis instintos y actuar según ellos. Usted me dio permiso para hacerlo. Entonces fue cuando comenzó a aumentar mi fe en que podía mejorar mi salud, y en lugar de sentarme a esperar pasivamente pude actuar. Quiero decirles a otros pacientes que busquen hasta que encuentren médicos que les inspiren confianza, que los respeten, los escuchen, se preocupen por ellos, *y sean competentes.*

*Comentario:* Ante médicos pesimistas que no tenían absolutamente nada que ofrecerle, esta paciente buscó otros profesionales, que la autorizaron a experimentar con medidas que solucionaron su problema. Aunque intuitivamente sabía que la curación era posible, necesitaba el permiso de un médico para actuar.

Permítame resumirle lo que la medicina alopática puede hacer por usted, y lo que no puede hacer:

*PUEDE:*

- Tratar los traumatismos mejor que ningún otro sistema de medicina.
- Diagnosticar y tratar muchas urgencias médicas y quirúrgicas.
- Tratar infecciones bacterianas agudas con antibióticos.
- Tratar algunas infecciones parasitarias y fúngicas.
- Prevenir muchas enfermedades infecciosas por inmunización [vacunas].
- Diagnosticar problemas médicos complejos.
- Reemplazar caderas y rodillas lesionadas.
- Obtener buenos resultados en cirugía cosmética y reconstructora.
- Diagnosticar y corregir insuficiencias hormonales.

*NO PUEDE:*

- Tratar infecciones virales.
- Curar muchas enfermedades degenerativas crónicas.
- Tratar con eficacia muchos tipos de enfermedades mentales.
- Curar muchas formas de cáncer.

- Curar muchas formas de alergia y enfermedades autoinmunes.
- Tratar eficazmente las enfermedades psicosomáticas.

He aquí otra buena regla a seguir: *No acuda a un médico convencional para un trastorno que la medicina convencional no puede tratar, y no acuda a un practicante de métodos alternativos para un trastorno que la medicina convencional puede tratar bien.*

Veamos ahora otros casos de personas que han tomado las decisiones correctas sobre cómo resolver su enfermedad. He elegido casos de mi consulta que son representativos de amplias clases de enfermedades, y que son ejemplos de buenas estrategias para controlarlas.

## Caso ejemplo 3: La medicina natural alivia la artritis reumatoidea

Joyce N., profesora jubilada de 70 años, ha tenido artritis reumatoidea durante casi cuarenta años. A pesar del dolor y la deformidad de sus manos y de su cuello, es una mujer alegre y activa que me sorprendió al decirme que jamás había tomado ningún medicamento más fuerte que la aspirina para aliviar sus dolores.

–En todos estos años, muchos doctores han tratado de convencerme de que tome oro, prednisona y otros fármacos fuertes –me dijo en su primera visita–, pero mi intuición me decía que no me harían bien, y siempre los rechacé. Tengo mucho aguante para el dolor, y he podido arreglármelas sólo con aspirinas.

Joyce vino a verme a comienzos de un mes de noviembre, y me dijo que últimamente le había aumentado el dolor, lo que la preocupaba, puesto que estábamos comenzando el invierno, que solía ser su peor época.

–¿Hay algo que pueda recomendarme para soportar esta enfermedad sin tanto sufrimiento? –me preguntó.

Jamás había conocido yo a nadie que tuviera artritis reumatoidea grave y que hubiera logrado evitar tomar los fuertes medicamentos supresores que recetan para esto los médicos alópatas. Aunque era una mujer callada y reservada, y estaba bastante deformada debido a su enfermedad, irradiaba un resplandor de satisfacción emocional. Ese resplandor aumentó cuando habló de su matrimonio y vida familiar, y me hizo pensar que esa era la fuente de la fuerza interior que la capacitaba para soportar tan bien el dolor crónico. También descubrí que sabía muy poco acerca de opciones para aliviar la artritis reumatoidea sin medicamentos de receta, y le dije que yo estaba seguro de que ella podía confiar en una mejoría si hacía unos cuantos cambios en su dieta y en su actividad, si tomaba unos cuantos suplementos y exploraba la conexión mente-cuerpo. Le pedí que eliminara todos los productos lácteos, comiera menos carne, comiera pescados ricos en ácidos grasos omega-3 y eliminara las grasas poliinsaturadas y parcialmente hidrogenadas. Le recomendé una fórmula antioxidante (págs. 222-223) y una hierba medicinal, la matricaria (*Tanacetum parthenium*), que no es tóxica y se sabe que alivia la artritis reumatoidea.[64] Le recomendé que comenzara a nadar regularmente y que practicara la respiración relajadora (págs. 285-286). Por último, la envié a un hipnoterapeuta experto en trabajos con personas aquejadas de enfermedades crónicas.

Al cabo de seis semanas la paciente me dijo que había seguido fielmente este programa y que estaba sorprendida del grado de mejoría que había experimentado, tanto más notable cuanto que estábamos en la época más fría y húmeda del año, cuando ella suponía que iba a sufrir mayor dolor.

*Comentario:* La artritis reumatoidea es una típica enfermedad autoinmune. (Otras enfermedades de esta clase son el lupus, el escleroderma y la esclerosis múltiple.) La autoinmunidad tiene una tendencia inherente a crecer y menguar, con altibajos que suelen reflejar los altibajos emocionales. La medicina convencional sólo puede ofrecer inmunosupresores, los cuales pueden ser necesarios para hacer frente a los periodos de grave exacerbación de los síntomas, pero inapropiados para tratamiento a largo plazo. La inflamación crónica de la autoinmunidad suele causar dolor y finalmente dañar las estructuras corporales, pero la inflamación se puede disminuir con diversos métodos no tóxicos, sobre todo con cambios en la dieta y hierbas medicinales. La hipnoterapia y la terapia de imágenes guiadas suelen ser muy eficaces para empujar la enfermedad en dirección a la remisión. La rápida y espectacular respuesta de esta paciente a la medicina natural, a pesar de su edad y la cronicidad de su enfermedad, podría deberse a dos factores: el no haber tomado nunca medicamentos supresores, y su buena salud psicoespiritual, arraigada en relaciones positivas y una elevada autoestima.

## Caso ejemplo 4: Dar un giro completo a un caso de dermatitis crónica

A Nancy S., de 45 años, esposa de un competente y famoso cirujano, le salió en las manos un sarpullido rojo con comezón que gradualmente se le extendió a gran parte del cuerpo. La piel se le engrosó y agrietó, produciéndole muchas molestias. Fue a ver a varios dermatólogos, que le dijeron que su problema era una dermatitis de origen desconocido y le recetaron pomadas de esteroides y prednisona oral. La prednisona hizo desaparecer el sarpullido; pero conociendo su toxicidad si se administra durante mucho tiempo, Nancy dejó de tomarla, con lo cual volvió el sarpullido con más fuerza que antes. Esta experiencia, repetida varias veces, hizo que desconfiara del uso de esteroides de cualquier tipo. Finalmente fue a ver a un destacado dermatólogo de otra ciudad, quien le hizo una biopsia de la piel y le dijo que podría tener una rara forma de linfoma, que es un cáncer con mal pronóstico. Esto la alteró muchísimo, aunque una biopsia posterior hecha por otro dermatólogo no confirmó esa posibilidad. Los médicos no tenían otro tratamiento que ofrecerle fuera de los esteroides y los antihistamínicos para aliviar la comezón. El problema fue aumentando, Nancy comenzó a sentirse cansada, y al verse así desfigurada, huyó del trato con las demás personas y se sumió en la depresión y en el aislamiento. Se pasaba la mayor parte del tiempo echada en la cama o tomando baños calmantes.

Cuando vino a verme ya hacía dos años que tenía la dermatitis. Un mes antes había consultado a un homeópata, pero sus remedios no surtieron efecto. De todos modos, ella aún pensaba que tenía que haber alguna manera de solucionar el problema. Al escuchar su historia me pareció significativo que la dermatitis surgiera alrededor de la época en que sus hijos se marcharon de casa. Debido a su profesión, su marido pasaba muchas horas fuera, y ella se sentía sola y aislada desde que se trasladaran desde otra parte del país hacía unos años. Le aseguré que su cuerpo se curaría por sí solo si se le daba la oportunidad, le recomendé una dieta baja en proteínas que excluía la leche, que tomara suplemento de aceite de semilla de casis (grosellero negro), fuente de un excepcional ácido graso (AGL, ácido gammalinolénico), bueno para la salud de la piel.[65] También le enseñé a preparar una decocción de un arbusto del desierto, *Larrea divaricata*, para aplicársela a las zonas afectadas; le recomendé loción de maravilla (o caléndula), otro producto herbolario que se encuentra en las tiendas de productos dietéticos; y la envié a un hipnoterapeuta. Esta última recomendación la asustó, porque no le agradaba la idea de que «alguien se apodere de mi mente», pero las demás las puso en práctica enseguida. Su marido la apoyó en su seguimiento, incluso le compró un hornillo para que preparara la decocción de larrea, de olor fuerte, al aire libre. El rito de la preparación llegó a gustarle y encontró muy calmante la decocción. Al cabo de seis semanas comenzó a notar cierta mejoría, pero aún no pedía hora con el hipnoterapeuta. Fue necesario instarla y presionarla mucho para que venciera su

resistencia; cuando por fin fue al hipnoterapeuta, se vio agradablemente sorprendida. Éste le enseñó métodos de relajación,
que ahora practica fielmente. Su mejoría se aceleró y ha continuado mejorando; ha podido dejar los antihistamínicos y reanudar su vida social.

*Comentario:* La dermatitis es un trastorno alérgico y psicosomático, para el cual la medicina convencional sólo puede ofrecer terapias supresoras. Mientras no se demuestre otra cosa, hay
que suponer que las enfermedades de la piel (y las del tracto
gastrointestinal) tienen una causa emocional, porque estos sistemas son los lugares donde con más frecuencia se manifiestan
los desequilibrios inducidos por el estrés. Las intervenciones
mente-cuerpo combinadas con cambios de estilo de vida y tratamientos no tóxicos de los síntomas suelen permitir al cuerpo
curarse completamente de estos trastornos.

### Caso ejemplo 5:
### Niños que siempre están enfermos

Terry, de seis años, y Ryan, de cuatro, pasaban más tiempo
tomando antibióticos que corriendo. Sus frustrados padres me
los trajeron con la esperanza de que les sugiriera alguna manera
de cambiar ese estado de continuas infecciones de oídos, resfriados y bronquitis.

—Lo probaremos todo —me dijeron.

Les caía bien el pediatra, pero tenían la impresión de que lo
único que sabía hacer era recetar medicamentos. Los dos niños
eran activos, estaban bien desarrollados y aparentemente sanos,
aparte de esa propensión a infecciones de bronquios y de oídos.
Les expliqué que el consumo frecuente de antibióticos puede
empeorar el problema que se supone van a aliviar, porque debi-
litan la inmunidad a la vez que aumentan el número y virulencia de los gérmenes resistentes. Les sugerí que reservaran los
antibióticos para las infecciones muy fuertes una vez que fraca-

saran otros remedios. Les enseñé la manera de tomar equinacea, hierba no tóxica, estimulante del sistema inmunitario y substituto de los antibióticos;[66] en las tiendas de productos dietéticos se encuentra el producto hecho con la raíz de la planta *Echinacea purpurea*, originaria de Estados Unidos. Como medidas preventivas generales les recomendé eliminar de la dieta de los niños la leche y sus derivados, darles dosis diarias de vitamina C y llevarlos a un osteópata especializado en terapia craneal, para aliviar cualquier restricción que tuvieran en la respiración. Los padres hicieron todo lo que les recomendé, y al cabo de tres meses cambió la pauta enfermiza de los niños. Ahora son poco frecuentes los episodios de infección, y los antibióticos se ven poco en su casa.

*Comentario:* Los antibióticos son instrumentos potentes para detener las infecciones, pero deben reservarse para casos en que realmente se necesitan. No es prudente el uso frecuente de antibióticos. En caso de infecciones recurrentes o crónicas es importante aumentar la resistencia natural. Los gérmenes causantes de las enfermedades están siempre presentes, pero si se estimula y fortalece la inmunidad y la capacidad sanadora natural se reducen las posibilidades de que nos hagan daño. Los médicos tienen mucha parte de responsabilidad por ponernos en dificultades mayores con las bacterias agresivas; al recetar mal y recetar excesivos antibióticos son causantes de la catástrofe que se avecina.

### Caso ejemplo 6: Dar marcha atrás a la enfermedad crónica cambiando el estilo de vida

Cuando a Henry D., a los 60 años, le diagnosticaron diabetes mellitus del adulto, su médico lo puso en tratamiento con un medicamento hipoglucémico oral y le aconsejó hacer ejercicio y bajar de peso. Más o menos por la misma época, la tensión arterial, que hasta entonces había sido normal, le subió tanto que se hizo necesario un tratamiento, de modo que el médico también le recetó un medicamento hipotensor. A Henry no le gustaron nada los efectos secundarios de este medicamento y dejó de tomarlo, pero el médico le metió el susto en el cuerpo diciéndole que si no lo tomaba, probablemente le daría un ataque de apoplejía; así pues, continuó tomándolo, pero también continuó quejándose. Al poco tiempo, su esposa, que también tenía sobrepeso y la tensión alta, leyó un artículo sobre un centro que ofrecía programas de modificación de estilo de vida, en régimen de internado, para tratar las enfermedades cardiovasculares. El programa incluía una dieta con muy poca grasa (10 por ciento del total de calorías obtenido de grasas), ejercicio, enseñanza de relajación, discusión en grupos y charlas, cuyo objeto era ayudar a las personas a incorporar los cambios del programa en su vida una vez que volvieran a casa. Henry y su mujer se apuntaron para un programa de diez días y les encantó. Al volver a casa, comenzaron a preparar las comidas de acuerdo con las directrices del programa y a hacer ejercicio con regularidad. Finalmente la esposa bajó 9 kg y Henry 14,5 kg. A los dos se les normalizó la tensión arterial sin medicamentos, y además a Henry le desapareció la diabetes. Actualmente dicen sentirse mucho mejor; ambos tienen más energía y mayor confianza en sus propias capacidades sanadoras.

*Comentario:* La modificación del estilo de vida es un método probado para dar marcha atrás a bastantes enfermedades crónicas comunes y debilitadoras, entre ellas la hipertensión, la diabetes no insulinodependiente, y las enfermedades coronarias. El único requisito para los pacientes es la motivación.

## Caso ejemplo 7: Dolor de estómago

Ben K., asesor técnico medioambiental de 38 años, sufría desde hacía varios años de dolor crónico y molestias del tracto gastrointestinal superior. Al final los dolores lo obligaron a acudir a un médico de cabecera, el cual le recetó un tratamiento con antibióticos y un fuerte antiácido. También le dijo que probablemente tenía una infección por *Helicobacter pylori*, el germen que ahora se cree que es causa de muchos casos de úlcera péptica y gastritis; por eso los antibióticos. No le dio ningún consejo sobre un cambio de estilo de vida o de dieta. Ben, por iniciativa propia, dejó el café, que bebía con regularidad, y comenzó a practicar técnicas de relajación. Cuando vino a verme, a las tres semanas de tratamiento, el dolor le había disminuido pero no desaparecido por completo. Le recomendé que dejara de tomar el medicamento antiacidez y lo reemplazara por un extracto de regaliz llamado DGL o RDG,*[67] que fortalece la mucosidad que recubre el estómago y lo hace más resistente al ácido. Lo animé a eliminar totalmente la cafeína y a practicar la respiración relajadora. Al cabo de un mes el dolor había desaparecido por completo.

*Comentario:* El médico le recetó antibióticos sin hacerle una prueba para asegurarse de la presencia de *Helicobacter*. El antígeno para determinar la presencia de esta bacteria es muy sencillo y debe hacerse en todos los casos de dolor gastrointestinal persistente. Si la prueba da positivo, ciertamente está indicado un tratamiento con antibióticos (dos medicamentos diferentes) más toma de subsalicilato de bismuto (que es el ingrediente activo de Pepto Bismol). En este caso el médico no recetó los antibióticos indicados y omitió el bismuto. Por cierto que no conocía el extracto de regaliz desglicirrizado, ya que son pocos los médicos convencionales que conocen los remedios botánicos. Este es un caso en el que el diagnóstico y tratamiento alopáticos combinados con tratamiento alternativo eran del mayor interés para el paciente.

---

* El regaliz desglicirrizado o RDG [en inglés: deglycyrrhizinated licorice o DGL] es un extracto de raíz de regaliz (*Glycyrrhiza glabra*) a la que se ha quitado una parte que puede causar retención de sodio y presión arterial alta. Se encuentra en las tiendas de productos dietéticos.

## Caso ejemplo 8: Ritmo cardiaco irregular

Marjorie O., viuda de 62 años, estaba aquejada de arritmia: frecuentes «latidos omitidos» y ráfagas de latidos rápidos. El médico internista la examinó y le hizo un electrocardiograma, que reveló contracciones ventriculares prematuras (que es una arritmia común, normalmente benigna, que se aprecia como latidos omitidos). Le recomendó tomar un medicamento antiarritmia, pero ella decidió no hacerlo por miedo a su toxicidad. Cuando la vi, consideré buenos sus hábitos alimentarios y de ejercicio. Le aconsejé evitar la cafeína, practicar la respiración relajadora dos veces al día y tomar suplemento de magnesio, que sirve para estabilizar el tejido muscular irritable del corazón. Con ese régimen, desaparecieron sus latidos irregulares y no han vuelto.

*Comentario:* Marjorie hizo bien en recurrir a la medicina convencional para descartar cualquier enfermedad cardiaca grave, y también fue correcta su negativa a tomar un fuerte medicamento químico antes de explorar alternativas menos peligrosas.

## Caso ejemplo 9:
## Colitis ulcerosa y medicina china

A Susan K. le diagnosticaron colitis ulcerosa cuando rondaba los veinticinco años. La enfermedad remitía y volvía a recurrir; pero a los treinta y cinco, necesitaba muchos medicamentos supresores, entre ellos prednisona, para mantener controlados los síntomas. Tenía frecuentes episodios de dolor abdominal y diarrea, y su médico le dijo que si la situación empeoraba, el único remedio sería operarla para extirparle un trozo del colon afectado. Aunque le fastidiaba depender tanto de médicos y medicamentos, Susan no había logrado encontrar otras maneras de tratar la colitis. Había hecho psicoterapia, terapia de *feedback* y varios cursos diferentes para aprender relajación; pensaba que había explorado las raíces mentales-emocionales de su enfermedad sin descubrir soluciones prácticas. Le enseñé el ejercicio de respiración relajadora y la insté a continuar explorando. Ocurrió que durante un viaje al extranjero sufrió una grave exacerbación de los síntomas y temió que tendría que hospitalizarse; por suerte encontró a un médico chino que practicaba la medicina tradicional china. Le enseñó a prepararse una mazamorra de arroz, que le recetó como única comida durante las crisis, y la trató con acupuntura e infusiones de hierbas. A los pocos días los síntomas remitieron, sin necesidad de intervención alopática. Con el continuado tratamiento de acupuntura e infusiones, la colitis entró en remisión y pudo eliminar la mayor parte de los medicamentos supresores.

*Comentario:* La colitis ulcerosa (y su pariente, la enfermedad de Crohn) es un problema complicado, con componentes genéticos, autoinmunes y psicosomáticos. Suelen ser necesarios medicamentos supresores durante los periodos de exacerbación, pero éstos nunca la curan. La medicina tradicional china, con sus terapias especiales y únicas, sirve para tratar las enfermedades de este tipo con mucho menos riesgo y menores gastos.

### Caso ejemplo 10:
### Asma y medicina ayurvédica

Michael B., universitario de 27 años, tenía un largo historial de asma alérgica, controlada imperfectamente con un variado surtido de medicamentos alopáticos. Usaba un inhalador broncodilatador, un inhalador de esteroide y tomaba teofilina, que es otro broncodilatador; anteriormente había recibido varias series de inyecciones desensibilizadoras para algunos de los alergenos a los que reaccionaba con mayor fuerza. Sin embargo, poco a poco sus ataques de asma se fueron haciendo más frecuentes, obligándolo a limitar sus actividades. Cuando lo vi acababa de mudarse de casa, porque le parecía que la moqueta de su anterior apartamento era un problema, y le resultaba difícil hacer ejercicio debido a su dificultad para respirar. Comía una dieta sana, tomaba vitaminas y había experimentado con diversos tratamientos alternativos, entre ellos homeopatía, cambio de dieta y hierbas. Nada le había producido una mejoría importante. Le preocupaba estar aumentando su dependencia de los medicamentos y el hecho de que tal vez pronto tendría que comenzar a tomar prednisona, lo que deseaba evitar a toda costa.

Le recomendé algunas otras modificaciones en la dieta, le sugerí que comprara un filtro de aire para su dormitorio y le receté un producto natural llamado quercitina, que disminuye la sensibilidad alérgica.[68] También lo envié a un osteópata para que le hiciera un tratamiento de manipulaciones y le liberara las opresiones del pecho. Estas medidas sirvieron de algo. Un día, Michael me llamó para decirme que había consultado a un practicante de medicina ayurvédica en Nuevo México, con maravillosos resultados. Ayurveda es el sistema médico tradicional de la India. Se basa en la clasificación de las personas en tipos constitucionales, y luego recomienda una dieta apropiada y terapia herbolaria. Este médico le había dado una lista de alimentos prohibidos, y una lista de alimentos a evitar, junto con remedios de hierbas e instrucciones para hacer un régimen purificador. Al cabo de dos meses de seguir este programa, el asma remitió hasta tal punto que pudo dejar la mayor parte de los medicamentos. Ahora usa sólo de vez en cuando el inhalador broncodilatador, principalmente antes de hacer ejercicio, y nota que tolera la exposición a muchos alergenos que antes no toleraba. Es la primera vez en su vida adulta que ha tenido periodos largos libres de dificultades para respirar.

*Comentario:* El asma bronquial no es una enfermedad sino un conjunto de varias enfermedades. Algunas formas responden con más facilidad al tratamiento que otras. Las medidas alopáticas son tóxicas y adictivas, por lo que muchas veces es imposible pasar sin ellas. La capacidad de curación espontánea del asma es importante, sobre todo con un significativo cambio de estilo de vida o la aplicación de métodos médicos alternativos. El método ayurvédico, con su énfasis en la dieta correcta para cada persona y su riqueza de plantas medicinales de donde elegir, valdría la pena explorarlo si se tiene una enfermedad crónica y tenaz que la medicina convencional no puede curar.

## Caso ejemplo 11: Seropositivo muchísimos años

Mark M. sabe exactamente cuándo se infectó con el virus del sida (VIH) y quién se lo contagió. Fue en 1983, en una relación sexual con un hombre; la pareja anterior de este hombre murió al poco tiempo. Un mes después del contacto, Mark cayó muy enfermo, con sarpullidos en la piel y una misteriosa neumonía que nunca fue identificada. Estuvo enfermo tres meses, se recuperó y desde entonces ha estado sano. En 1985 un análisis de sangre resultó seropositivo. En ese ínterin su recuento de linfocitos T auxiliares estaba sobre los 1.000. (Los linfocitos T auxiliares son aquellos glóbulos blancos que constituyen el objetivo del VIH; a medida que baja su número, más propensa es la persona a contraer infecciones oportunistas.) En 1989 el número de linfocitos T auxiliares había bajado a 700.

Desde su recuperación de la primera infección, Mark ha cuidado muy concienzudamente su salud, sobre todo en lo referente a la dieta y al estado mental. Come mucho ajo crudo, una cabeza al día, picado y mezclado con la comida, porque leyó algo sobre los efectos beneficiosos del ajo en el sistema inmunitario. También come mucho ají picante (guindilla), y sólo compra alimentos producidos biológicamente, entre ellos algo de carne y pollo, y una cantidad importante de frutas, zumo de frutas y verduras. Toma vitaminas, bebe agua purificada, se da buenas caminatas, practica la natación y visita parques y jardines con regularidad. Vive en una relación monógama, trabaja de director de un programa que orienta a personas seropositivas, y crea objetos de arte que usa en ritos sanadores. En 1991, el recuento de linfocitos T auxiliares le había subido a 1.300; y en el último análisis continuaba en 1.300, que es la cantidad normal.

–Los médicos me dieron entre seis y dieciocho meses de vida cuando me dijeron que era seropositivo –me dijo cuando lo conocí–. Desde 1985 no sé decirle cuántos médicos me han enseñado la curva, es decir el gráfico que muestra el porcentaje anual de personas que enferman de sida después de la infección. Todos tratan de decirme que estoy en algún lugar de esa curva, directo hacia la destrucción. Aquí estoy, con linfoncitos T normales, con un estado de salud fabuloso, y tienen la audacia de decirme que estoy en esa curva de cabeza hacia la muerte. Ahora, cuando voy a los médicos les digo de partida: «Oiga, no quiero saber nada de su curva. Limítese a hacerme el reconocimiento, conteste a mis preguntas y guárdese sus opiniones». Todos han tratado también de hacerme tomar AZT (azidotimidina o zidovudina, el fármaco antiviral que es el mejor tratamiento de la medicina convencional actual contra el VIH), pero todas las personas que he conocido y que lo han tomado han muerto, de modo que me niego rotundamente. Y ninguno se ha interesado por saber qué hago para conservarme sano. Me dan unos golpecitos en la cabeza y me dicen: «Sea lo que sea lo que esté haciendo, ¡continúe haciéndolo!».

»He desarrollado la capacidad para no tragarme lo que dice el sistema médico, y la disposición de aceptar que tengo control sobre lo que me ocurre con el virus. También estoy decidido a no tener miedo. Todos los días hago visualizaciones para neutralizar el miedo; esto lo he hecho desde que era pequeño, porque vengo de una familia desastrosa, estuve sometido a incesto y a muchos malos tratos verbales y físicos. Cada día me surgen cosas, como una mancha rara que me apareció en el brazo hace poco. Visualicé que se marchaba y se marchó. No era nada. También estoy haciendo psicoterapia. Durante estos siete últimos años la he hecho para mantenerme centrado. En mi trabajo actúo como un modelo de salud para personas a las que acaban de diagnosticarles que son seropositivas. Les doy consejos, y sólo más adelante les digo que también soy seropositivo. Es una técnica eficaz. Muchas de esas personas, sobre todo a consecuencia de sus interacciones con médicos, creen que van a morir dentro de dos años. Yo estoy aquí para demostrarles que no tiene por qué ser así.

Yo no tenía mucho que decirle a Mark aparte de informarle de algunos de los tónicos de hierbas chinos que parecen prometedores para mantener en remisión el VIH.

*Comentario:* Teniendo una enfermedad que amenaza la vida y para la cual la medicina convencional no tiene ningún tratamiento efectivo, se requiere un esfuerzo consciente para utilizar los servicios médicos necesarios (como la supervisión del recuento de linfocitos T) sin contagiarse de su pesimismo. Uno de los rasgos más interesantes y alentadores de la infección por virus del sida es su tendencia a pasar por un largo periodo de latencia antes de comenzar a poner en peligro la inmunidad. La terapia convencional se centra en armas químicas contra el virus, pero estos medicamentos son todos tóxicos y podrían reservarse para aquellas cepas de VIH menos proclives a vivir en equilibrio con sus huéspedes humanos. Durante muchos años los médicos no prestaron atención a los infectados por el virus que, como Mark, han vivido muchísimos años sin que se les declare la enfermedad. Ahora que han salido a la luz bastantes casos, los investigadores comienzan a estudiarlos. Una posibilidad es que algunas de estas personas estén infectadas por cepas de VIH menos virulentas y tal vez han desarrollado inmunidad contra ellas (lo cual podría servir a los científicos para desarrollar una vacuna eficaz). Muchos seropositivos supervivientes durante muchos años han confiado en terapias y estilos de vida sanos para apoyar su sistema sanador, por ejemplo con remedios de hierbas chinos. Si el periodo latente de la infección pudiera alargarse a veinticinco o treinta años, las personas seropositivas podrían llevar vidas relativamente normales. (De todos modos, ciertamente podrían infectar a otras personas.)

\* \* \*

Estos casos o ejemplos demuestran cómo las decisiones correctas respecto al tratamiento, en particular respecto al aprovechamiento de la medicina convencional y de qué manera podría hacerse, pueden permitir al sistema sanador resolver una diversidad de problemas graves de salud. Una vez establecida la relación correcta con el sistema convencional, la tarea siguiente es elegir juiciosamente entre la gran variedad de terapias alternativas de que se dispone en la actualidad.

# 16

# Las alternativas

Cuando uno se aventura fuera del mundo de la medicina estándar en busca de tratamientos alternativos, lo más importante es
ser un consumidor informado. Las prácticas médicas alternativas van desde las que se basan en una larga tradición de esmera-
do trabajo hasta aquellas que son absurdas y disparatadas. En
general, los tratamientos alternativos son menos peligrosos que
los medicamentos y cirugía propios de la medicina alopática,
pero pueden ser muy caros y hacer perder tiempo y esfuerzo.
En otro libro he escrito extensamente sobre la historia y filosofía
de los principales sistemas de medicina alternativa;[69] lo que ofreceré aquí son breves resúmenes de varias terapias populares, e
indicaciones para su uso.

## Acupuntura

La inserción de agujas en determinados puntos del cuerpo es una
intervención terapéutica propia de la medicina tradicional china;
los médicos occidentales han sacado la técnica fuera de su contex-
to, usándola principalmente para tratar el dolor agudo y crónico.
Como tratamiento sintomático para el dolor, la acupuntura tiene

la ventaja de estar libre de los efectos secundarios de los analgésicos, si bien el alivio suele ser temporal, y es necesario hacer frecuentes visitas al terapeuta. He conocido casos en que la acupuntura cura el dolor, la opresión y la congestión de las infecciones en los senos nasales, así como también casos en los que acelera la curación de lesiones de articulaciones. Algunos dentistas la usan como única anestesia para el trabajo dental, tanto para el uso de la fresa dental como para la extracción de muelas. Otro interesante uso es en el tratamiento de la adicción; la colocación de agujas en puntos de la oreja ha ayudado a algunas personas a dejar de fumar, dejar la heroína o la cocaína, y a moderarse en el comer. En la medicina tradicional china la acupuntura se usa principalmente para manipular la circulación de la energía por el cuerpo, y no tanto para aliviar el dolor o cambiar el comportamiento.

### *Biofeedback*

La instrucción en *biofeedback,* técnica de relajación que emplea equipo electrónico para amplificar las reacciones corporales hasta hacerlas perceptibles, la imparten terapeutas titulados, muchos de los cuales son psicólogos clínicos. En la versión más común, los pacientes aprenden a elevar la temperatura de las manos y, al hacerlo, a relajar todo el sistema nervioso simpático, que controla muchas funciones involuntarias. Aprender el *biofeedback* es agradable y casi todos lo hacen con éxito. Es particularmente útil para aliviar la enfermedad o síndrome de Raynaud (véase página 28), la migraña, la hipertensión, el bruxismo (hacer rechinar involuntariamente los dientes, sobre todo durante el sueño), el síndrome de la articulación temporomaxilar (o temporomandibular), y otras dolencias con importante componente de estrés. El *biofeedback* de ondas cerebrales, que requiere una tecnología más compleja, puede ser útil para personas que sufren de trastornos epilépticos, narcolepsia y otros problemas del sistema nervioso central.

Es fácil encontrar terapeutas de *biofeedback* en Estados Unidos, generalmente aparecen en las páginas amarillas de la guía de teléfonos, pero es más difícil encontrar a los que no usan la tecnología de manera mecánica. Un programa de instrucción típico consiste en diez sesiones de una hora y práctica diaria solo en casa. El *biofeedback* enseña cómo relajarse interiormente. Después depende de uno recrear la sensación e incorporarla a la propia manera de ser.

## Curación religiosa

Una importante cantidad de estudios apoya los efectos beneficiosos de la oración en la salud. También existe buena documentación sobre la eficacia de la curación de la Ciencia Cristiana. Es razonable pensar que la fe por parte de los pacientes es aquí el factor esencial; sin embargo, algunos estudios demuestran que la oración es eficaz incluso aunque la persona enferma no sepa que se está orando por ella,[70] lo cual sugiere que también podrían funcionar otros mecanismos desconocidos. Dado que las prácticas religiosas pueden claramente activar reacciones curativas sin causar daños directamente, no hay motivo alguno para no valerse de ellas a modo de tratamiento adjunto o principal en casos de enfermedades médicamente sin esperanza.

## Hipnoterapia

La hipnoterapia aprovecha la conexión mente-cuerpo animando a los pacientes a entrar en trance, que es un estado de elevada sugestionabilidad. En ese estado, las sugestiones verbales suelen pasar de la mente al sistema nervioso, influyendo en el cuerpo de tal modo que casi sería imposible en estado de conciencia normal. Con frecuencia envío a mis pacientes a hipnoterapeutas, porque he comprobado que este sistema produce excelentes

resultados en muchas enfermedades que la medicina convencional no trata bien, entre ellas una gran variedad de problemas de
la piel y gastrointestinales, alergias y enfermedades autoinmunes
y dolor crónico; pero, en realidad, lo único que hacen los hipnoterapeutas es disponer las circunstancias para que los pacientes entren solos en estados naturales de concentración dirigida,
similares a soñar despiertos o a ver una película. Los pacientes
aprenden a recrear la experiencia ellos solos. Es importante probar hasta encontrar al terapeuta con quien uno se siente cómodo y confiado. Un problema que se repite constantemente cuando envío a mis clientes es que los hipnoterapeutas carecen de
imaginación y limitan su trabajo a la relajación, control del
dolor y superación de malos hábitos. Si les envío pacientes con
enfermedades físicas complicadas, como por ejemplo la esclerosis múltiple o la colitis ulcerosa, lo más probable es que consi-
deren que estos problemas quedan fuera de su alcance y se
resistan a aceptarlos. De modo que, al mismo tiempo de ser una
persona en la que se pueda confiar, un buen hipnoterapeuta ha
de ser inventivo y estar dispuesto a probar nuevas estrategias
para ayudar a la curación espontánea.

## Homeopatía

La medicina homeopática, sistema de diagnóstico y tratamiento
basado en el empleo de remedios muy diluidos hechos de sustancias naturales, tiene una dilatada historia de doscientos años
y actualmente goza de nueva popularidad. Su principal virtud
es que de ninguna manera puede perjudicar, dado que los remedios que emplea están muy diluidos. Los homeópatas dicen que
estas substancias diluidas trabajan en el campo energético del
cuerpo, poniendo en marcha las reacciones sanadoras naturales;
los críticos alegan que los remedios homeopáticos no son otra
cosa que placebos.

Actualmente es difícil encontrar un verdadero tratamiento

homeopático, debido a que la homeopatía la practican de muchas formas diferentes personas de muy distinta formación. La homeopatía clásica, la que enseñaba el fundador del sistema, especifica la administración de una dosis de un remedio que se elige basándose en lo que el paciente cuenta de su dolencia a lo largo de una entrevista o visita. La homeopatía no clásica prescribe dosis múltiples o regulares de fórmulas que combinan varios remedios. Los practicantes de la homeopatía pueden ser médicos, osteópatas, naturópatas, quiromasajistas o personas legas sin los estudios exigibles a un profesional de la salud. Mi preferencia sería buscar un médico formado en la homeopatía clásica, pero he conocido a unos cuantos homeópatas legos muy buenos. Los remedios homeopáticos se venden actualmente tanto en las farmacias como en las tiendas de productos dietéticos, lo cual es otra derivación del sistema clásico, que requiere la pericia de un médico para elegir el remedio apropiado para cada persona.

Aunque no sé explicar científicamente cómo funciona la homeopatía, he conocido casos de su eficacia para diversos problemas de salud, entre ellos alergias, problemas de la piel y digestivos, artritis reumatoidea, infecciones del aparato respiratorio superior y de oídos en niños, trastornos ginecológicos y dolores de cabeza. Los homeópatas suelen poner objeciones a combinar su tratamiento con otros tipos de tratamiento, sobre todo con medicamentos alopáticos, hierbas medicinales y vitaminas y suplementos. También creen que el café, el alcanfor, la menta y otras cuantas substancias actúan como antídotos contra sus remedios y que deben evitarse una vez que se comienza un tratamiento homeopático.

## Medicina ayurvédica

Uno de los sistemas médicos más antiguos del mundo, sólo recientemente asequible en Occidente, es la medicina ayurvédica. Sus practicantes diagnostican observando al paciente, interrogándolo, tocándolo y tomándole el pulso. Con esta información el terapeuta es capaz de clasificar al paciente en uno de los tres principales tipos constitucionales y después en diversos subtipos. Esta clasificación dicta modificaciones de dieta y la selección de remedios. Los remedios ayurvédicos son principalmente de hierbas, extraídas de la enorme riqueza botánica del subcontinente indio, pero también puede incluir ingredientes de origen animal y mineral, incluso piedras preciosas pulverizadas. Entre otros tratamientos están los baños de vapor y los masajes con aceites.

Las hierbas ayurvédicas son poco conocidas fuera de la India y pocas han sido estudiadas por métodos modernos, pero muchas pueden tener gran valor terapéutico. Por ejemplo, el guggul (*Commiphora mukul*), planta indicada tradicionalmente para controlar la obesidad, se ha demostrado que baja el colesterol de manera similar a como lo hacen los medicamentos farmacéuticos usados con ese fin, pero con muchos menos riesgos.[71] En las tiendas de productos dietéticos se puede encontrar actualmente un extracto de esta planta llamado gugulipid. También se puede encontrar en estos establecimientos otro preparado ayurvédico llamado trifala, que es el mejor regulador intestinal que he conocido, mucho mejor que los remedios de hierbas occidentales para el estreñimiento. Es una mezcla de tres frutas y se presenta en cápsulas.

Encontrar un buen médico ayurvédico cuesta cierto esfuerzo. Muchos practicantes residentes en Occidente son miembros de la organización religiosa del maharishi Mahesh Yogi, el multimillonario con sede en Holanda, cuya promoción del ayurveda es ciertamente una empresa lucrativa. (En India, el ayurveda es una medicina para el pueblo, una alternativa barata al tratamiento alopático. El ayurveda del maharishi es cualquier cosa menos barato.) Este grupo ofrece programas de formación para médicos que les da certificado de médicos ayurvédicos después de una mínima exposición a la filosofía y métodos de este sistema. Yo recomiendo buscar practicantes que sean independientes de esta organización. Una manera de encontrarlos es preguntando en las comunidades indias, incluso en los restaurantes y tiendas de comestibles indios.

## Medicina china tradicional

La medicina china tradicional es un sistema completo de diagnóstico y tratamiento que actualmente se ha establecido en todo el mundo. La practican inmigrantes chinos y occidentales formados en China o en las numerosas escuelas que hay en otros países. El diagnóstico se basa en el historial de la persona, en la observación del cuerpo (sobre todo de la lengua), palpación y diagnóstico del pulso, elaborado proceso que requiere considerable pericia y experiencia. El tratamiento consiste en cambios dietéticos, masaje, infusiones de hierbas medicinales y otros preparados hechos principalmente con hierbas, pero que también incluyen ingredientes de origen animal, y acupuntura. La farmacología herbolaria china es muy amplia, y muchas de sus plantas están actualmente bajo serio análisis por farmacólogos occidentales. Muchos remedios chinos parecen tener importante valor terapéutico, y algunos tienen éxito en trastornos para los cuales los médicos occidentales no tienen ningún fármaco.

Según mi experiencia, vale la pena probar la medicina tradicional china para una amplia gama de enfermedades alérgicas, autoinmunes, infecciosas y degenerativas crónicas, entre ellas el asma, la colitis ulcerosa, la enfermedad de Crohn, la bronquitis crónica, la sinusitis crónica, la osteoartritis, el síndrome de cansancio crónico, la infección por el virus del sida y otros estados de insuficiencia inmunitaria, insuficiencia sexual y debilidad general.

\* \* \*

## Medicina herbolaria

En calidad de médico con formación botánica, yo recomiendo tratamientos con hierbas para una amplia gama de enfermedades. Desgraciadamente son pocos los médicos alopáticos que tienen el conocimiento o la experiencia para hacer esto. Es más probable encontrar médicos informados en los campos de la medicina ayurvédica, medicina tradicional china y naturopatía. También hay herbolarios profesionales, personas que no tienen título en ninguno de los sistemas importantes de la medicina pero que han estudiado solos o con profesores experimentados.

Para ser consumidor juicioso de la gran variedad de remedios de hierbas que se encuentran en las tiendas de productos dietéticos, hay que comprar preparados y marcas de confianza. Se recomiendan las tinturas (extractos en alcohol), los extractos deshidratados por congelación y los extractos estandarizados. Los remedios herbolarios tienden a ser más suaves que los fármacos químicos y producen sus efectos con más lentitud; también es mucho menos probable que causen toxicidad, porque son formas de medicamentos diluidos, no concentrados.

## Medicina holista

Los médicos holistas se adhieren al principio de que el ser humano es más que su cuerpo físico y que la buena medicina debe abarcar todo el espectro de los tratamientos disponibles, y no solamente los medicamentos y cirugía de la medicina convencional. Aunque los médicos holistas comparten una filosofía general común, entre ellos hay poca uniformidad en la práctica individual, y no hay ninguna seguridad de que un médico sea bueno por el mero hecho de pertenecer a un colegio de médicos holistas.

## Naturopatía

Muchas personas creen que los médicos naturópatas pertenecen a la «Nueva Era». De hecho, la naturopatía procede de la antigua tradición de los balnearios europeos, con su énfasis en la hidroterapia, masaje y tratamiento alimenticio y herbolario. Los naturópatas mayores podrían ser en realidad quiromasajistas con título en naturopatía obtenido en cursos por correspondencia. Los naturópatas más jóvenes están bien formados en las ciencias básicas y han estudiado temas omitidos en los programas de la medicina convencional, como la nutrición y la medicina herbolaria. Aparte de su adhesión a una filosofía general de aprovechar la capacidad sanadora natural del cuerpo y evitar los medicamentos e intervenciones quirúrgicas de la medicina convencional, los naturópatas manifiestan una gran individualidad en su manera de hacer. Unos se basan en la acupuntura, otros en el trabajo corporal, no faltan quienes en la herbolaria, y algunos en la homeopatía.

En cuanto profesión, el número de naturópatas es menor que el de practicantes de otros sistemas importantes de medicina alternativa, y sólo tienen licencia para ejercer en algunos estados de Estados Unidos, principalmente en el Oeste. Vale la pena consultar a buenos naturópatas para las enfermedades infantiles, infecciones recurrentes en el aparato respiratorio superior y sinusitis, problemas ginecológicos, y todas aquellas dolencias para las cuales los médicos convencionales sólo tienen tratamientos supresores. Los naturópatas pueden ser valiosos consejeros para ayudar a diseñar estilos de vida sana.

## Quiropraxia

La quiropraxia ha avanzado muchísimo desde la época de su invento hace un siglo. Los quiroprácticos actuales han tenido una educación científica básica y no garantizan que ajustando la columna vertebral se vaya a curar el cáncer, la diabetes o cualquier otra enfermedad grave. Según mi experiencia, los quiroprácticos todavía hacen demasiadas radiografías y tienen demasiada propensión a comprometer a los pacientes a tratamientos largos y caros. (Algunas personas van a su quiropráctico una o dos veces por semana simplemente para que las «ajusten», tengan o no tengan alguna dolencia.) El tratamiento quiropráctico puede ser útil en casos de dolor musculoesquelético agudo, dolores de cabeza por tensión y recuperación de un traumatismo; es menos eficaz en los casos de síndromes de dolor crónico.

## Terapia de imágenes guiadas y visualización

En varias partes de este libro (véanse págs. 133-139 y 275-278) he manifestado mi entusiasmo por estos métodos que emplean la conexión mente-cuerpo para modificar la enfermedad. Aquí sencillamente repetiré mi afirmación de que ningún proceso de enfermedad está fuera del alcance de estas terapias, y que es mejor trabajar con un profesional formado, al menos al principio, para asegurarse de que todo discurre correctamente. Las imágenes guiadas y la visualización pueden aumentar la eficacia de otros tratamientos, entre ellos los medicamentos y la cirugía alopáticos. Pruebe con esta terapia para todos los trastornos autoinmunes y para cualquier enfermedad en que la curación parece estar bloqueada o detenida.

## Terapia de manipulación osteopática

En la actualidad es difícil distinguir entre los médicos osteópatas y los otros médicos, por lo que se refiere a la prescripción de medicamentos y cirugía; sólo un pequeño porcentaje de osteópatas continúan usando la manipulación como modalidad terapéutica principal. A diferencia de la quiropraxia, la manipulación osteopática no se centra únicamente en la columna vertebral sino que trabaja todas las partes del cuerpo, generalmente con técnicas más suaves que los ajustes de alta velocidad preferidos por los quiroprácticos. Dado que los osteópatas tienen los mismos antecedentes educacionales de los médicos, son mucho más competentes que los quiroprácticos en la evaluación de los problemas de salud general. Los practicantes cualificados de la terapia de manipulación osteopática pueden aliviar gran variedad de problemas musculoesqueléticos agudos y crónicos, deshacer los efectos de traumatismos pasados (de accidentes automovilísticos, por ejemplo) y tratar dolores de cabeza y el síndrome de la articulación temporomaxilar. La terapia craneal, forma especializada de manipulación osteopática, puede ser beneficiosa para el asma, las infecciones de oído recurrentes en los niños, los trastornos del sueño y otras enfermedades causadas por desequilibrios del sistema nervioso. Frecuentemente envío a pacientes a un médico osteópata para que les haga la terapia de manipulación, y suelo animar a los estudiantes de medicina a que aprendan la técnica, porque he descubierto que es muy eficaz y no presenta riesgos.

## Toque terapéutico

El toque terapéutico, forma de curación por la energía enseñado y practicado principalmente por enfermeras, es una técnica de gran utilidad que se puede aprender. Puede aliviar el dolor sin causar los efectos secundarios de los medicamentos, acelerar la curación de heridas o lesiones, e identificar y disipar los bloqueos de energía que tal vez obstaculizan al sistema sanador. Igual que la oración, el toque terapéutico no puede hacer daño, de modo que no hay ningún motivo para no intentarlo. Muchos sanadores ajenos al movimiento del toque terapéutico trabajan también con la imposición de las manos y consiguen buenos resultados. Además, uno solo puede aprender a usar esta terapia. Relájese y comience por tratar de sentir y transmitir energía con las palmas de las manos; después diríjala a una parte del cuerpo que le duela.


## Trabajo corporal

Además de prescribir terapia de masaje, como forma de reducir el estrés, suelo recomendar clases concretas de trabajo corporal. A continuación las cuatro que prefiero:

- *Feldenkrais:* Este es un sistema de movimientos, ejercicios en el suelo y trabajo corporal destinado a reeducar el sistema nervioso central, en especial para ayudarlo a encontrar nuevas rutas alrededor de cualquier zona de bloqueo o lesión. Feldenkrais es un trabajo innovador, suave, y suele ser sorprendentemente eficaz en la rehabilitación de traumatismos, parálisis cerebral, apoplejía y otras discapacidades serias. Lo encuentro mucho más útil que la terapia de rehabilitación física estándar.

- *Rolfing:* Es una forma de trabajo corporal algo más profunda; su objetivo es reestructurar el sistema musculoesquelético, trabajando las formas de tensión acumuladas en los tejidos profundos. El terapeuta aplica firme presión en diferentes zonas del cuerpo, lo que puede ser doloroso mientras se ejecuta. «Hacerse el rolfing» significa pasar por una serie básica de diez sesiones, en cada una de las cuales el trabajo se concentra en una parte diferente del cuerpo. El rolfing puede liberar emociones reprimidas y también disipar tensiones musculares habituales.

- *Shiatsu:* Arte sanador tradicional japonés, el shiatsu consiste en una firme presión de los dedos aplicada a puntos concretos del cuerpo, con la finalidad de aumentar la circulación de la energía vital. El paciente se echa en el suelo y el terapeuta trabaja sentado a su lado. Los practicantes japoneses ejercen una presión mucho más fuerte que lo que resultaría cómoda a muchos occidentales, pero vale la pena soportarla porque el shiatsu puede ser increíblemente eficaz para disipar la tensión muscular y recargar el cuerpo. Los practicantes occidentales suelen usar un toque más suave.

- *Trager:* Esta es una de las formas de trabajo corporal menos invasoras; consiste en mecimientos y balanceos impulsados para inducir estados de profunda y agradable relajación. Además de sus efectos relajadores, el trabajo trager puede servir también para facilitar la comunicación del sistema nervioso con los músculos, de modo que puede ser útil como método de rehabilitación, sobre todo para personas que sufren de lesiones traumáticas, discapacidades, el síndrome posterior a la polio y otros problemas neuromusculares crónicos.

# 17

# Siete estrategias
# de pacientes que tuvieron éxito

Además de los casos que ya he relatado, he conocido y entrevistado a otras muchas personas que han experimentado la curación espontánea. Reflexionando sobre sus casos he identificado unas cuantas estrategias comunes utilizadas por ellas, estrategias que beneficiarán a cualquiera que esté enfermo y se vea enfrentado a decisiones difíciles. Si las adoptaran más pacientes, creo que la incidencia de curación espontánea se elevaría espectacularmente.

He observado que los pacientes que tienen éxito:

## 1. No aceptan un «no» por respuesta

La mayoría de las personas cuyas experiencias he relatado oyeron palabras desalentadoras por parte de profesionales de la salud, sobre todo por parte de los médicos, que les dijeron que no había esperanza, que no se podía hacer nada más, y que no había posibilidad de mejorarse. Estas personas no se lo creyeron, sino que nunca renunciaron a la esperanza de que era posible encontrar ayuda y solución en alguna parte.

El joven que tenía una enfermedad autoinmune (pág. 142) llevaba años escuchando a los hematólogos decirle que no podían hacer nada por él, fuera de mantenerlo con las elevadas dosis de esteroides que le estaban destruyendo la salud. Durante años había aceptado esa opinión, pero cuando la toxicidad del tratamiento supresor llegó a ser cada vez más evidente, se dejó llevar por la intuición de que tenían que existir otros métodos, y comenzó una búsqueda que lo condujo hasta mí. Yo le dije que opinaba que podía alterar el comportamiento de su sistema inmunitario efectuando importantes cambios en su estilo de vida, explorando terapias alternativas y trabajando con métodos mente-cuerpo. Él se interesó por mis palabras pero con una actitud escéptica. Le puse la tarea de leer algunos artículos sobre psiconeuroinmunología; él los leyó todos y además fue a la biblioteca médica de la Universidad de Arizona a buscar más artículos sobre el tema. Como consecuencia de leer este material se entusiasmó y se sintió motivado para comenzar el trabajo. Me dijo que deseaba que su hematólogo también formara parte del equipo, para que supervisara sus análisis de sangre y estuviera presente en caso de crisis. Yo estuve de acuerdo y le dije que me alegraría mucho revisar un plan de tratamiento con su médico.

A los pocos días volvió a verme. El hematólogo le había dicho que sus ideas eran una locura; que si intentaba abandonar su medicación, al cabo de unos cuantos días estaría hospitalizado. Él quiso darle a leer copias de los artículos que había encontrado sobre métodos mente-cuerpo para las enfermedades autoinmunes, pero se echó a reír y le dijo que él no perdía su tiempo «leyendo basura». Este comentario enfureció tanto al paciente que reunió el valor suficiente para despedir a su médico; era la primera vez en su vida que desafiaba a una autoridad médica y tomaba en sus manos la responsabilidad del tratamiento. Le costó cierto trabajo encontrar otro hematólogo, el cual, pese a cierto desagrado, accedió a supervisar sus análisis y permitirle experimentar. El paciente hizo en su vida los cambios recomendados y dejó de tomar prednisona. Los resultados de los análisis de sangre fluctuaron durante un periodo, después se estabilizaron en niveles mejores que cuando tomaba el medicamento. Esto lo convenció de que estaba en el buen camino y reforzó su motivación para continuar.

## 2. Buscan ayuda activamente

Los pacientes que tienen éxito buscan posibilidades de tratamientos y curas y siguen todos los caminos que se les presentan. Indagan, preguntan, leen libros y artículos, van a las bibliotecas, escriben a los autores, piden ideas a amigos y vecinos, y viajan para conocer a los médicos que les parecen prometedores. Esta conducta conduce a algunos médicos a etiquetar a estos pacientes de difíciles, desobedientes, o sencillamente odiosos, pero hay motivo para pensar que los pacientes difíciles tienen más probabilidades de mejorar, mientras que los agradables y sumisos al final se queman.

Recuerde las palabras de Kristin, aquella joven que curó de anemia aplásica (pág. 33): «Personas diferentes pueden tener maneras diferentes de curar, pero siempre hay una manera. ¡Siga buscando!».

## 3. Buscan a otras personas que se han curado

Una de las maneras más eficaces para neutralizar el pesimismo de los médicos es encontrar a una persona que haya sufrido el mismo problema y esté curada. Siempre que encuentro personas que han solucionado problemas graves de salud les pregunto si me permitirían enviarles de vez en cuando a pacientes de dolencias similares para que les den consejo y orientación. Por ejemplo, conozco a un hombre que ronda los cuarenta años y que hace quince contrajo artritis reumatoidea. Durante años tomó dosis cada vez mayores de medicamentos supresores, y necesitó varias intervenciones quirúrgicas para corregir la deformidad cada vez más acusada de una mano. Después comenzó a notar que el curso fluctuante de su enfermedad seguía sus altibajos emocionales. Hizo un esfuerzo consciente por llevar un estilo de vida sano y no desanimarse, a consecuencia de lo cual ha podido detener el progreso de la artritis y eliminar la medicación. Le he enviado a varios pacientes de artritis reumatoidea, personas jóvenes que sólo conocían el punto de vista de los reumatólogos convencionales y no tenían ningún motivo para creer que ellas podían responsabilizarse de su salud. Él las convence de que pueden modificar la enfermedad sin depender de medicamentos y después las inicia en el camino de la curación.

## 4. Se relacionan bien con profesionales de la salud

Los pacientes que tienen éxito suelen aliarse con profesionales de la salud que los apoyan en su búsqueda de respuestas. Un aliado podría ser sencillamente un médico que dice: «No sé qué está haciendo, pero sea lo que sea, ¡adelante!». O puede ser uno que interviene activamente sugiriendo experimentos. Lo que se necesita es un profesional que crea en uno y en su capacidad de sanarse a sí mismo, alguien que autorice la búsqueda y haga sentir que uno no está solo. Los buenos médicos están dispuestos a decir «No sé», y se van a alegrar muchísimo al ver sanar al paciente, sea cual sea el método que éste haya decidido seguir.

## 5. No vacilan en hacer cambios radicales en su vida

Muchos de los pacientes con éxito que he conocido no son las mismas personas que eran al comienzo de su enfermedad. Su búsqueda de la curación les hizo tomar conciencia de que tenían que hacer cambios importantes en sus vidas: cambios en las relaciones, en el trabajo, en los lugares de residencia, en la dieta, en los hábitos, etc. Ahora, mirando hacia atrás, ven estos cambios como pasos necesarios para su crecimiento personal, pero en su momento el proceso fue angustioso. El cambio siempre es difícil; un cambio importante puede ser muy doloroso. La enfermedad suele obligarnos a mirar problemas y conflictos de nuestra vida a los que hasta ahora no habíamos hecho caso con la esperanza de que desaparecieran. Continuar sin hacerles caso puede obstaculizar cualquier posibilidad de curación espontánea, mientras que la disposición a cambiar puede ser un potente presagio de éxito.

## 6. Consideran un regalo la enfermedad

Debido a que la enfermedad puede ser un potente estímulo para cambiar, y tal vez lo único capaz de obligar a algunas personas a resolver sus conflictos más profundos, los pacientes que tienen éxito suelen considerarla la mayor oportunidad que han tenido de desarrollo y crecimiento personal, un verdadero regalo. Considerar una desgracia la enfermedad, sobre todo una no merecida, puede obstaculizar al sistema sanador. Llegar a considerarla un regalo que permite crecer puede abrirlo o activarlo.

## 7. Cultivan la aceptación de sí mismos

Aceptarse, con todas las imperfecciones, limitaciones y defectos que caracterizan a todo ser humano, representa un sometimiento a una voluntad superior. Por lo visto es más probable que se produzca un cambio en este clima de rendición que en un clima de confrontación con el Universo. Cuando uno está enfermo, rendirse no significa renunciar a la esperanza de renovada salud. Más bien significa aceptar todas las circunstancias de la propia vida, entre ellas la enfermedad presente, con el fin de superarlas. Recuerde las fases del proceso de aflicción o luto por la pérdida de un ser querido (pág. 117): sólo con la aceptación de la pérdida se hace posible avanzar hacia la integración y la curación. Recuerde también las palabras de un hombre que experimentó la curación espontánea: «El truco está en prescindir del ego, quitar de en medio los conceptos y simplemente dejar que el cuerpo se cure. Él sabe cómo hacerlo».

# 18

# Tratamiento para categorías generales de enfermedades: Secretos de un médico «higeano»

Si uno enferma, le es útil conocer métodos terapéuticos que estimulen y activen el sistema sanador, sobre todo modificaciones de la dieta, suplementos específicos, remedios de hierbas y métodos alternativos desconocidos para la mayoría de los médicos convencionales. No es mi intención ofrecer aquí una lista exhaustiva de enfermedades con sus programas completos de tratamiento, en particular porque creo que el tratamiento debe hacerse a la medida de cada persona, pero puedo ofrecerle consejos sobre el tratamiento para categorías generales de enfermedades. Tenga presente que las sugerencias de este capítulo no están destinadas a reemplazar la medicina estándar. Recuerde también que las personas reaccionan de distintas maneras a las substancias que toman. Si bien los tratamientos que presento a continuación son eficaces y no presentan riesgos, según mi experiencia, pueden producirse reacciones adversas al tomar cualquier hierba o suplemento. Deje de tomar el remedio que le cause algún problema. Además, tenga paciencia con los tratamientos naturales; normalmente tardan más en surtir efecto que los medicamentos supresores, mucho más fuertes. Si hace modificaciones en su dieta y comienza un régimen de terapias naturales, pueden transcurrir entre seis y ocho semanas para que note mejoría. La mejoría será gradual, uniforme y sólida, porque representa la actividad duradera del sistema sanador, no la supresión de síntomas.

## Alergias

La alergia es una reacción aprendida del sistema inmunitario contra agentes medioambientales que no son intrínsecamente dañinos. El objetivo del buen tratamiento debería ser calmar un sistema inmunitario hiperactivo para poder convivir con las substancias alergenas sin estornudar, toser o generar ronchas y comezón. Los tratamientos convencionales son más o menos tóxicos y, dado que son exclusivamente supresores, con el tiempo aumentan la reactividad inmune. Es alentador el hecho de que las alergias con frecuencia aparecen y desaparecen repentinamente; eso indica que los comportamientos aprendidos de reacción no están fijados, que el sistema inmunitario es capaz de desaprender lo aprendido. La curación espontánea de la alergia no es un caso infrecuente. Para aumentar sus posibilidades, conviene trabajar en diferentes frentes:

Las *modificaciones en la dieta* suelen reducir la sensibilidad alérgica. Las sugerencias más importantes que puedo ofrecer en este aspecto son: seguir una dieta baja en proteínas, reducir el consumo de proteínas de origen animal en general y, concretamente, eliminar la leche de vaca y sus derivados, dado que en muchas personas la proteína de la leche actúa como irritante en el sistema inmunitario. Además, recomiendo comer siempre que sea posible alimentos cultivados biológicamente, porque pienso que los residuos de los productos agrícolas químicos contribuyen con frecuencia a reactivar el sistema inmunitario.

*Suplementar* la dieta con quercitina, que es un producto

natural obtenido del trigo sarraceno y frutas cítricas. La quercitina estabiliza las membranas de las células que liberan histamina,
la mediadora de muchas reacciones alérgicas. Se adquieren
comprimidos de quercitina en las tiendas de productos dietéticos (algunas marcas contienen vitamina C y otros compuestos).
La dosis recomendada es de 400 mg dos veces al día entre comidas. La quercitina es un tratamiento preventivo, no sintomático,
de modo que es mejor tomarla regularmente. Si las alergias son
estacionales, comience a tomarla varias semanas antes de cuando suponga que le van a comenzar los síntomas. Si no es así,
tómela durante dos o tres meses, después reduzca poco a poco
la dosis para determinar si se mantiene la mejoría.

Un buen *tratamiento herbolario* para la fiebre del heno, sobre
todo para los estornudos, picor de los ojos, oídos y garganta
alérgicos es la ortiga mayor (*Urtica dioica*), sobre todo un extracto de las hojas de esta planta deshidratadas por congelación.[72]
De una a dos cápsulas cada dos horas controlará los síntomas
sin producir la toxicidad aneja a los antihistamínicos y esteroides. El medicamento estándar para este problema que presenta
menos riesgos de toxicidad es el sodio cromolino en forma de
aerosol nasal (solución nasal Nasalcrom), que funciona por un
mecanismo similar al de la quercitina.

Las *modificaciones medioambientales*, como la instalación de
filtros de aire en la casa, pueden reducir la carga alergena del
sistema inmunitario y darle más posibilidades de calmarse.

Las *intervenciones mente-cuerpo* son importantes. Algunas
personas, muy alérgicas a las rosas, tienen reacciones alérgicas
al ver rosas de plástico, lo cual indica que el aprendizaje
en el ámbito del cerebro superior está implicado en estas reacciones mal dirigidas del sistema inmunitario. La terapia interactiva de imágenes guiadas puede ser particularmente útil para
trastornos alérgicos de la piel, como la urticaria crónica y el
eccema.

\* \* \*

## Dolores

El dolor tiene dos aspectos: la sensación física producida por alguna perturbación de la estructura o funcionamiento corporal y la percepción física de ésta. Este último aspecto se puede modificar de varias maneras. Mi preferida es la hipnoterapia, seguida por las imágenes guiadas, la meditación y la acupuntura. Repase la historia de Ethan en las páginas 167-173, donde se narra la curación de un dolor crónico mediante intervención puramente psíquica.

Hasta el punto en que el dolor es consecuencia de inflamación de tejidos, se puede tratar con todos los cambios alimenticios, hierbas y métodos alternativos enumerados en «Enfermedades autoinmunes» y «Trastornos musculoesqueléticos».

El toque terapéutico y otras formas de curación energética suelen ser espectacularmente eficaces para aliviar el dolor.

## Enfermedades autoinmunes

En la enfermedad autoinmune, las reacciones inmunitarias están dirigidas contra tejidos del propio cuerpo, provocando cambios inflamatorios y finalmente daño a estructuras corporales. La predisposición a la enfermedad autoinmune puede ser hereditaria, y la enfermedad puede activarse por infección u otro estrés físico o por traumas emocionales. Cualquier tipo de tejidos y órganos son blanco de las reacciones inmunitarias anormales: los nervios (esclerosis múltiple), las articulaciones (artritis reumatoidea), las glándulas endocrinas (miastenia grave y formas de tiroiditis), los músculos (polimiositis), los riñones (glomerulonefritis), etc. La historia natural de todas estas enfermedades está marcada por periodos alternados de exacerbación y remisión, lo cual es buena pauta, porque demuestra la capacidad del sistema sanador para derrotar a la enfermedad autoinmune. El método médico convencional para este tipo de enfermedades es insatisfactorio, dado que confía en medicamentos supresores muy tóxicos.

Puesto que la enfermedad autoinmune tiene múltiples causas (entre ellas, la herencia, el estrés e interacciones medioambientales), un buen tratamiento ha de comprender el estilo de vida total de cada paciente. Además de ayudar al sistema sanador a modular la inmunidad, conviene hacer modificaciones en la dieta que tiendan a reducir la inflamación, ya que los cambios inflamatorios son causa del daño a los tejidos en estas enfermedades.

Las *modificaciones en la dieta* serían las mismas que para la alergia: dieta baja en proteínas con consumo mínimo de alimentos de origen animal, sobre todo leche y productos lácteos; mucha fruta, verdura y cereales cultivados biológicamente; eliminación de aceites vegetales poliinsaturados y grasas artificialmente hidrogenadas; inclusión de pescado u otras fuentes de ácidos grasos omega-3, como las semillas de lino.

*Suplementar* la dieta con vitaminas y minerales antioxidantes.

Entre las *hierbas para tratamientos* está el jengibre, por su efecto antiinflamatorio (las cápsulas de jengibre seco en polvo son las mejores; comience con 1 dos veces al día), y la matricaria, eficaz sobre todo en el tratamiento de la artritis autoinmune.[73] (Yo recomiendo 1-2 cápsulas de hojas de matricaria deshidratadas por congelación dos veces al día; en el Apéndice encontrará la dirección para comprarla.) Otra posibilidad es la cúrcuma (*Curcuma longa*), esa especia que da el color amarillo al curry y a la mostaza preparada.[74] La cúrcuma es pariente próximo del jengibre; su rizoma tiene importantes propiedades antiinflamatorias y se puede añadir simplemente a la comida; sin embargo, es más eficaz tomar curcumina, es decir, el pigmento amarillo que es el componente activo, en dosis de 400-600 mg tres veces al día. En las tiendas de productos dietéticos se encuentran preparados que combinan curcumina con bromelina, una enzima de la piña que favorece la absorción de la curcumina y tiene a su vez efectos antiinflamatorios propios.

Los *tratamientos alternativos* suelen ser muy beneficiosos, sobre todo la medicina china tradicional y la ayurvédica. También he visto casos de enfermedades autoinmunes que responden bien al tratamiento homeopático.

Las *intervenciones mente-cuerpo* son fundamentales en las enfermedades autoinmunes, porque los altibajos de estas enfermedades suelen estar relacionados con altibajos emocionales, y porque sabemos que los factores mentales influyen en las reacciones inmunes. La psicoterapia, la hipnoterapia y la terapia de imágenes guiadas son métodos útiles que vale la pena explorar.

## Enfermedades cardiovasculares

La mayoría de las enfermedades del corazón y de los vasos sanguíneos son enfermedades derivadas de un estilo de vida, y por lo tanto se pueden prevenir con una dieta sana para el corazón, no fumando, haciendo ejercicios apropiados y trabajando para que las relaciones emocionales sean sustentadoras y para neutralizar la rabia y el estrés. Incluso en el caso de que aparezcan estas enfermedades se puede hacer más lento su progreso, detenerlo, o incluso darle marcha atrás cambiando el estilo de vida de la manera más conveniente. He aquí algunas otras sugerencias:

La *modificación de la dieta* debería acentuar la reducción de grasas, sobre todo de las grasas saturadas, y sustituir otros tipos de grasa por aceite de oliva. Probablemente la más protectora para el corazón es una dieta vegetariana o semivegetariana rica en fibra, pobre en grasas, con pescado u otras fuentes de ácidos grasos omega-3. El ajo, la cebolla, la guindilla (chile, ají), el té verde y la cúrcuma, tienen efectos protectores en el sistema cardiovascular.

*Suplementar* la dieta con vitaminas y minerales antioxidantes, sobre todo vitamina E. Otros dos productos naturales que yo recomiendo son la coenzima Q (también llamada Co-Q-10) y la L-carnitina. La coenzima Q mejora la utilización del oxígeno por parte de las células, sobre todo de las células cardiacas.[75] Yo recomiendo tomar 60 mg una vez al día, y más si se lo puede permitir (no es barata), hasta 200 mg al día (no vale la pena comprar la coenzima Q-10 en forma de dosis de menos de 60 mg por cápsula). La L-carnitina es un aminoácido que también mejora el metabolismo de las células musculares del corazón[76] (tampoco es barata). La dosis recomendada es de 250-500 mg dos veces al día. Ambos productos se encuentran en las tiendas de productos dietéticos y proveedores de vitaminas. Para la arritmia cardiaca es muy útil un suplemento de magnesio. Pruebe a tomar 1.000 mg de magnesio (en forma de citrato, gluconato o quelato) al momento de irse a la cama, más otros 500 mg por la mañana con iguales cantidades de calcio (citrato). Recomiendo las mismas dosis de calcio y magnesio para controlar la hipertensión.

Entre las *hierbas de tratamiento* para el sistema cardiovascular se encuentra el espino blanco o albar (*Crataegus oxyacantha*), diurético natural y tónico cardiaco, útil para las personas que sufren enfermedades coronarias e insuficiencia cardiaca, y las setas oreja (*Auricularia polytricha*), ingrediente culinario chino que tiene un efecto anticoagulante similar al de la aspirina.[77] Se vende un extracto deshidratado por congelación en cápsulas (véase Apéndice); la dosis es 1-2 cápsulas dos a cuatro veces al día. Las setas oreja se pueden comprar secas en las tiendas de comestibles chinas. Remójelas en agua caliente hasta que se agranden y ablanden; después deseche cualquier trozo que haya quedado duro y añádalas a sopas o sofritos. Una dosis razonable es una cucharada de setas remojadas al día. El castaño de Indias (*Aesculus hippocastanum*) es un tratamiento tópico para las varices. En las tiendas de productos dietéticos se encuentran pomadas que contienen extracto de castaño de Indias, que también recibe el nombre de «escina».

El *ejercicio aeróbico regular* es uno de los ejercicios que mejor influyen sobre el corazón y los vasos sanguíneos, como lo son todas las técnicas de relajación y de reducción del estrés.

## Infecciones

He hecho la observación más de una vez en este libro de que la eficacia de los antibióticos para las infecciones bacterianas va decayendo rápidamente a medida que esos microorganismos se hacen resistentes a ellos. Las infecciones graves, de avance rápido o que interesan órganos vitales son urgencias que requieren supervisión alopática, pero incluso en esos casos vale la pena recurrir a métodos complementarios para estimular las reacciones curativas. Para infecciones menos graves y para infecciones crónicas o recurrentes que resisten los tratamientos alopáticos, el principal enfoque es activar el sistema sanador propio. Para infecciones localizadas, una de las mejores maneras de hacer esto es aumentar el flujo sanguíneo hacia las zonas afectadas mediante la aplicación de calor, por ejemplo con compresas calientes o baños locales. También se puede ayudar al sistema sanador a combatir la infección dando más descanso al cuerpo, comiendo menos, aumentando el consumo de líquido y sudando en un baño de vapor o en una sauna.

La *modificación de la dieta* puede reducir la propensión a cierto tipo de infecciones. Por ejemplo, reducir el consumo de todo tipo de azúcar puede disminuir la frecuencia de infecciones del tracto urinario en las mujeres, y aumentar el consumo de frutas y verduras frescas sirve para fortalecer la inmunidad.

*Suplementar* la dieta con vitaminas y minerales antioxidantes, sobre todo con vitamina C: 2.000 mg dos o tres veces al día para infecciones crónicas o recurrentes.

Las *hierbas de tratamiento* para infecciones son abundantes, desde las más conocidas (el ajo) hasta las exóticas (setas orientales). Añada ajo crudo a la dieta como norma general, y experimente con equinacea (*Echinacea purpurea* y especies afines), hierba originaria de Estados Unidos que tiene propiedades antibióticas y estimulantes del sistema inmunitario.[78] Los preparados de equinacea se encuentran fácilmente en las tiendas de productos dietéticos y en algunas farmacias. Pruebe su sabor para comprobar que causan una clara sensación de insensibilización en la lengua pasado un minuto; de otro modo no son eficaces. Siga las dosis recomendadas en el producto o tome un cuentagotas lleno del extracto disuelto en un poco de agua caliente cuatro veces al día. Para infecciones tópicas, pruebe con aceite de melaleuca, que se obtiene de un árbol australiano (*Melaleuca alternifolia*). Compre solamente un aceite de melaleuca cien por cien puro en una tienda de productos dietéticos; es un excelente desinfectante, útil en el botiquín de primeros auxilios para la casa y para los viajes. Para infecciones virales recurrentes, pruebe con astrágalo (véanse las páginas 246-247).

A veces la *medicina alternativa* logra un éxito notable con las enfermedades infecciosas que la medicina convencional no consigue curar. Mi primera elección sería la medicina china tradicional, que tiene un enorme surtido de plantas medicinales con propiedades antivirales, antibacterianas y moduladoras de la inmunidad.

Siempre habría que probar con *métodos mente-cuerpo*. En el peor de los casos, pueden aumentar la eficacia de los medicamentos convencionales. En el mejor, pueden cambiar el equilibrio entre el sistema inmunitario y los gérmenes patógenos de manera que favorezca la solución de la infección.

## Problemas femeninos de salud

Los problemas menstruales, entre ellos los periodos dolorosos y el síndrome premenstrual, se alivian eliminando la cafeína y las grasas favorecedoras de inflamaciones (véase «Enfermedades autoinmunes», págs. 348-349) y suplementando la dieta con ácido gammalinolénico (véase «Problemas de la piel», págs. 355-356), vitamina E y vitamina $B_6$ (100 mg dos veces al día). La hierba dong-quai (*Angelica sinensis*) es un buen tónico para una amplia variedad de problemas femeninos (pág. 250). Otra hierba útil para este tratamiento es el sauzgatillo (*Vitex agnus-castus)*, que se toma en forma de extracto líquido o en cápsulas (un cuentagotas lleno de extracto en agua, o 1-2 cápsulas dos veces al día); va bien para regular el ciclo reproductor femenino. También es importante el ejercicio aeróbico moderado, practicado con regularidad.

Para evitar los desequilibrios del metabolismo del estrógeno, es fundamental evitar los alimentos con estrógeno añadido (carne de animales y aves criados comercialmente), evitar la exposición a substancias contaminantes que tengan actividad estrogénica, reducir al mínimo el consumo de bebidas alcohólicas, una dieta con poca grasa, y aumentar el consumo de productos de soja, por su contenido de fitoestrógenos protectores.

Los síntomas de la menopausia se pueden tratar sin recurrir al tratamiento con hormonas, aunque algunas mujeres que ya están perdiendo densidad ósea o tienen elevado riesgo de enfermedad coronaria podrían elegir ese tratamiento hormonal por esos motivos. Una fórmula de hierbas que reducirá o eliminará los sofocos en la mayoría de las mujeres se compone de dong quai, sauzgatillo y damiana (*Turnera diffusa*). Tome un cuentagotas lleno de extracto o dos cápsulas de cada una, una vez al día, a mediodía.

Los *métodos mente-cuerpo* son valiosísimos para todos los trastornos del sistema reproductor femenino. Los resultados de la hipnoterapia y la terapia de imágenes guiadas pueden ser rápidos, espectaculares y sorprendentemente eficaces.

## Problemas masculinos de salud

La próstata es un punto vulnerable de la anatomía masculina, que muchas veces alberga infecciones tenaces en los jóvenes y se agranda en la vejez hasta el punto de obstaculizar la micción. Los principales irritantes de la próstata son el café y otras formas de cafeína, el café descafeinado, el alcohol, el tabaco, el ají o guindilla, la deshidratación, y las eyaculaciones o demasiado frecuentes o demasiado infrecuentes. El estar sentado mucho tiempo seguido y el movimiento de choque repetitivo (montar a caballo, bicicleta o motocicleta) también someten a presión esta glándula.

*Suplementar* la dieta con cinc, 30 mg al día de la forma picolinato. También aumente el consumo de productos de soja; sus fitoestrógenos protegen a la próstata de la influencia desequilibrada de hormonas sexuales masculinas.

El *tratamiento herbolario* para el agrandamiento prostático se apoya en dos plantas: *Serenoa repens y Pygeum africanum.*[79] Tome una u otra, siguiendo las recomendaciones de dosis que acompañan al producto. Puede continuar tomándolas indefinidamente.

Para la insuficiencia sexual, la medicina tradicional china ofrece muchos tratamientos, entre ellos el ginsén (véanse páginas 248-250), que es el tónico sexual masculino por excelencia. La medicina ayurvédica ofrece ashwaganda *(Withania somnifera),* recientemente a la venta en las tiendas de productos dietéticos. Siga las dosis recomendadas en el producto.

Vale la pena explorar *métodos mente-cuerpo* en todos los problemas sexuales y genitales; son especialmente útiles la hipnoterapia y la terapia de imágenes guiadas.

## Problemas de la piel

Dado que la piel tiene muchas terminaciones nerviosas, es otro lugar frecuente de problemas relacionados con el estrés. También aquí, los tratamientos convencionales para muchas enfermedades de la piel, sobre todo los preparados con esteroides para uso tópico, son de naturaleza supresora y potencialmente tóxicos.

Los *cambios en el estilo de vida* pueden ser importantísimos para la salud de la piel, en particular la protección de los efectos nocivos de la exposición al sol; disminuir la frecuencia de los lavados con jabón, porque se eliminan los aceites protectores naturales; el uso asiduo de hidratantes inmediatamente después del baño o la ducha, y la eliminación de productos cosméticos que contienen tintes y otras substancias químicas agresivas.

La *modificación de la dieta* también es importante para eliminar los alimentos que favorezcan reacciones alérgicas e inflamatorias y para proveer los elementos nutritivos necesarios para el desarrollo sano de la piel, cabellos y uñas. En general, haga los cambios recomendados en «Enfermedades autoinmunes», procurando consumir adecuadas fuentes de ácidos grasos omega-3.

*Suplemente* la dieta con vitaminas y minerales antioxidantes y con ácido gammalinolénico (AGL), que es un ácido graso esencial particularmente beneficioso para la piel; las mejores fuentes son el aceite de casis (grosellero negro) y el aceite de onagra, que se encuentran en cápsulas en las tiendas de productos dietéticos. La dosis recomendada de aceite de casis es de 500 mg dos veces al día. Comprobará los cambios en la piel, cabellos y uñas a las seis u ocho semanas de toma continua.

Las intervenciones *mente-cuerpo* deberán probarse en todos los casos de enfermedad de la piel, para aprovechar la gran cantidad de terminaciones nerviosas de la piel. Generalmente envío a mis pacientes a hipnoterapeutas cualificados y a terapeutas de imágenes guiadas.

La *medicina alternativa* puede ser más eficaz y menos tóxica que la medicina convencional en el tratamiento de trastornos de la piel. Según mi experiencia, las mayores posibilidades de éxito la tienen la homeopatía, la medicina ayurvédica y la medicina tradicional china, incluso para los casos de psoriasis y otros problemas crónicos graves.

## Trastornos digestivos

Esta es otra gran categoría de enfermedades que en su mayor parte están relacionadas con el estilo de vida, sobre todo con malos hábitos de alimentación y de control del estrés. La medicina convencional las trata bastante mal. La medicina alternativa ofrece muchos tratamientos eficaces y sin riesgos, probablemente porque el sistema sanador, si se le da la oportunidad, suele ser capaz de resolver del todo estos trastornos. Una causa común y principal de muchos trastornos digestivos, desde el reflujo esofágico al estreñimiento, es un desequilibrio entre la motilidad intrínseca de la musculatura gastrointestinal y la influencia reguladora de los nervios involuntarios que coordinan todo el sistema. Hay tanta relación nerviosa hacia el tracto gastrointestinal que éste es muy propenso a distorsionarse a causa del estrés. De hecho, junto con la piel, el sistema digestivo es el lugar más común de la manifestación de enfermedades relacionadas con el estrés.

Siempre deberían hacerse *modificaciones dietéticas* para mejorar la salud y funcionamiento digestivos. Para empezar, elimine la cafeína (especialmente el café), el tabaco y otras drogas estimulantes. El alcohol puede ser un importante irritante del esófago y el estómago. Preste atención a qué alimentos y combinaciones de alimentos le producen molestias, y cambie sus hábitos alimenticios. A veces comer cantidades más pequeñas con más frecuencia hará funcionar con más facilidad el sistema digestivo.

Las *hierbas de tratamiento* para los trastornos digestivos suelen ser muy eficaces. Las infusiones de manzanilla y de menta van bien para la acedía y las náuseas; pero dado que la menta relaja el esfínter esofágico (donde el esófago se une al estómago), puede empeorar el reflujo esofágico. El jengibre es bueno para las náuseas, en cualquier forma. Para la gastritis grave, reflujo o úlcera péptica, pruebe con la preparación de regaliz desglicirrizado (véase nota al pie de pág. 317), que aumenta la mucosidad protectora natural que cubre el revestimiento del estómago. El aceite de menta en cápsulas entericoprotectoras, en venta en las tiendas de productos dietéticos, es un excelente tratamiento para el síndrome de colon irritable, la diverticulitis y otras dolencias intestinales. Un buen remedio natural para la diarrea y la inflamación intestinal es el polvo de algarrobo, también de venta en las tiendas de productos dietéticos. Comience por una cucharada, mezclándola con puré de manzana y miel para hacerlo más apetecible. Tómelo con acidófilus (en líquido o en cápsulas) con el estómago vacío (por lo menos una hora y media antes o tres horas después de comer). Para el estreñimiento, el preparado ayurvédico trifala es excelente; siga las recomendaciones de dosis de la etiqueta.

La *relajación* es importantísima. El ejercicio de respiración explicado en las páginas 285-286 tiene efectos especialmente beneficiosos en el sistema gastrointestinal, pero ha de practicarse con regularidad. El *biofeedback* y el yoga pueden ser útiles, y siempre me quedaré corto en mis recomendaciones de la hipnoterapia y la terapia de imágenes guiadas.

Los *métodos médicos alternativos* que dan los mejores resultados para los trastornos digestivos son la naturopatía, la homeopatía, la medicina china tradicional y la medicina ayurvédica. Yo probaría estos sistemas antes de recurrir a los medicamentos y cirugía alopáticos.


## Trastornos mentales, emocionales y nerviosos

Para la ansiedad, incluso en sus formas más graves, el mejor remedio que conozco es el ejercicio de respiración relajadora (págs 285-286). Al ir cambiando poco a poco el tono del sistema involuntario, produce una relajación interior que favorece la curación emocional. Si comienza a practicarla ahora, ya sabrá hacerla en caso de necesidad. El ejercicio regular también es importante y, evidentemente, el aprendizaje de la relajación será muy útil. Dos hierbas de tratamiento que recomiendo con frecuencia son la flor de la pasionaria (*Passiflora incarnata*) y la valeriana (*Valeriana officinalis*). La pasionaria, que es muy suave, se puede tomar en extracto: un cuentagotas lleno en un poco de agua tibia cuando se necesite, hasta cuatro veces al día. La valeriana es un sedante lo suficientemente fuerte para tomarlo en caso de insomnio, pero para calmarse durante el día se pueden tomar pequeñas dosis, digamos diez gotas de extracto en un poco de agua tibia.

Para la depresión, el mejor tratamiento es el ejercicio aeróbico vigoroso practicado con regularidad, por lo menos 30 minutos al día, cinco días a la semana. Es aconsejable evitar las bebidas alcohólicas, los sedantes, los antihistamínicos y otras drogas o fármacos depresivos. También puede ser importante hacer modificaciones en la dieta, comer menos proteínas y menos grasas, y más féculas, frutas y verduras. Pruebe también este régimen de suplementos: Por la mañana al levantarse, tome 1.500 mg de DL-fenilanalina (DLFA, aminoácido), 100 mg de vitamina $B_6$, 500 mg de vitamina C y una fruta o un vaso pequeño de zumo. No tome desayuno hasta pasada una hora por lo menos. (Si tiene la presión arterial alta, tenga cuidado al tomar esta fórmula, ya que la DL-fenilanalina empeoraría temporalmente este problema. Comience con una dosis más baja del aminoácido y controle con frecuencia la presión arterial.)

## Trastornos musculoesqueléticos

El dolor musculoesquelético agudo y crónico lleva a más pacientes a las consultas de los médicos que muchas otras categorías de enfermedades. Los medicamentos convencionales y la cirugía deberán considerarse los últimos recursos, y sólo después de que hayan fracasado los experimentos fuertes con métodos naturales y alternativos.

Las *modificaciones en la dieta* son menos necesarias en estos casos, a no ser que sea útil manipular las grasas de la dieta para reducir procesos inflamatorios. Esto significa eliminar las grasas poliinsaturadas y saturadas artificialmente, y aumentar el consumo de ácidos grasos omega-3 en cualquier forma.

La *suplementación* con niacinamida de la vitamina B puede

ser muy útil para la osteoartritis.[80] Comience con 500 mg dos veces al día, aumentando la dosis en 500 mg a intervalos de tres semanas si es necesario, hasta un máximo diario de 2.000 mg.

Entre las *hierbas de tratamiento* para el dolor musculoesquelético están el jengibre, sobre todo seco, y la hierba ayurvédica *Boswellia* [olíbano, o árbol del incienso], o el extracto hecho de ella, la boswelina;[81] la venden en las tiendas de productos dietéticos; aténgase a la dosis recomendada en el producto. El jengibre y la boswelia procuran alivio en la fibromialgia y otros trastornos en que las personas se quejan de que «les duele todo». También se puede recurrir a la curcumina, el agente antiinflamatorio de la cúrcuma, explicado en «Enfermedades autoinmunes». Para las magulladuras y hematomas producidos por un traumatismo, un tratamiento excelente es la bromelina, la enzima de la piña, que se encuentra en cápsulas en las tiendas de productos dietéticos; tome 200-400 mg tres veces al día con el estómago vacío. La bromelina favorece la curación de las heridas de los tejidos, pero a algunas personas les puede producir sarpullidos alérgicos; deje de tomarla si siente comezón o escozor.

También en este caso son esenciales las *intervenciones mente-cuerpo*. La hipnoterapia enseña a distanciarse del dolor crónico, y eso puede servir para solucionarlo con más rapidez. Otras formas de reducción del estrés, entre ellas la meditación guiada, han ido bien para los síndromes de dolor crónico cuando todos los métodos convencionales han fracasado.

Siempre vale la pena probar con *tratamientos alternativos* para estas enfermedades, sobre todo la manipulación osteopática, la quiropraxia, los masajes terapéuticos y otras formas de trabajo corporal. La acupuntura proporciona un espectacular alivio temporal del dolor musculoesquelético y favorece la curación de algunos trastornos. Combinada con tratamiento de hierbas chino puede obrar maravillas en las personas que sufren de artritis y que tienen otros problemas musculoesqueléticos crónicamente dolorosos.

## Trastornos relacionados con el estrés

Mientras no se demuestre lo contrario, todas las enfermedades deben considerarse relacionadas con el estrés. Aun en el caso de que el estrés no sea la causa primaria de la enfermedad, suele ser un factor agravante. Decir que una dolencia corporal está relacionada con el estrés no significa de ninguna manera que sea irreal o sin importancia; simplemente significa que el tiempo que se dedique a reducir el estrés y a aprender a relajarse es muy valioso en cuanto a obtener alivio. Algunas de las dolencias más comunes relacionadas con el estrés son el dolor de cabeza, el insomnio, el dolor musculoesquelético (sobre todo de espalda y cuello), los trastornos gastrointestinales de todo tipo, los trastornos de la piel, la insuficiencia sexual, los problemas menstruales y la mayor propensión a las infecciones; esto da motivo a visitas a médicos y recetas de medicamentos supresores. En todos estos trastornos, al margen de otras intervenciones que pueda decidir, recomiendo trabajar con la respiración relajadora, usar métodos mente-cuerpo, y todos los métodos de relajación que le agraden con el fin de dar las mejores oportunidades al sistema sanador para solucionar cualquier problema en el plano físico.

## Trastornos del sistema urinario

Es fundamental el *cambio de estilo de vida* en este caso, porque los factores más comunes de estrés para los riñones son el tabaco, la presión arterial alta, la deshidratación, las bebidas alcohólicas, la cafeína y otras drogas estimulantes, y las dietas ricas en proteínas. El metabolismo de las proteínas sobrecarga de trabajo a los riñones. Si sabe que tiene los riñones dañados o ha tenido alguna enfermedad renal en el pasado, las estrategias preventivas más importantes que debe emplear son adoptar una dieta con muy pocas proteínas y no permitirse jamás quedar deshidratado.

El sistema urinario filtra las toxinas de la sangre y las concentra en la orina, por lo tanto está expuesto a lesiones tóxicas que inicien transformaciones malignas, sobre todo en la vejiga. Le será útil seguir los consejos del capítulo 10, sobre la protección contra las toxinas, y también el consumo regular de suplementos antioxidantes.

Las mujeres son mucho más vulnerables que los hombres a infecciones del tracto urinario. Pueden reducir esta vulnerabilidad eliminando o reduciendo al mínimo el consumo de tabaco, bebidas alcohólicas y cafeinadas, evitando la actividad sexual traumática o excesiva, y manteniendo siempre una buena eliminación de orina bebiendo mucha agua. Además, los arándanos agrios contienen una substancia que dificulta a las bacterias pegarse a la pared de la vejiga. Si sufre de infecciones urinarias, pruebe a beber zumo de arándanos agrios con frecuencia, o compre arándanos agrios sin edulcorar en forma concentrada, y tómelos diluidos a su gusto en agua con o sin gas. Tomar acidófilus en forma líquida o en cápsulas después de las comidas también aumenta la resistencia a las infecciones de la vejiga.

Una *hierba de tratamiento* que sin duda va bien al tracto urinario es la gayuba (*Arctostaphylos uva-ursi*). En las tiendas de productos dietéticos se encuentran extractos en líquido y en cápsulas de las hojas de esta planta, útiles para diversos problemas urinarios. La dosis es un cuentagotas lleno del extracto en un poco de agua, o 1-2 cápsulas de tres a cuatro veces al día. Esto sólo se deberá tomar como remedio a corto plazo, ya que el uso prolongado puede causar irritación.

Los *métodos mente-cuerpo* son muy valiosos para tratar los problemas urinarios. Mi primera elección sería imágenes guiadas con un terapeuta bien preparado.

La *medicina alternativa* también es útil, sobre todo la naturopatía, la homeopatía y la medicina tradicional china.

# 19

# El cáncer, caso especial

Siempre hemos tenido al cáncer entre nosotros. Todos los organismos vivos son vulnerables a él, y cuanto más complejo es el organismo mayor es el riesgo. Una gran cantidad de presiones sobre las células las empuja hacia transformaciones malignas; las células malignas son peligrosas porque no mueren cuando han de morir, no se quedan quietas en un lugar ni limitan su proliferación conforme a las leyes generales que regulan las economías de los organismos totales.

Sin embargo, hay una diferencia radical entre una célula transformada y una proliferación cancerosa con poder de matar a su huésped. Cuando las células se hacen malignas, anuncian su nueva identidad exhibiendo antígenos anormales en sus membranas superficiales. Un trabajo continuo del sistema inmunitario es revisar las células para detectar y eliminar aquellas que no son propias, que no pertenecen al cuerpo. Dado el número de divisiones celulares que se producen constantemente, y dadas las posibilidades de transformaciones malignas, ciertamente se están creando sin cesar semillas de cánceres, y al mismo ritmo el sistema inmunitario las va eliminando. La vigilancia inmunitaria para eliminar células malignas es una función clave del sistema sanador, una defensa contra el cáncer que nuestros cuerpos desarrollaron en el curso de la evolución. Sin embargo, la incidencia de cáncer está aumentando bruscamente en el mundo actual, debido a que nuestras defensas están sobrecargadas de trabajo. Además de los agentes cancerígenos naturales que siempre han estado con nosotros, hemos añadido al medio ambiente una gran cantidad de agentes producidos por el hombre. Siguiendo los consejos de la segunda parte de este libro, sobre cómo mejorar al máximo el sistema sanador, se pueden reforzar las defensas y reducir los riesgos de desarrollar un cáncer. Dada la ineficacia de los tratamientos actuales para esta enfermedad, la prevención es de absoluta importancia.

Una vez que se establece el cáncer en el cuerpo, y especialmente cuando se ha extendido (metástasis) desde su lugar inicial, es muy difícil curarlo. Tenemos miedo al cáncer porque se desarrolla insidiosamente desde dentro, porque resiste a nuestro mejor armamento tecnológico y porque tiene una enorme capacidad destructora. Para comprender por qué el cáncer presenta un reto tan difícil, es necesario entender solamente un hecho básico: *La presencia de cáncer en el cuerpo, incluso en sus primeras fases, ya representa un importante fallo del sistema sanador.* Para que una célula transformada dé origen a un tumor detectable, tiene que haber escapado a la destrucción del sistema inmunitario, experimentado muchas divisiones y producido innumerables células hijas, todo esto sin ningún impedimento. En la mayoría de las demás enfermedades, incluso graves, como las enfermedades cardiacas coronarias y la esclerosis múltiple, es razonable esperar mucho del sistema sanador. En el caso del cáncer, cuando se advierte un bulto, el fracaso de los mecanismos sanadores ya es una pauta establecida.

Las actuales terapias para el cáncer, tanto convencionales como alternativas, distan mucho de ser satisfactorias. La medicina convencional cuenta con tres tratamientos principales: cirugía, radioterapia y quimioterapia, de las cuales sólo la primera tiene sentido. Si el cáncer sólo está en un sitio y es accesible al bisturí del cirujano, se puede extirpar y eliminar para siempre. Lamentablemente, sólo un pequeño porcentaje de cánceres cumplen estos requisitos, en especial los cánceres de la piel y del cuello uterino. En la mayoría de los casos el cáncer ya se ha extendido a más de un sitio cuando se descubre, o está en una parte del cuerpo inaccesible a la extirpación quirúrgica.

La radioterapia y la quimioterapia son tratamientos toscos que quedarán obsoletos dentro de poco tiempo. Los dos funcionan matando a las células en división; la suposición de los médicos que los usan es que las células cancerosas se dividen a más velocidad que las células sanas. Desgraciadamente, esto sólo es cierto en un pequeño porcentaje de cánceres, principalmente cánceres de niños, leucemias, linfomas, cáncer de testículo y otros pocos. En la mayoría de los casos, las células cancerosas se dividen a menos velocidad que las de los tejidos normales más activos del cuerpo: la piel, el revestimiento del tracto gastrointestinal, la médula ósea y otras estructuras del sistema inmunitario. Los bien conocidos efectos secundarios de la radioterapia y de la quimioterapia (caída del cabello, pérdida del apetito, náuseas, vómitos) representan un daño a la piel y al tracto gastrointestinal. El daño al sistema inmunitario es menos obvio, lo cual es mayor motivo de preocupación. Si uno tiene cáncer y se encuentra ante el dilema de usar o no usar terapias convencionales, la pregunta que ha de tratar de responder es la siguiente: ¿El daño que se hace al cáncer va a justificar el daño que repercute en el sistema inmunitario?

En último término, la esperanza de curas para el cáncer es equivalente a la esperanza de reacciones inmunitarias, porque el sistema inmunitario tiene la capacidad de detectar y eliminar los tejidos malignos. El futuro del tratamiento del cáncer no está en armas más potentes y más citotóxicas (que jamás van a poder matar las células malignas sin matar también las células normales de crecimiento rápido). El futuro del tratamiento del cáncer será una inmunoterapia capaz de despertar a un sistema inmunitario adormecido y ponerlo a trabajar en su propio beneficio.

Ya existen algunas formas de inmunoterapia, pero la mayoría están todavía en fase experimental.

La remisión espontánea del cáncer, acontecimiento rarísimo, parece ser consecuencia de una activación inmunitaria repentina, lo cual demuestra la capacidad del sistema inmunitario para reaccionar contra una proliferación maligna, a veces con tal rigor que grandes masas de tejido tumoral se disuelven en cosa de horas o de días. A continuación le cuento una historia de ese tipo de remisión que me envió el doctor Robert Anderson, de Edmonds (Washington), ex presidente del Colegio de Médicos Holistas de Estados Unidos.[82]

La paciente, Helen B, peluquera de 67 años, fue a verlo en 1985 para un reconocimiento de rutina. Durante el examen vaginal, el doctor Anderson notó un bulto incipiente; pensó que se trataba de tejido cicatricial de una histerectomía anterior, pero se alarmó cuando los análisis de sangre revelaron que la paciente tenía anemia con funcionamiento anormal del hígado. La envió a un ginecólogo, pero ella fue postergando la visita, pensando que su médico anterior le había encontrado algo similar varios años antes. Sus dos médicos anteriores habían muerto y no se pudieron localizar sus historiales. Cuando el doctor Anderson volvió a examinarla seis semanas después, el bulto estaba «significativamente más grande» y los resultados de los análisis de sangre eran «significativamente peores». Le insistió para que fuera a ver a un ginecólogo y le ordenó más exámenes; uno de ellos, por ultrasonido, reveló «un bulto en la pelvis izquierda que puede ser de origen ovárico».

Al cabo de un mes le practicaron una cirugía exploratoria. El cirujano encontró un tumor grande que ocupaba la parte izquierda y central de la pelvis, que se había extendido bastante e interesaba el intestino grueso y el delgado; advirtió que «hay lesiones peritoneales de 3-9 mm diseminadas por toda la cavidad pélvica y abdominal, en número que supera las cien; se ha hecho biopsia a cinco de ellas». El informe patológico de las biopsias declaró «tumor maligno con moderada variación de tamaño y forma de las células. [...] El tumor tiene aspecto de ser un carcinoma mal diferenciado, posiblemente de origen ovárico». Varios días después, Helen tuvo otra intervención quirúrgica, para extirparle el tumor y las partes del intestino delgado y grueso adheridas a él. La dejaron con una colostomía [abertura permanente en el colon a través de la pared abdominal] y partes evidentes del tumor en el abdomen. El diagnóstico definitivo del patólogo fue «carcinoma mal diferenciado de probable origen ovárico».

Un carcinoma mal diferenciado de cualquier origen no es ningún tipo de tumor benigno. Las células primitivas tienden a ser muy malignas e invasoras; en el caso de Helen ya se había producido una extensa metástasis diseminada por toda la cavidad abdominal, lo cual daba motivo para un mal pronóstico. El cirujano le escribió al doctor Anderson: «Recomiendo consultar con un oncólogo y el comienzo de quimioterapia. No es necesario que la colostomía se considere permanente. Después de la primera tanda de quimioterapia, probablemente al cabo de seis meses, deberemos volver a explorarla y entonces podríamos cerrar la colostomía». Pero Helen no quiso ir a ver a un oncólogo ni hacerse quimioterapia. Volvió al doctor Anderson y le dijo: «Quiero que me diga qué tengo que hacer para recuperarme». Él le esbozó un programa completo que incluía una dieta vegetariana rica en fibras y baja en grasas y azúcar, suplementos de vitaminas y minerales antioxidantes, ejercicio regular cuando fuera posible, meditación regular que incorporara visualizaciones de la reducción del tumor, y «cambiar de actitud hacia su marido, incluyendo el perdón», ya que las discordias conyugales eran un fuerte motivo de estrés en su vida. También le insistió en que visitara a un oncólogo, y ella lo hizo, aunque de mala gana. El oncólogo, al que le preocupó muchísimo el cáncer residual, la urgió a que le dieran quimioterapia «ahora y no después, cuando el tumor haya crecido y sean mucho menores nuestras posibilidades de obtener buenos resultados», pero Helen se negó, diciendo que entre ella y Dios ganarían la batalla.

Un mes después de la operación se solucionó la anemia y se normalizó el funcionamiento hepático. Helen se sentía fuerte y confiada. El doctor Anderson la animaba. «Noté que su fe en lo divino era evangélica –dice él–; fortalecí su esperanza con cada palabra de aliento». A Helen le fastidiaba mucho tener la colostomía y exigió que el cirujano se la cerrara. Éste no quería operarla mientras no se hiciera quimioterapia, pero su negativa fue tan rotunda e inflexible que finalmente accedió y la operó, a los dos meses y medio de haberle extirpado el tumor. Después de la operación informó que «la operación fue larga y tediosa. Las adhesiones encontradas sólo a la entrada de la cavidad peritoneal están entre las peores que he visto jamás. [...] Los cientos de tumores peritoneales de 3-9 mm estaban igual que antes. Se hizo una biopsia de siete de ellos de diferentes lugares». Pero esta vez el informe del patólogo sobre las biopsias fue bastante distinto; revelaron un «tejido inflamatorio con moderada variación celular y ninguna característica de malignidad». El comentario del cirujano al recibir este informe fue: «Esta es una señora muy interesante».

Helen B. volvió rápidamente a su vida y salud normales, y continuó siguiendo el programa que le había recomendado el doctor Anderson. Dos años más tarde se divorció de su marido, lo cual al parecer le procuró alivio emocional. El doctor Anderson escribe: «En 1987, aproximadamente dos años después de su primera visita a mi consulta, se le desarrolló una hernia incisional en el lugar de la operación quirúrgica anterior. La hernia le creó problemas y se sometió por cuarta vez a una intervención quirúrgica para repararla. En el momento de la operación, el cirujano, con mi ayuda, aprovechó la oportunidad para reexplorarle brevemente el abdomen. Las adherencias habían desaparecido totalmente; *no había ningún tumor peritoneal residual ni señal alguna de cáncer en ninguna parte*». Helen B. murió a los 75 años por causas ajenas al cáncer, casi ocho años después del diagnóstico original.

¿Qué ocurrió en el abdomen de esta mujer que eliminó un

cáncer muy extendido y le devolvió la buena salud a sus órganos internos? Ciertamente el responsable fue su sistema sanador, haciendo uso tal vez de mecanismos inmunitarios; pero ¿por qué no actuó antes? ¿Acaso la extirpación del tumor activó de alguna manera una reacción sanadora? Si fue así, ¿por qué esto no ocurre con más frecuencia? En la mayoría de los enfermos de cáncer metastásico de este tipo, los tumores vuelven a crecer, muchas veces a pesar de la terapia citotóxica agresiva y frecuentemente con resultados fatales. Si una reacción inmunitaria es la mayor esperanza para una cura total del cáncer, entonces hay que ser verdaderamente cautelosos respecto a usar tratamientos citotóxicos que pueden dañar el sistema inmunitario.

En el mundo de la medicina alternativa abundan los tratamientos contra el cáncer,[83] y muchos de ellos son menos tóxicos que la radioterapia y la quimioterapia, pero ninguno de ellos funciona fiablemente para un gran número de enfermos. Muchas de las terapias que he investigado parece que han inducido remisiones en algunas personas; en otras muchas han mejorado la calidad de vida por un tiempo, pero los cánceres permanecen y continúan creciendo. Si existiera un tratamiento alternativo fiablemente eficaz para el cáncer, no tardaríamos en saberlo.

Permítame resumir la información de este capítulo hasta aquí: Las células se convierten constantemente en malignas y lo normal es que el sistema inmunitario las elimine. Dadas las crecientes presiones medioambientales hacia la transformación maligna y la ineficacia de los tratamientos para el cáncer, es imperioso mantener en buen funcionamiento nuestros sistemas sanadores y saber la manera de reducir los riesgos de cáncer.[84] Sí que se produce la curación espontánea del cáncer, pero es mucho menos frecuente que la curación espontánea de la mayoría de las otras enfermedades, porque el sistema sanador ya ha fallado si una célula maligna es capaz de dar origen a un tumor detectable. Cuando ocurre la remisión, el mecanismo es la activación inmunitaria; por lo tanto, hay que tener mucho cuidado para decidir si usar o no tratamientos citotóxicos (radioterapia y quimioterapia), porque el daño al sistema inmunitario puede reducir las posibilidades a largo plazo de una reacción sanadora y curativa.

Así pues, ¿cómo proceder si uno o un ser querido tiene un cáncer? El primer paso deberá ser determinar si se siguen o no los tratamientos convencionales y cómo hacerlo. He aquí algunas orientaciones:

- Si es posible extirpar un tumor, sométase a la operación. Incluso la extirpación parcial de una masa tumoral grande («desabultamiento») puede ayudar al sistema sanador a detener la proliferación cancerosa.
- Indague acerca de cualquier forma de inmunoterapia que exista para su tipo particular de cáncer. Si su oncólogo no conoce ninguna, llame al Instituto Nacional del Cáncer o a los centros de investigación del cáncer de las universidades.
- Si le insisten en que se haga radioterapia y quimioterapia, busque estadísticas sobre los índices de éxito de estas terapias con ese tipo particular de cáncer y su fase de desarrollo. No siempre se puede confiar en los oncólogos respecto a esto, ya que les interesa promover estas terapias y normalmente no conocen métodos alternativos. He conocido a oncólogos que presentan un régimen de quimioterapia afirmando que tiene «un índice de curación de un ochenta por ciento» cuando lo único que demostraba la literatura científica era un 80 por ciento de supervivencia de cinco años sin cáncer. ¿Qué ocurría a los pacientes después de los cinco años? Si se trata de tomar la decisión juiciosa, es necesario conocer las posibilidades precisas. Para algunos casos existen libros que orientan a los enfermos a tomar estas difíciles decisiones.[85] Con mucha frecuencia, la única manera de adquirir la información que se necesita es visitar una biblioteca médica y buscar artículos sobre el tratamiento propuesto.

- Tenga presente que la radiación y la quimioterapia son de suyo mutágenas y cancerígenas. Es posible calcular el porcentaje de pacientes expuestos a estas terapias que, si sobreviven el tiempo suficiente, van a desarrollar cánceres independientes que son consecuencia directa del tratamiento.

- Los agentes quimioterapéuticos naturales, como la vincristina de la pervinca de Madagascar y el taxol del tejo del Pacífico, no son menos peligrosos que los sintéticos. Todas las formas de quimioterapia, naturales o químicas, antiguas o nuevas, solas o combinadas, son agentes destructores de células que dañan al ADN y dañan activamente las células en división, entre ellas las del sistema inmunitario.

- En general, la radioterapia es menos peligrosa que la quimioterapia porque puede dirigirse a una sola parte del cuerpo. De todos modos, es posible que cause graves cicatrices que pueden obstaculizar el funcionamiento futuro del órgano.

- Si no tiene la opción de la inmunoterapia y si los índices de éxito de las terapias convencionales son buenos en el tipo y fase de desarrollo de su cáncer, entonces decídase por ellas sin preocuparse por los riesgos. Estas terapias podrían darle tiempo para buscar otras opciones; y trabajando por mejorar su sistema sanador, puede moderar sus efectos secundarios.

- Si se decide por la radioterapia o la quimioterapia, deje de tomar los suplementos antioxidantes durante el tratamiento, ya que éstos podrían proteger a las células cancerosas junto con las células normales. Reanude la toma de suplementos tan pronto como acabe el tratamiento.

- Si después de examinar las pruebas estadísticas de la utilidad de la radioterapia y la quimioterapia para su tipo de cáncer y en su fase de desarrollo decide no hacerse esos tratamientos, investigue terapias alternativas.

He aquí algunas sugerencias respecto a las terapias alternativas para el cáncer:

- Es igual de importante buscar buena información estadística sobre los resultados del uso de tratamientos alternativos. Pida ver cualquier información publicada que apoye los tratamientos que le interesan. Es posible que no existan o sean escasos los informes publicados en este caso, de modo que tal vez tenga que fiarse de las afirmaciones de los que los practican.
- Trate de determinar si estas terapias presentan algún riesgo de toxicidad u otro tipo de daño.
- Pida nombres de personas que hayan seguido estas terapias y hable con ellas. Si los practicantes de estas terapias no le facilitan esta información, tenga cuidado.

Al margen de que elija tratamiento convencional o alternativo, hay recomendaciones generales que toda persona enferma de cáncer debería seguir:

- Dado que el cáncer representa un fallo del sistema sanador, incluso en sus fases tempranas y localizadas, es una enfermedad sistémica. Los pacientes deben esforzarse por mejorar su salud general y resistencia efectuando cambios en todos los planos: físico, mental-emocional y espiritual.
- Como mínimo, recomiendo cambiar la dieta según los principios expresados en la segunda parte, capítulo 9, «Dieta curativa»; mantener un programa regular de ejercicios; tomar suplementos antioxidantes; tomar hierbas tónicas, sobre todo aquellas que tienen efectos estimulantes de la inmunidad; aprender técnicas de visualización o imágenes guiadas para ayudar al sistema sanador a detener el cáncer; esforzarse por mejorar relaciones (con los padres, hijos y cónyuge, por ejemplo), y hacer todos

los cambios de estilo de vida que sean necesarios para autofacilitarse el que se produzca la curación.

- Además, trate de encontrar personas que hayan pasado por lo mismo que usted, de preferencia personas que hayan tenido el mismo tipo de cáncer. Lea relatos de curación y libros que aumenten su confianza en la propia capacidad sanadora.
- Busque sanadores. Obtenga toda la ayuda que pueda encontrar.

Si el sistema sanador no es capaz de eliminar el cáncer por completo, sí podría lograr otra cosa: hacer más lento su desarrollo o detenerlo, lo que le permitirá gozar de un periodo de salud relativamente buena. A continuación le cuento la historia de una paciente a la que le fue bastante bien, aunque finalmente el cáncer le causó la muerte.

Barbara S. vino a verme a comienzos de 1989, cinco años y medio después de haberle sido diagnosticado cáncer de mama y haberse hecho el tratamiento estándar: mastectomía y quimioterapia. Creía que el haber pasado cinco años sin recurrencia significaba que estaba fuera de peligro; pero justamente al cumplirse cinco años de su diagnóstico se cayó y se lesionó la cadera, y ésta no se le curaba. Los exámenes revelaron que el hueso estaba debilitado por la presencia de un tumor. El cáncer no había desaparecido; estaba presente en forma de metástasis óseas diseminadas por todo el esqueleto; terrible noticia para Barbara y su familia. Su médico comenzó a aplicarle un tratamiento con tamoxifeno, que es un fármaco antagonista del estrógeno, y le dijo que le ordenaría otro ciclo de quimioterapia si ese medicamento no reducía los tumores de los huesos.

Durante los meses siguientes, Barbara efectuó cambios drásticos en su vida. Se tomó un año sabático de su trabajo de decana de facultad, visitó a varios terapeutas y psicoterapeutas, comenzó a hacer yoga y a practicar la natación, hizo terapia de visualización, empezó un régimen de vitaminas y a tomar una fórmula china de hierbas para el cáncer, mejoró su dieta, dio los pasos para recibir tratamiento shiatsu regularmente, y trabajó con sanadores. Durante los tres años siguientes, en contra de todas las estadísticas sobre cáncer de mama diseminado, mantuvo su buena salud y tenía tan buen aspecto que la mayoría de las personas con que se encontraba no podían creer que tuviera cáncer. Durante este periodo le envié a varias pacientes mías a las que acababan de diagnosticarles cáncer de mama y que estaban asustadas y confundidas respecto a qué medidas tomar. Ella les fue de mucha ayuda. También la invité a mis clases para que contara su caso a grupos de alumnos de medicina. Éstos opinaban que era una oradora muy inspirada y que presentaba argumentos muy convincentes para responsabilizarse de la propia vida y aprender a combinar terapias convencionales y alternativas. Sobre todo, demostraba que la recurrencia del cáncer no condena automáticamente a un paciente a la enfermedad y a la rápida decadencia.

Durante el otoño de 1992 le avanzó el cáncer, produciéndole metástasis en el hígado. Se sometió a quimioterapia y probó con un medicamento experimental, investigó otras terapias alternativas y continuó en su mayor parte el programa que había elaborado para mantener la salud general. Vivió otro año y medio, durante el cual estuvo muy unida a su familia. Sus médicos continuamente expresaban su asombro por su longevidad y vigor ante una enfermedad avasalladora, y ella continuó estimulando a muchas personas con las que entró en contacto. Su sistema sanador no logró erradicar el cáncer, pero lo mantuvo a raya durante mucho tiempo, lo que le permitió realizar muchísimas cosas.

El cáncer estará siempre con nosotros. La prevención continúa siendo la mejor estrategia para controlarlo, y eso depende de la integridad del sistema sanador. A medida que aumenten las presiones ambientales hacia la transformación maligna, será aún más importante saber la manera de mejorar nuestra capacidad sanadora. En el horizonte hay nuevos y mejores tratamientos para el cáncer, en la forma de inmunoterapia, métodos que aprovecharán los mecanismos sanadores naturales para detectar y destruir las células malignas sin dañar a las normales. Mientras tanto, un esfuerzo concertado para descubrir y estudiar casos de remisión espontánea podría ayudarnos a comprender ese fenómeno y a aumentar su incidencia. Para tomar decisiones juiciosas respecto al uso de las terapias existentes es necesario tener información fiable sobre sus beneficios y riesgos. Sean cuales fueren los tratamientos específicos que la persona decida usar, también debe trabajar con toda la diligencia debida para mejorar la salud general, con el fin de dar al sistema sanador las mayores posibilidades de detener la propagación del cáncer.

# Epílogo

# Recetas para la sociedad

Imaginémonos un mundo futuro en el cual la medicina esté orientada hacia la curación en lugar de hacia la enfermedad, donde los médicos crean en la capacidad sanadora natural de los seres humanos y acentúen la importancia de la prevención por encima del tratamiento. En un mundo así, a excepción de instalaciones asistenciales de urgencia, los hospitales se parecerían más a balnearios de salud, donde los pacientes aprenderían y practicarían los principios de una vida sana, donde aprenderían a comer y preparar comidas sanas, a atender a las necesidades físicas de sus cuerpos, a usar sus mentes en servicio de la curación y se harían menos dependientes, y no más, de los profesionales de la salud. Incluso en los establecimientos asistenciales de urgencia, la tecnología se emplearía para ayudar al sistema sanador, por ejemplo estimulando la regeneración de los órganos dañados. En estos establecimientos estarían disponibles para todos los pacientes las mejores ideas y métodos de las medicinas convencional y alternativa. En un mundo así los médicos y pacientes serían compañeros en el trabajo por los mismos objetivos, y los pleitos por negligencia médica serían un acontecimiento excepcional, y no el pan de cada día como ahora. Las compañías de seguros médicos pagarían con gusto programas de educación preventiva y tratamientos naturales, sabiendo que estos esfuerzos favorecerían sus mayores intereses.

¿Qué obstáculos se interponen para dirigir la atención sanitaria en esta dirección? He aquí los principales obstáculos que yo veo, siempre referidos a Estados Unidos:

- La educación médica está enfocada hacia una modalidad orientada a la enfermedad. La formación clínica de los médicos continúa siendo una áspera iniciación que dificulta mucho a los estudiantes mantener estilos de vida sanos y desarrollar cualidades mentales y espirituales de sanadores.

- Un ambiente de desconfianza ha envenenado las relaciones entre médicos y pacientes, de modo que a cada paciente que entra por la puerta se lo contempla como a un potencial querellante en un juicio. Los médicos temen más que nunca desviarse de los criterios convencionales de su práctica.

- Las compañías de seguros médicos dictan cómo se ha de practicar la medicina, con sus normas para reembolsar el dinero. No pagan la mayoría de las intervenciones descritas en este libro porque dicen que no tienen informes de investigación o estudios que respalden su eficacia o relación costo/eficacia comparada con los tratamientos convencionales.

- Los estudios sobre la curación y sobre las medicinas alternativas o son primitivos o no existen en absoluto, porque las personas que establecen las prioridades para la investigación y desembolsan el dinero son las que no están interesadas en estos campos.

- El modelo biomédico desde el cual trabajan los científicos médicos ahoga el movimiento hacia la medicina «higeana». Desde la perspectiva materialista de ese modelo, los médicos pueden fácilmente desechar la mayoría de las ideas de este libro tachándolas de no científicas e indignas de investigación.

¿Y cuáles son los remedios para esta situación?

Yo creo que la raíz del problema es la educación médica. Si a los futuros médicos se les enseñaran modelos alternativos de la ciencia y la salud, si se los alentara a estudiar el poder sanador de la naturaleza, si se les permitiera desarrollarse a sí mismos para convertirse en modelos sanos para los pacientes, todos los obstáculos enumerados más arriba comenzarían a evaporarse. Estos nuevos médicos harían investigaciones que condujeran por fin a cambiar los criterios de la práctica médica, y a las compañías de seguros médicos a gastar su dinero de mejor manera. Sabrían el modo de recoger la fe proyectada en ellos por los pacientes y devolverla para aumentar los casos de curación espontánea. Serían capaces de diseñar y proveer de personal nuevos tipos de instituciones de asistencia sanitaria que se parecerían más a balnearios que a hospitales, y volverían a crear la confianza entre médicos y pacientes que haría impensables los pleitos.

Dicho esto, he de añadir también que soy bastante escéptico sobre las perspectivas de reforma radical en la educación médica, aun cuando estoy dedicado a intentar que se produzca. Mi escepticismo se remonta a mi primer año de estudiante en la Facultad de Medicina en 1964, y ha sido reforzado por mi experiencia de trabajo en una Facultad de Medicina. Muchos de mis compañeros de clase en Harvard habían elegido asignaturas humanistas, no científicas, antes de graduarse, y muchos no estaban seguros de querer ser médicos. Éramos un grupo inquieto y nos consternó la calidad de la instrucción que recibíamos en los cursos de ciencias básicas. En lugar de enseñarnos a pensar en la ciencia y la salud, en lugar de aprender los principios de la biología humana, se nos inundó con un cúmulo de detalles que debíamos regurgitar en los frecuentes exámenes. Muchos habíamos tenido una enseñanza mucho mejor antes, y nos quejamos amargamente. La Facultad nos dio largas, diciéndonos que en el segundo semestre se iba a desvelar un programa nuevo, producto del trabajo de comités y subcomités: un programa integrado que sería el modelo para las facultades de Medicina del futuro. Lo que estábamos recibiendo eran los residuos, nos dijeron, de modo que nos rogaron que dejáramos de quejarnos y tuviéramos paciencia.

Llegó el primer día del programa nuevo. En lugar de estudiar asignaturas tradicionales como embriología, anatomía, fisiología y bioquímica, estudiamos los sistemas del cuerpo, y la primera unidad se centró en el corazón. Un embriólogo nos dio una charla de sesenta minutos, increíblemente detallada, sobre la embriología del corazón. Después un anatomista nos dio otra charla igualmente detallada sobre la anatomía del corazón. Y luego continuaron las charlas sobre la fisiología y la bioquímica del corazón. Al final de cuatro horas, estábamos mareados, confundidos y furiosos. ¡De modo que esa era la enseñanza integrada! Era una integración por yuxtaposición, no otra cosa. Y lamento decir que en todos los años pasados desde entonces, he escuchado a comités y subcomités proponer ideas para la reforma de los programas, pero no ha habido ningún progreso en absoluto. Todo consiste en volver a barajar el mazo y dar las mismas cartas en diferente orden.

Lo que quiero decir con la reforma radical de la educación médica es lo siguiente:

• Instrucción básica en la filosofía de la ciencia, con referencia a nuevos modelos basados en la física cuántica, que reemplace los viejos conceptos del mecanicismo newtoniano y el dualismo cartesiano. Esta instrucción incluiría información sobre la teoría de las probabilidades, analizaría las interacciones posibles entre el observador y el observado, y presentaría modelos que pudieran explicar las causas no físicas de acontecimientos físicos.

• Instrucción en la historia de la Medicina con referencias al desarrollo de los principales sistemas, como la medicina tradicional china, la homeopatía y la osteopatía.

- Énfasis en el poder sanador de la naturaleza y el sistema sanador del cuerpo.
- Énfasis en las interacciones mente-cuerpo, entre ellas las reacciones placebo, los maleficios médicos y la psiconeuroinmunología.
- Instrucción en psicología y espiritualidad, además de la información sobre el cuerpo físico.
- Reducción en la cantidad de conocimientos objetivos que actualmente los alumnos deben memorizar para pasar los exámenes. Si los alumnos aprenden a aprender y conocen la estructura general del conocimiento de las diversas ciencias médicas, podrán buscar los detalles cuando los necesiten, sobre todo dado que esta información está disponible en formatos computarizados.
- Provisión de experiencia práctica en los campos de nutrición, ejercicio, relajación, meditación y visualización. Los alumnos deberían ser evaluados no sólo por sus conocimientos de datos sino también por su progreso personal en desarrollar estilos de vida sanos.
- Experiencia práctica en las técnicas básicas de la medicina alternativa, como herbolaria, medicina nutricional, manipulación, trabajo corporal, trabajo con la respiración, acupuntura e imágenes guiadas, además de las técnicas básicas de la medicina alopática.
- Instrucción sobre cómo programar y realizar investigaciones en Medicina y sobre cómo evaluar las investigaciones publicadas.
- Instrucción en el arte de la comunicación, que incluya entrevistas con pacientes, tomar el historial médico, y presentar los tratamientos de manera que tengan probabilidades de activar el sistema sanador del cuerpo.

Además de estos cambios en la formación de los médicos, yo insistiría en la creación de un Instituto Nacional de Salud y Curación dentro de los Institutos Nacionales de la Salud. La misión de este instituto sería investigar todos los fenómenos curativos, entre ellos las remisiones espontáneas del cáncer y de otras enfermedades, las reacciones placebo y la curación por la fe. El actual Departamento de Medicina Alternativa debería operar dentro de esta organización, con presupuestos muy amplios para realizar estudios sobre la eficacia de los tratamientos alternativos y su relación costo-eficacia comparada con la de los tratamientos convencionales. Otro objetivo del Instituto de la Salud y Curación debería ser elaborar un Registro Nacional de Curación, clasificado por enfermedades y con muchas referencias cruzadas. Esta información estaría a disposición de todos los profesionales de la salud y de los pacientes, de modo que si uno enferma de escleroderma, por ejemplo, pueda obtener una lista de las personas de su región que han experimentado curación del escleroderma, y tanto el enfermo como su médico puedan contactar con ellas para descubrir qué medidas tomaron. Esta información no sólo permitirá a los investigadores compilar datos sobre los tratamientos más prometedores para determinadas enfermedades sino que también, lo predigo, aumentará la incidencia de la curación espontánea en nuestra sociedad.

Los lectores pueden contribuir a que se produzcan estos cambios uniendo sus voces al coro que exige cambios en la asistencia médica. Un poderoso movimiento de consumidores es responsable del desarrollo de la medicina alternativa en todo el mundo y de la creciente receptividad hacia ella dentro de la profesión médica. El hecho de que exista un Departamento de Medicina Alternativa en los Institutos Nacionales de la Salud de este país, es testimonio de este cambio. Además, la medicina convencional está actualmente atrapada en una crisis económica que está obligando a hospitales, compañías de seguros médicos y los propios médicos a tomar en cuenta ideas que hace diez años habrían sido impensables. El momento es el correcto para el cambio. La dirección en que necesita avanzar la Medicina está clara.

# Agradecimientos

Este libro fue escrito en su mayor parte durante un verano calurosísimo que pasé en el desierto de Sonora, al sur de Arizona, y en medio de un importante traslado que hicimos mi familia y yo desde un extremo al otro del valle de Tucson. Al principio del traslado me quedé sin despacho y sin un lugar cómodo para escribir. Mel Zuckerman, de Canyon Ranch, vino en mi ayuda ofreciéndome una casa para huéspedes que pude usar como estudio para escribir. Sin su ayuda, este libro no habría visto la luz del día tan pronto. Tengo una gran deuda con él y con Enid Zuckerman, así como con Gary Frost, Jerry Cohen, Jona Liebrecht y otras personas de Canyon Ranch por su generosa hospitalidad. También agradezco a mi esposa Sabine, que se hizo cargo de la casa durante este tiempo para que yo pudiese disponer de plena libertad para escribir.

Mi agente, Richard Pine de Arthur Pine Associates, contribuyó materialmente a encontrar la editorial adecuada para el libro y me motivó a ponerme a trabajar en él. También contribuyó con útiles sugerencias y hechos. Y debo agradecer a Marly Rusoff y Sara Davidson por presentarme a Richard. Jonathan Segal, mi supervisor literario en Alfred A. Knopf, prestó gran atención al manuscrito mientras estaba en preparación, por lo cual le estoy muy agradecido.

Agradezco a las personas que contribuyeron con información para el libro, al doctor James Dalen y a la doctora Jean Wilson del Centro de Ciencias de la Salud de la Universidad de Arizona; al doctor Robert Anderson, al doctor William Manahan, a la doctora Amy Stine, al doctor Michael T. Murray, a Mark Blumenthal, Stephen Foster, Deborah Coryell, Kay Swetnam, Paul Stamets y todos los pacientes que accedieron amablemente a que contara sus historias de curación en estas páginas. Pete Craig, de la Facultad de Medicina de la Universidad de Arizona, me fue de una gran ayuda en mis investigaciones, y un buen número de lectores del manuscrito me ofrecieron valiosas sugerencias, especialmente Melanie Anderson, Brian Becker, Sue Fleishman, Woody Wickham y Sabine Kremp.

Kevin Barry, famoso hidroterapeuta de Canyon Ranch, me mantuvo relajado y de excelente humor mientras escribía, y el doctor Dean Ornish me dio ánimo cuando me sentía abrumado.

Finalmente, dedico un agradecimiento especial a mi viejo amigo y a veces coautor Winifred Rosen, que dedicó gran parte de su tiempo y de sus energías a ayudarme a mejorar la redacción hasta un punto capaz de satisfacernos a los dos.

Andrew Weil

Tucson (Arizona)
Primavera de 1995

# Notas bibliográficas

INTRODUCCIÓN

1. René Dubos, *Mirage of Health: Utopias, Progress, and Biological Change*, Harper & Brothers, Nueva York, 1959, pp. 110-111.

2. Michael D. Katz en *Clinical Research News for Arizona Physicians* 5, septiembre de 1994, p. 9 (publicada por el Centro de Ciencias de la Salud de la Universidad de Arizona, Departamento de Asuntos Públicos). Para más información sobre este tema, véanse A. Tomascz, «Multiple-Antibiotic-Resistant Pathogenic Bacteria: A Report on the Rockefeller University Workshop», *New England Journal of Medicine* 330, 1994, pp. 1247-1251; y J. A. Fisher, *The Plague Makers: How We Are Creating Catastrophic New Epidemics, and What We Must Do to Avert Them*, Simon & Schuster, Nueva York, 1994.

1. PRÓLOGO EN LA SELVA

3. Samuel Hahnemann, *The Chronic Diseases: Theoretical Part*, B. Jain, Nueva Delhi, 1993. Este libro se publicó originalmente en alemán en 1835. [En castellano hay dos obras de Hahnemann: *Noventa medicamentos homeopáticos* y *Organon del arte de curar*, ambos en Miraguano, Barcelona, 1994³ y 1987 (*N. del E.*)]

4. Sobre el destino de los cofán, véase Joe Kane, «Letter from the Amazon», *New Yorker*, 27 de septiembre de 1993.

2. PRECISAMENTE EN MI PROPIO PATIO

5. V. M. Frymann, «A Study of the Rhythmic Motions of the Living Cranium», *Journal of the American Osteopathic Association* 70, 1971,

pp. 928-945; D. K. Michael y E. W. Retzlaff, «A Preliminary Study of Cranial Bone Movement in the Squirrel Monkey», *Journal of the American Osteopathic Association* 74, 1975, pp. 866-869; E. W. Retzlaff y otros, «Cranial Bone Mobility», *Journal of the American Osteopathic Association* 74, 1975, 869-873.

6. Documental sobre el doctor Fulford: *Robert Fulford: An Osteopathic Alternative*; se puede solicitar a Biomedical Communications, University of Arizona Health Sciences Center, Tucson, Arizona 85724.

3. TESTIMONIOS

7. J. Kleijnen y P. Knipschild, «*Ginkgo biloba* for Cerebral Insuffi-ciency», *British Journal of Clinical Pharmacology* 34, 1992, pp. 352-358.

4. PESIMISMO MÉDICO

8. D. M. Eisenberg y otros, «Unconventional Medicine in the United States: Prevalence, Costs, and Patterns of Use», *New England Journal of Medicine* 328, 1993, pp. 246-252.

9. W. B. Cannon, «Voodoo Death», *Psychosomatic Medicine* 19, 1957, pp. 182-190.

10. Sobre maleficios en culturas exóticas, véase, por ejemplo, R. A. Kirkpatrick, «Witchcraft and Lupus Erythematosus», *Journal of the American Medical Association* 245, 1981, p. 1937.

11. Brendan O'Regan y Carlyle Hirshberg, *Spontaneous Remission: An Annotated Bibliography*, Instituto de Ciencias Noéticas, Sausalito (Califor-nia), 1993.

12. O'Regan y Hirshberg, *Spontaneous Remission*, p. 13.

13. Sobre curas para las verrugas, véase el capítulo 18, «Why Warts Fall Off», de mi libro *Health and Healing*, Houghton Mifflin, Boston, 1988.

5. EL SISTEMA SANADOR

14. Donald Voet y Judith G. Voet, *Biochemistry*, John Wiley & Sons, Nueva York, 1990, cap. 12, «Introduction to Enzymes», pp. 316-328, y cap. 14, «Enzymatic Catalysis», pp. 355-390. [Hay trad. al castellano: *Bio-química*, Omega, Barcelona, 1992.]

15. Véase E. C. Friedberg, *DNA Repair*, Freeman, Nueva York, 1985, y también A. Sancar y G. B. Sancar, «DNA Repair Enzymes», *Annual Review of Biochemistry* 57, 1988, pp. 29-67.

16. Véase Voet y Voet, *Biochemistry*, cap. 31, «DNA Replication, Repair, and Recombination», pp. 948-986.

17. J. L. Goldstein y otros, «Receptor-mediated Endocytosis», *Annual Review of Cell Biology* 1, 1985, pp. 1-39.

18. Ramzi S. Cotran, Vinay Kumar y Stanley L. Robbins, *Robbins Pathologic Basis of Disease*, W. B. Saunders, Filadelfia, 1989, 4.ª ed., pp. 74-77.

19. Cotran, Kumar y Robbins, *Robbins Pathologic Basis*, pp. 1322-1333.

20. Robert O. Becker y Gary Selden, *The Body Electric: Electromagnetism and the Foundation of Life*, William Morrow, Nueva York, 1985.

21. Cotran, Kumar y Robbins, *Robbins Pathologic Basis*, pp. 72 y 913.

22. Ibíd., pp. 72-73.

23. Dean Ornish, *Dr. Dean Ornish's Program for Reversing Heart Disease Without Drugs or Surgery*, Ballantine, Nueva York, 1992.

24. J. Garner, «Spontaneous Regressions: Scientific Documentation as a Basis for the Declaration of Miracles», *Canadian Medical Association Journal* 111, 1974, pp. 1254-1264.

25. J. Garner, «Spontaneous Regressions», citado en Brendan O'Regan y Carlyle Hirshberg, *Spontaneous Remission: An Annotated Bibliography*, Instituto de Ciencias Noéticas, Sausalito (California), 1993, p. 548.

## 6. EL PAPEL DE LA MENTE EN LA CURACIÓN

26. E. J. Boyko y otros, «Risk of Ulcerative Colitis Among Former and Current Cigarette Smokers», *New England Journal of Medicine* 316, 1987, pp. 707-710.

27. Véase Terence Monmaney, «Annals of Medicine», *New Yorker*, 20 de septiembre de 1993.

28. Candace Pert y otros, «Neuropeptides and Their Receptors: A Psychosomatic Network», *Journal of Immunology* 135, 1985, 820s-826s.

29. Ibíd., 824s.

30. Cita tomada de *The Way of Life According to Lao Tzu*, traducida por Witter Bynner, Perigee Books, Nueva York, 1972, versos 43 y 55.

## 7. EL TAO DE LA CURACIÓN

31. Véase, por ejemplo, Mary Catharine O'Connor, *Art of Dying Well: Development of the* Ars Moriendi, Columbia University Press, Nueva York, 1967.

32. Larry Dossey, *Meaning in Medicine*, Bantam, Nueva York, 1991, pp. 208-209.

33. John E. Sarno, *Healing Back Pain: The Mind-Body Connection*, Warner Books, Nueva York, 1991.

34. M. C. Jensen y otros, «Magnetic Resonance Imaging of the

Lumbar Spine in People Without Back Pain», *New England Journal of Medicine* 331, 1994, pp. 69-73.

## 8. CÓMO OPTIMAR NUESTRO SISTEMA SANADOR: VISIÓN DE CONJUNTO

35. K. Bagwell, «Lupus is Found at Highest Rate in Nogales, Ariz.», *Arizona Daily Star*, 7 de noviembre de 1993.

## 9. DIETA CURATIVA

36. S. A. Grover y otros, «Life Expentancy Following Dietary Modification or Smoking Cessation», *Archives of Internal Medicine* 154, 1994, pp. 1697-1704.

37. E. J. Masoro, «Assessment of Nutritional Components in Prolongation of Life and Health by Diet», *Proceedings of the Society for Experimental Biology and Medicine* 193, 1990, p. 31-34.

38. M. Aviram y K. Elias, «Dietary Olive Oil Reduces Low-Density Lipoprotein Uptake by Macrophages and Decreases the Susceptibility of the Lipoprotein to Undergo Lipid Peroxidation», *Annals of Nutrition and Metabolism* 37, 1995, pp. 75-84.

39. Véanse, por ejemplo, A. Leaf, «Cardiovascular Effects of Omega -3 Fatty Acids», *New England Journal of Medicine* 318, 1988, pp. 549-557; W. Hermann, «The Influence of Dietary Supplementation with Omega-3 Fatty Acids on Serum Lipids, Apolipoproteins, Coagulation, and Fibrinolytic Parameters», *Zeitschrift für Klinische Medizin* 46, 1991, pp. 1363-1369; R. A. Karmali, «Omega-3 Fatty Acids and Cancer», *Journal of Internal Medicine* 225, suplem. 1, 1989, pp. 197-200; J. M. Kremer, «Clinical Studies of Omega-3 Fatty Acid Supplementation in Patients Who Have Rheumatoid Arthritis», *Rheumatic Disease Clinics of North America* 17, 1991, pp. 391-402; y H. R. Knapp, «Omega-3 Fatty Acids, Endogenous Prostaglandins, and Blood Pressure Regulation in Humans», *Nutrition Reviews* 47, 1989, pp. 301-313. [En castellano puede verse Jonathan S. Christie, *Los aceites omega en la alimentación*, Urano, 1994, y Michel Odent, *La salud y los ácidos grasos esenciales*, Urano, 1991. (*N. del E.*)]

40. A. Cassidy y otros, «Biological Effects of a Diet of Soy Protein Rich in Isoflavones on the Menstrual Cycle of Premenopausal Women», *American Journal of Clinical Nutrition* 60, 1994, pp. 333-340.

## 10. PROTECCIÓN CONTRA LAS TOXINAS

41. T. H. Jukes, «Organic Food», *CRC Critical Review in Food Science & Nutrition* 9, 1977, pp. 395-418.

42. A. M. Fan y R. J. Jackson, «Pesticides and Food Safety», *Regulatory Toxicology and Pharmacology* 9, 1989, pp. 158-174, 168.

43. Ibíd., p. 169.

44. R. Wiles y otros, *Washed, Peeled, Contaminated*, Environmental Working Group, Washington, D.C., 1994.

45. Robert O. Becker, *Cross Currents: The Perils of Electropollution, The Promise of Electromedicine*, Tarcher, Los Ángeles, 1991.


11. TÓNICOS

46. J. E. Brody, «Personal Health: Modern Doctors Confirm the Ancient Wisdom That Garlic Has Many Benefits», *New York Times*, 27 de julio de 1994.

47. «Garlic», *Lawrence Review of Natural Products*, Fact and Comparisons, St. Louis (Missouri), abril de 1994. Véase también S. Warshafsky y otros, «Effect of Garlic on Total Serum Cholesterol: A Meta-analysis», *Annals of Internal Medicine* 119, 1993, pp. 599-605.

48. Brody, «Modern Doctors Confirm...».

49. Paul Schulick, *Ginger: Common Spice & Wonder Drug*, Herbal Free Press, Brattleboro (Vermont), ed. rev., 1994, *passim*. Este libro contiene una excelente lista de referencias a la literatura científica.

50. Schulick, *Ginger*.

51. Jean Carper, *Food - Your Miracle Medicine*, HarperCollins, Nueva York, 1993, pp. 212-213. Véanse también H. N. Graham, «Green Tea Composition, Consumption, and Polyphenol Chemistry», *Preventive Medicine* 21, 1992, pp. 334-350; Y. Sagesaka-Mitane y otros, «Platelet Aggregation Inhibitors in Hot Water Extract of Green Tea», *Chemical and Pharmacological Bulletin* (Tokio) 38, 1990, pp. 790-793.

52. V. Fintelmann y A. Albert, *Therapiewoche* 30, 1980, pp. 5589-5594; H. Hikino y Y. Kiso, «Natural Products for Liver Disease», en H. Wagner, H. Hikino y N. R. Farnsworth, *Economic and Medicinal Plant Research*, vol. 2, Academic Press, Nueva York, 1998, pp. 39-72.

53. Subhuti Dharmananda, *Chinese Herbal Therapies*, Institute for Traditional Medicine, Portland (Oregón), 1988, capítulo 2.

54. Véase «Astragalus» en A. Y. Leung y S. Foster, *Encyclopedia of Common Natural Ingredients*, John Wiley & Sons, Nueva York, 1995.

55. N. R. Farnsworth y otros, «Siberian Ginseng (*Eleutherococcus senticosus*): Current Status as an Adaptogen», en H. Wagner, H. Hikino y N. R. Farnsworth (eds.), *Economic and Medicinal Plant Research*, vol. 1, Academic Press, Orlando (Florida), 1985, pp. 155-215; y B. W. Halstead y L. L. Hood, *Eleutherococcus senticosus, Siberian Ginseng: An Introduction to the*

*Concept of Adaptogenic Medicine*, Oriental Healing Arts Institute, Long Beach (California), 1984.

56. Cita tomada de H. Namba, «Maitake Mushroom: Promising Immune Therapy for Cancer Treatment», *New Editions Health World*, octubre de 1994, pp. 20-24.

57. N. Ohno y otros, «Structural Characterization and Antitumor Activity of the Extracts from Matted Mycelium of Cultured *Grifola frondosa*», *Chemical and Pharmacological Bulletin* (Tokio) 33, 1985, pp. 3395-3401; véase también I. Suzuki, «Antitumor and Immunomodulating Activities of a β-Glucan Obtained from Liquid-cultured *Grifola frondosa*», *Chemical and Pharmacological Bulletin* (Tokio) 37, 1989, pp. 410-413.

58. Cita tomada de Cameron Smith, «Gold Medal Herbs», *Natural Health*, mayo-junio de 1994, pp. 85-87

## 13. MENTE Y ESPÍRITU

59. Cita del rabino Nachman de Bratislava tomada de Edward Hoffman, *The Way of Splendor: Jewish Mysticism and Modern Psychology*, Jason Aronson, Northvale (Nueva Jersey), 1992, p. 124.

60. Andrew Weil, *Natural Health, Natural Medicine*, Houghton Mifflin, Boston, 1995, 2.ª ed. rev., p. 89.

61. Un excelente libro de reciente publicación es *Conscious Breathing*, de Gay Hendricks, Ph. D. Bantam, N. York, 1995. Ofrece detalladas instrucciones para trabajar con la respiración para mejorar la salud física, mental y espiritual.

62. C. Stout y otros, «Unusually Low Incidence of Death from Myocardial Infarction: Study of an Italian American Community in Pennsylvania», *Journal of the American Medical Association* 188, 1964, pp. 845-849; A. Keys, «Arteriosclerotic Heart Disease in Roseto, Pennsylvania», *Journal of the American Medical Association* 195, 1966, pp. 137-139. Las conclusiones de estos artículos son sometidas a crítica en un artículo más reciente de S. Wolf y otros, «Roseto Revisited: Further Data on the Incidence of Myocardial Infarction in Roseto and Neighboring Pennsylvania Communities», *Transactions of the American Clinical and Climatological Association* 85, 1973, pp. 100-108.

## 15. LAS DECISIONES CORRECTAS

63. L. Geng-tao, «Pharmacological Actions and Clinical Use of Fructus Schizandrae», *Chinese Medical Journal* 102, 1989, pp. 740-749.

64. H. O. Collier y otros, «Extract of Feverfew Inhibits Prostaglandin Biosynthesis», *Lancet* 11, 1981, p. 1054; M. I. Berry, «Feverfew Faces the Future», *Pharmacy Journal* 232, 1984, pp. 611-614.

65. V. A. Ziboh, «Implications of Dietary Oils and Polyunsaturated Fatty Acids in the Management of Cutaneous Disorders», *Archives of Dermatology* 125, 1989, 241-245.

66. B. Bräunig y otros, «Echinacea purpureae Radix for Strengthening the Immune Response in Flu-like Infections», *Zeitschrift für Phytotherapie* 13, 1992, pp. 7-13.

67. Véanse Bardhan y otros, «Clinical Trial of Deglycyrrhizinated Liquorice in Gastric Ulcer», *Gut* 19, 1978, pp. 779-782; A. G. Morgan y otros, «Comparison Between Cimetidine and Caved-S in the Treatment of Gastric Ulceration, and Subsequent Maintenance Therapy», *Gut* 23, 1982, pp. 545-551.

68. E. Middleton y G. Drzewieki, «Naturally Occurring Flavonoids and Human Basophil Histamine Release», *International Archives of Allergy and Applied Immunology* 77, 1985, pp. 155-177; M. Amelia y otros, «Inhibition of Mast Cell Histamine Release by Flavonoids and Bioflavonoids», *Planta Medica* 51, 1985, pp. 16-20; E. Middleton y C. Kundaswami, «Effects of Flavonoids on Immune and Inflammatory Cell Functions», *Biochemical Pharmacology* 43, 1992, pp. 1167-1179.

16. LAS ALTERNATIVAS

69. Andrew Weil, *Health and Healing*, Houghton Mifflin, Boston, 1988, ed. rev.

70. Larry Dossey, *Healing Words: The Power of Prayer and the Practice of Medicine*, Harper San Francisco, San Francisco, 1993.

71. G. V. Satyavati, «Gum *Guggul (Commiphora mukul)* - the Success Story of an Ancient Insight Leading to a Modern Discovery», *Indian Journal of Medical Research* 87, 1988, pp. 327-335; S. Nityanand y otros, «Clinical Trials with Gugulipid, a New Hypolipidaemic Agent», *Journal of the Association of Physicians of India* 37, 1989, pp. 323-328.

18. TRATAMIENTO PARA CATEGORÍAS GENERALES DE
ENFERMEDADES: SECRETOS DE UN MÉDICO HIGEANO

72. P. Mittman, «Randomized Double-Blind Study of Freeze-Dried *Urtica dioica* in the Treatment of Allergic Rhinitis», *Planta Medica* 56, 1990, pp. 44-46.

73. Véase «Feverfew», *Lawrence Review of Natural Products*, Facts and Comparisons, St. Louis (Missouri), septiembre de 1994.

74. M. Murray, «Curcumin: A Potent Anti-inflammatory Agent», *American Journal of Natural Medicine* 1, 1994, pp. 10-13.

75. T. Kawasaki, «Antioxidant Function of Coenzyme Q», *Journal of*

*Nutritional Science and Vitaminology* 38, 1992, número especial, pp. 552-555.

76. C. J. Pepine, «The Therapeutic Potential of Carnitine in Cardiovascular Disorders», *Clinical Therapeutics* 13, 1991, pp. 2-21.

77. D. E. Hammerschmidt, «Szechuan Purpura», *New England Journal of Medicine* 302, 1980, pp. 1191-1193.

78. B. Bräunig y otros, «Echinacea purpureae Radix for Strengthening the Immune Response in Flu-like Infections», *Zeitschrift für Phytotherapie* 13, 1992, pp. 7-13.

79. G. Champault y otros, «A Double-blind Trial of an Extract of the Plant *Serenoa repens* in Benign Prostatic Hyperplasia», *British Journal of Clinical Pharmacology* 18, 1984, pp. 461-462; A. Barlet y otros, «Efficacy of *Pygeum africanum* Extract in the Medical Therapy of Urination Disorders Due to Benign Prostatic Hyperplasia: Evaluation of Objective and Subjective Parameters: A Placebo-controlled Double-blind Multicenter Study», *Wiener Klinische Wochenschrifte* 102, 1990, pp. 667-673.

80. W. Kaufman, «The Use of Vitamin Therapy to Reverse Certain Concomitants of Aging», *Journal of the American Geriatric Society* 3, 1955, pp. 927-936.

81. C. K. Reddy y otros, «Studies on the Metabolism of Glycosaminoglycans Under the Influence of New Herbal Anti-inflammatory Agents», *Biochemical Pharmacology* 20, 1989, pp. 3527-3534.

## 19. EL CÁNCER, CASO ESPECIAL

82. Dr. R. A. Anderson, «Carcinoma of the Ovary: A Case Report», diciembre de 1992.

83. Para un estudio de este tema con información detallada sobre la naturaleza y existencia de terapias, véase Michael Lerner, *Choices in Healing*, MIT Press, Boston, 1994.

84. Además de la información de la segunda parte de este libro, véase mi libro anterior *Natural Health, Natural Medicine*, Houghton Mifflin, Boston, 1995, edición revisada, especialmente los capítulos 11, «How Not to Get Cancer», y 12, «How to Protect Your Immune System».

85. Por ejemplo, S. Austin y C. Hitchcock, *Breast Cancer: What You Should Know (But May Not Be Told) About Prevention, Diagnosis, and Treatment*, Prima Publishing, Rocklin (California), 1994; en este libro se incluye un excelente análisis de las opciones que tienen las mujeres con cáncer de mama.

# Apéndice

# Dónde encontrar médicos, terapeutas, productos e información

A continuación le ofrezco una lista de organizaciones que pueden ayudar-le a encontrar practicantes de las terapias mencionadas en este libro:

**Acupuntura**
American Academy of Medical Acupuncture
5820 Wilshire Boulevard, Suite 500
Los Ángeles, California 90036
Tel.: (213) 937 55 14

**Biofeedback**
Biofeedback Certification Institute of America
10200 West 44th Avenue, Suite 304
Wheat Ridge, Colorado 80033
Tel.: (303) 420 29 02

**Hipnoterapia**
American Society of Clinical Hypnosis
2250 East Devon Avenue, Suite 336
Des Plaines, Illinois 60018
Tel.: (708) 297 33 17

### Homeopatía
National Center for Homeopathy
801 North Fairfax Street, Suite 306
Alexandria, Virginia 22314
Tel.: (703) 548 77 90

### Medicina china tradicional
The American Foundation of Traditional Chinese Medicine
505 Beach Street
San Francisco, California 94133
Tel.: (415) 776 05 02

Institute for Traditional Medicine
2017 Southeast Hawthorne
Portland, Oregon 97214
Tel.: (503) 233 49 07

### Medicina herbolaria
American Herbalists Guild
P.O. Box 1683
Soquel, California 95073
Tel.: (408) 464 24 41

Herb Research Foundation
1007 Pearl Street, Suite 200
Boulder, Colorado 80302
Tel.: (303) 449 22 65

### Medicina holista
American Holistic Medical Association
4101 Lake Boone Trail, Suite 201
Raleigh, North Carolina 27607
Tel.: (919) 787 51 46

### Naturopatía
American Association of Naturopathic Physicians
2366 Eastlake Avenue East, Suite 322
Seattle, Washington 98102
Tel.: (206) 323 76 10

**Rolfing**
Rolf Institute
205 Canyon Boulevard
Boulder, Colorado 80306
Tel.: (303) 449 59 03

**Terapia craneal**
Cranial Academy
8606 Allisonville Road, Suite 130
Indianapolis, Indiana 46250
Tel.: (317) 594 04 11

**Terapia de imágenes guiadas ®**
Academy for Guided Imagery
P.O. Box 2070
Mill Valley, California 94942
Tel.: (415) 389 93 24

**Terapia de manipulación osteopática**
American Academy of Osteopathy
3500 De Pauw Boulevard, Suite 1080
Indianapolis, Indiana 46268
Tel.: (317) 879 18 81

**Trabajo corporal Feldenkrais**
The Feldenkrais Guild
P.O. Box 489
Albany, Oregon 97321
Tel.: (800) 775 21 18

**Trabajo corporal Trager**
The Trager Institute
33 Millwood
Mill Valley, California 94941
Tel.: (415) 388 26 88

Las siguientes empresas venden los productos mencionados en este libro:

### Extractos de hierbas líquidos y secados al frío
Eclectic Institute
14385 Southeast Lusted Road
Sandy, Oregon 97055
Tel.: (800) 332 43 72

### Preparados de jengibre
New Moon Extracts, Inc.
99 Main Street
Brattleboro, Vermont 05301
Tel.: (802) 257 00 18

### Productos biológicos/orgánicos
Eden Acres, Inc.
12100 Lima Center Road
Clinton, Michigan 49236
Tel.: (517) 456 42 88
(Distribuye direcciones de agricultores biológicos)

Mothers & Others for a Livable Planet
40 West 20th Street
New York, New York 10011
Tel.: (212) 242 00 10

### Protectores de radiación para pantallas de ordenador
NoRad Corporation
1549 11th Street
Santa Monica, California 90401
Tel.: (800) 262 32 60

### Setas maitake
Maitake Products, Inc.
P.O. Box 1354
Paramus, New Jersey 07653
Tel.: (800) 747 74 18

Fungi Perfecti
P.O. Box 7634
Olympia, Washington 98507
Tel.: (800) 780 91 26

### Tónicos y hierbas medicinales chinos
The Tea Garden Herbal Emporium
903 Colorado Boulevard, Suite 200
Santa Monica, California 90405
Tel.: (310) 450 01 88

### Vitaminas y suplementos
L & H Vitamins
37-10 Crescent Street
Long Island City, New York 11101
Tel.: (800) 221 11 52

The Vitamin Shoppe
4700 Westside Avenue
North Bergen, New Jersey 07047
Tel.: (800) 223 12 16

Instrucciones detalladas para tratar problemas médicos comunes con remedios naturales que aprovechan el sistema sanador del cuerpo los encontrará en mi libro *Natural Health, Natural Medicine: A Comprehensive Manual for Wellness and Self-Care*, Houghton Mifflin, Boston, edición revisada, 1995.

Si desea información sobre mis seminarios, charlas y productos informativos, entre ellos un folleto mensual que escribo sobre salud y curación, por favor escriba a:

> Andrew Weil, M.D.
> P.O. Box 457
> Vail, Arizona 85641
> Estados Unidos

# Índice analítico